herausgegeben von
Petra Kellermann-Mühlhoff und Annegret Lingemann

eGesundheit
Nutzen und Akzeptanz

Impressum und Haftungsausschluss

Alle Angaben wurden sorgfältig zusammengetragen und geprüft. Dennoch ist es möglich, dass Inhalte nicht mehr aktuell sind. Für die Inhalte der einzelnen Artikel sind die jeweiligen Autorinnen und Autoren verantwortlich. Bitte haben Sie deshalb Verständnis, dass wir für die Vollständigkeit und Richtigkeit der Inhalte keine Gewähr übernehmen können.

Die in diesem Buch verwendeten und nicht besonders kenntlich gemachten durch Dritte geschützten Marken- und Warenzeichen unterliegen den Bestimmungen des jeweils gültigen Kennzeichenrechts und den Besitzrechten der jeweiligen eingetragenen Eigentümer.

eGesundheit
Nutzen und Akzeptanz

© BARMER GEK 2011
herausgegeben von
Petra Kellermann-Mühlhoff und Annegret Lingemann
Bereich Versorgungsmanagement
ISBN 978-3-9812534-3-6

Realisation und Design: 37 Grad GmbH, Düsseldorf
produziert und gedruckt in Deutschland
Fotos: fotolia (Titel, 42, 138), gettyimages (9, 156), imagesource (8, 88), istockphoto (8f., 12, 126, 214)

Alle Rechte vorbehalten. Nachdruck, auch auszugsweise, nur mit vorheriger schriftlicher Einwilligung der BARMER GEK.

Inhaltsverzeichnis

Vorwort 8

Einleitung und Definition 10

Kapitel I

Systeme für elektronische Gesundheitsinformationen

Der gematik-Prozess und die elektronische Gesundheitskarte 14
Hermann Abels-Bruns

Die elektronische Gesundheitskarte und ihre Anwendungen 38
Martin Kaschel

eVerordnung – eRezept 42
Marko Kösters, Susanne Peters

Elektronische Akten und Aktensysteme im Gesundheitswesen 50
Peter Haas

Kapitel II

Datentechnik und Standards

Interoperabilität in einer heterogenen IT-Landschaft 90
Hans-Ulrich Prokosch

Konnektoren verbinden Welten 104
Joerg Stadler, Thorsten Tänzer

Internationale Standards für einen optimalen Datenaustausch 110
Frank Oemig

Inhaltsverzeichnis

Kapitel III
Rechtliche und qualitative Anforderungen

Rechtliche Grundlagen für Krankenkassen 128
Ernst Stauch

Datenschutz und Datensicherheit 136
Rainer Hilbert

Zertifizierung von elektronischen Gesundheits- und Patienteninformationen 144
David Klemperer

Kapitel IV
Projekte und Nutzenbewertung

Landesinitiative eGesundheit.nrw 158
Rainer Beckers, Christian Suelmann, Dennis Lowin

Controlling von Telematikprojekten aus Sicht einer Krankenkasse 170
Nikolaus Schmitt

Telematik und Telemedizin erfolgreich machen 176
Klaus Juffernbruch

Elektronische Gesundheitsakten aus Versichertensicht 184
Hanna Kirchner, Joachim Dudeck†, Stefan Gesenhues, Karl-Heinz Jöckel,
Walter Lehmacher, Hans-Ulrich Prokosch

Partnership for the Heart 202
Gregor Matthesius, Monika Sinha, Ralph Heger,
Friedrich Köhler, Sebastian Winkler

Kapitel V
Ansichten und Perspektiven

eDokumentation und eKommunikation aus Sicht der Ärzteschaft 216
Christoph Giepen, Stefan Gesenhues

Elektronische Akten aus Sicht der Verbraucher 230
Susanne Mauersberg

Die Rolle des Schlichters im Prozess der Entscheidungsfindung zur eGK 246
Klaus Theo Schröder

eHealth.deutschland. Die Sicht einer Krankenkasse 250
Michael Hübner, Petra Kellermann-Mühlhoff, Annegret Lingemann

Abkürzungsverzeichnis 256
Autorenverzeichnis 259

Vorwort

Vorwort

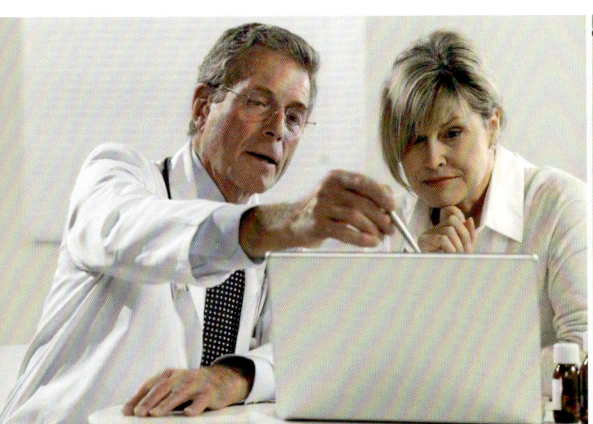 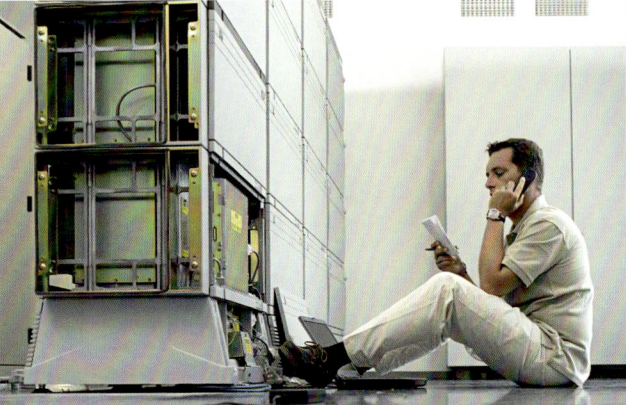 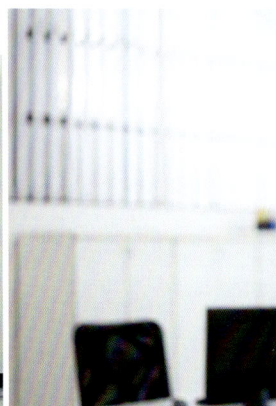

Liebe Leserin, lieber Leser,

im Zentrum unseres Denkens und Handelns als gesetzliche Krankenversicherung steht die Versorgung der Versicherten mit bestmöglichen Leistungen nach aktuell anerkanntem medizinischen Stand zu adäquaten Preisen. Denn neben einer hohen Versorgungsqualität stellt – nicht nur in wirtschaftlich angespannten Zeiten – ein stabiler Beitragssatz ein wesentliches Ziel dar.

Für eine wirksame und wirtschaftliche Versorgung muss sich eine gesetzliche Krankenversicherung zunehmend mit Themen wie der Versorgungsforschung, der Qualitätssicherung, neuen Versorgungsformen, vertraglichen Handlungsoptionen und dem Controlling auseinandersetzen. So auch mit dem Thema „eGesundheit und eHealth". Hier haben wir beispielsweise im Jahr 2007 ein dreijähriges Forschungsvorhaben zur elektronischen Gesundheitsakte initiiert, bei dem wir den Nutzen aus Sicht der Versicherten in den Mittelpunkt gestellt haben. Wir beteiligen uns darüber hinaus auch an anderen Projekten im Bereich der Telemedizin beziehungsweise gematik, wie zum Beispiel „Partnership for the Heart".

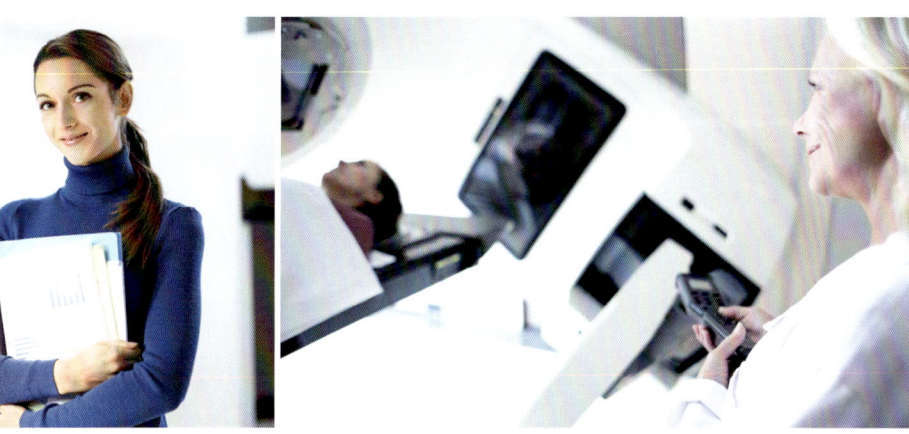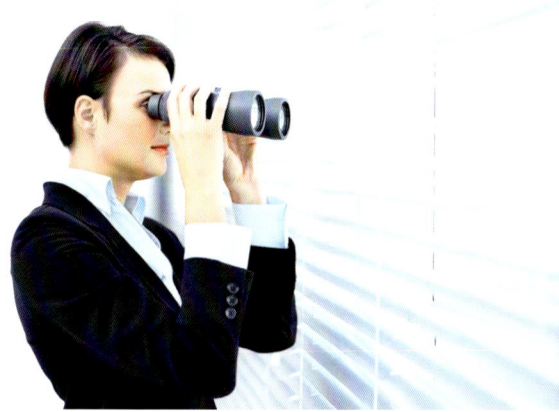

Unser Ziel ist es, neue Technologien zu nutzen, um die Versorgungsqualität in der Gesundheitsversorgung zu verbessern und eine sprechende Medizin zu unterstützen. Die Souveränität und Gesundheitskompetenz der Patientinnen und Patienten stehen dabei im Fokus. Technik muss sich deshalb an den Menschen orientieren und nicht umgekehrt. Für Nutzen und Akzeptanz neuer Technologien ist es besonders wichtig, dass die einzelnen Akteure, wie beispielsweise Patientinnen und Patienten, Bürgerinnen und Bürger sowie Beschäftigte im Gesundheitswesen, einen Nutzen in diesen Technologien sehen.

Den Autorinnen und Autoren, die das Zustandekommen dieses Buches erst ermöglicht haben, möchten wir an dieser Stelle ganz herzlich danken. Sie wurden explizit gebeten, ihre Sicht der Dinge darzulegen. Denn nur wenn wir uns mit den vielfältigen Meinungen wirklich auseinandersetzen, finden wir tragfähige Lösungen.

Ihre BARMER GEK

Dr. Christoph Straub   Dr. Rolf-Ulrich Schlenker   Jürgen Rothmaier

Einleitung und Definition

Was erwartet Sie?

Befasst man sich mit dem Thema eGesundheit intensiver, zeigt sich sehr schnell, dass an vielen „Baustellen", sprich Anwendungen und Lösungsbausteinen, gleichzeitig gearbeitet wird und eine Gesamtkonzeption für die Umsetzung auf den ersten Blick nur schwer erkennbar ist, auch wenn in den Medien viel über das Thema berichtet wird. Oft entsteht der Eindruck, dass bei der Umsetzung der dritte Schritt vor dem ersten getan wird und einiges gar „kryptischer, sprich unverständlicher Natur" zu sein scheint.

Dieses Buch soll einige Antworten geben und richtet sich an Studierende und an all jene, die sich mit dem Thema eGesundheit aus privatem und/oder beruflichem Interesse beschäftigen (wollen). Ziel ist es, einen aktuellen Überblick über den derzeitigen Erkenntnis- und Diskussionsstand in Deutschland zu geben und durch den Dschungel der Begriffsvielfalt zu führen. Wir möchten aber auch aufzeigen, wo kritische Erfolgsfaktoren ausgemacht werden können und Ansatzpunkte für Entwicklungspotenziale liegen.

Was bedeutet der Begriff eGesundheit?

Die Wortschöpfung „eGesundheit" beziehungsweise „eHealth" ist eng verquickt mit der technologischen Entwicklung des PCs. Unterschiedlichste Schreibweisen sind in der Literatur zu finden. „Es herrscht Einigkeit über die grundsätzliche Definition, doch was der Begriff im Detail umfasst und welche Abgrenzungen es zu ähnlichen Begriffen gibt, unterliegt einer gewissen Variabilität" (Wikipedia 2010).

Der Begriff eGesundheit/eHealth beschreibt die auf Informations- und Kommunikationstechnologien basierenden technischen Anwendungen und Systeme beispielsweise zur Verbesserung der Diagnostik, der Behandlung und zum persönlichen Gesundheitsmanagement. „Unter dem Begriff e-Gesundheit versteht man auch die (IT-gestützte [d.V.]) Wechselbeziehung zwischen Patienten und Anbietern von Gesundheitsleistungen, die Übertragung von Daten zwischen Einrichtungen und die Kommunikation von Patienten oder Mitarbeitern im Gesundheitswesen untereinander. Auch Gesundheitsinformationsnetze, elektronische Gesundheitsdaten, telemedizinische Dienstleistungen und persönliche tragbare Übertragungssysteme zur Kontrolle und Unterstützung von Patienten können unter diesen Begriff fallen. Die (Anwendungen [d.V.]) der eGesundheit können zum Beispiel dazu beitragen, dass lebenswichtige Gesundheitsinformationen sofort am richtigen Ort zur Verfügung stehen – unerlässlich, wenn immer mehr Bürger und damit auch Patienten grenzüberschreitend mobil sind" (ec.europa 2010).

Dass die Potenziale der Informationstechnologie für das Gesundheitswesen zu fördern sind, findet uneingeschränkte Unterstützung. Moderne IT-Technologien helfen, das deutsche Gesundheitswesen zu verbessern, und sind darüber hinaus ein wichtiger Faktor für den Wirtschaftsstandort Deutschland.

Eine vertrauensvolle Patient-Arzt-Beziehung ist auch im 21. Jahrhundert unerlässlich, ebenso wie es einfach und effektiv zu bedienende Anwendungen sind. Ein Zuviel an Technik kann für Patienten und Ärzte als störend und weniger unterstützend empfunden werden. Daher muss auf eine Balance geachtet werden. Die IT muss ein Werkzeug für eine sprechende Medizin sein: Technik muss sich an den Menschen orientieren und nicht umgekehrt, Technik muss den Arzt entlasten, um mehr Zeit für den Patienten zur Verfügung zu haben.

Global betrachtet wird das wichtigste Ziel dieser neuen Technologien sein, den Menschen den Zugang zur gesundheitlichen Versorgung zu erleichtern. Dies gilt umso mehr für Regionen mit geringer Versorgungsdichte.

Literatur und Online-Quellen

ec.europa (2010): http://ec.europa.eu/health-eu/care_for_me/e-health (abgerufen am 4. März 2011).

Prokosch, H.-U. (2001): KAS, KIS, EKA, EPA, EGA, E-Health - ein Plädoyer gegen die babylonische Begriffsverwirrung in der Medizinischen Informatik: http://www.imi.med.uni-erlangen.de/team/download/mis_begriffsdefinitionen.pdf. In: Informatik, Biometrie und Epidemiologie in Medizin und Biologie, Nr. 4, S. 371–382.

Wikipedia (2010): Wikipedia. Die freie Enzyklopädie: http://de.wikipedia.org/wiki/E-Health (abgerufen am 4. März 2011).

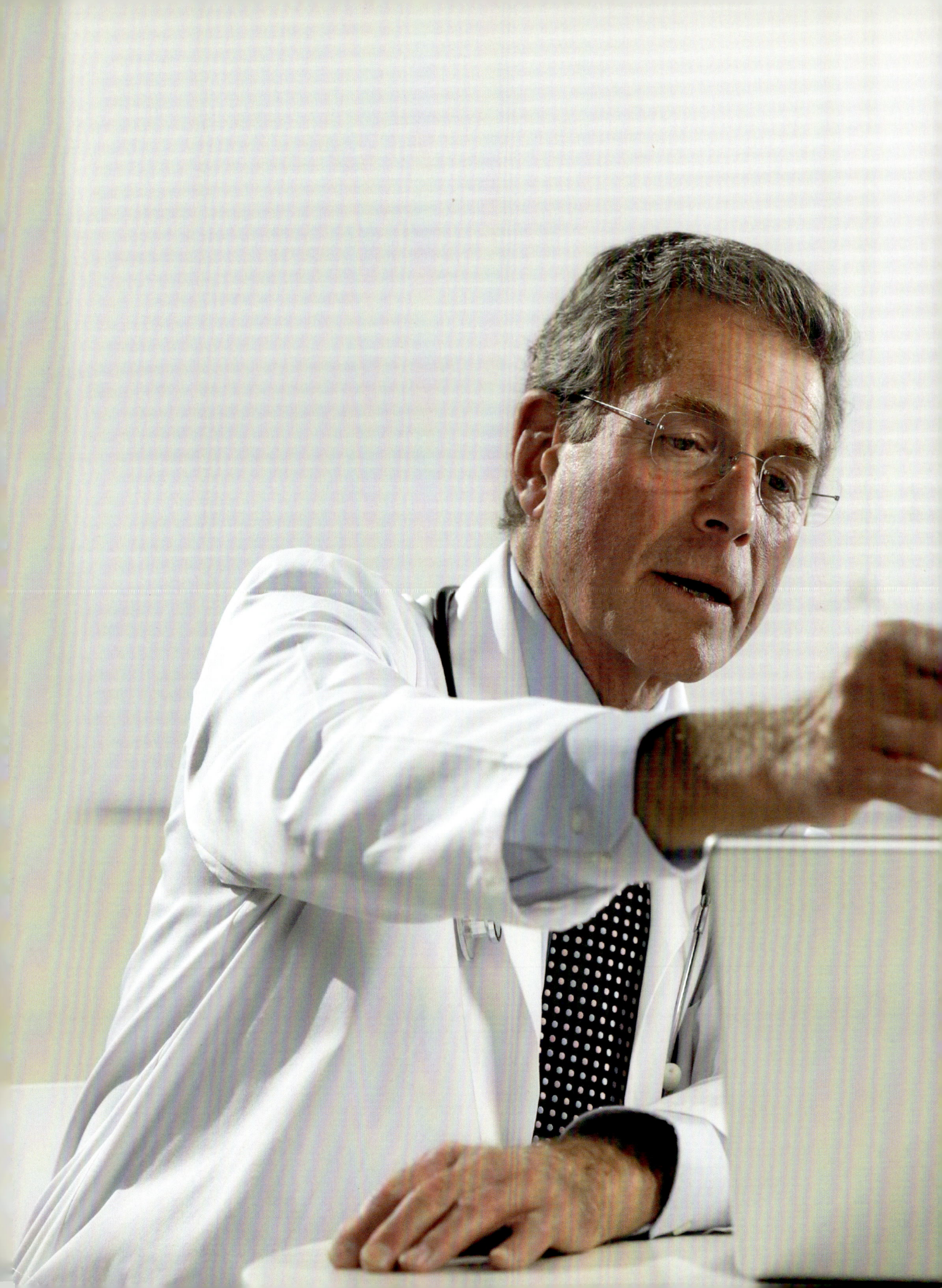

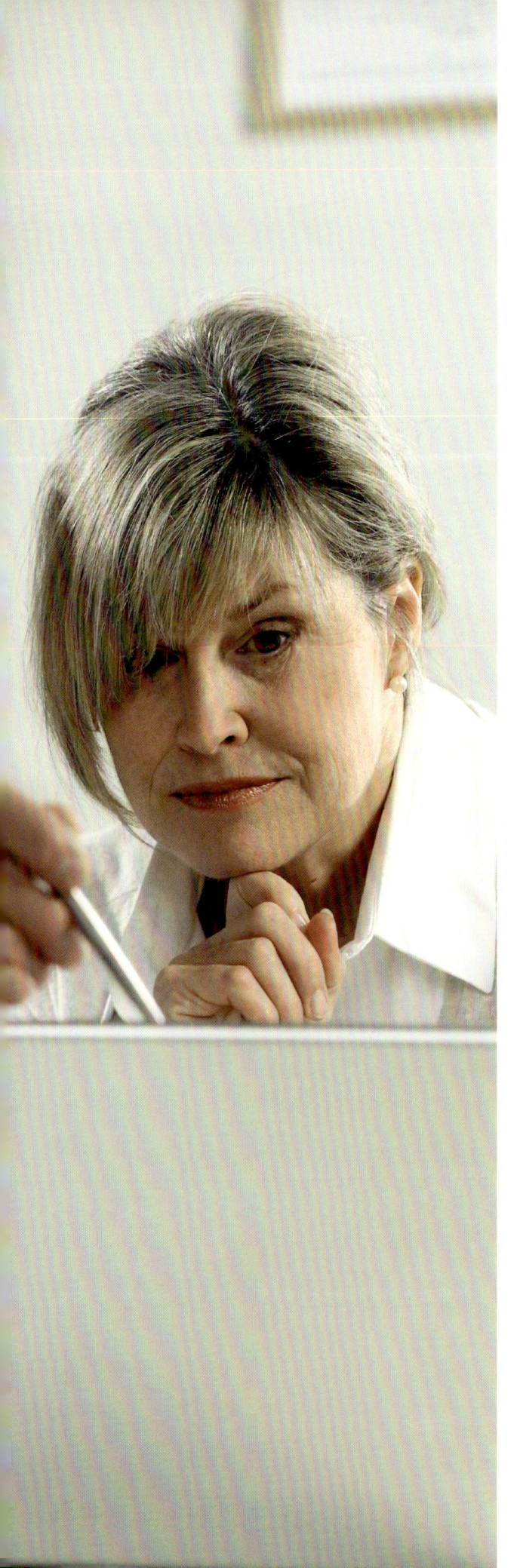

Kapitel I
Systeme für elektronische Gesundheitsinformationen

› Der gematik-Prozess und die elektronische Gesundheitskarte   14
› Die elektronische Gesundheitskarte und ihre Anwendungen   38
› eVerordnung – eRezept   42
› Elektronische Akten und Aktensysteme im Gesundheitswesen   50

Hermann Abels-Bruns

Der gematik-Prozess und die elektronische Gesundheitskarte

Wir schreiben mittlerweile das Jahr 2011. Der im Gesetz verordnete Einführungstermin der elektronischen Gesundheitskarte (eGK) zum 1. Januar 2006 ist schon seit geraumer Zeit überschritten. Und möchte man die Anfänge der ersten, direkt auf die Einführung der eGK ausgerichteten Vorbereitungsarbeiten betrachten, dann muss man noch weiter in die Vergangenheit bis Ende der 1990er-Jahre des letzten Jahrhunderts gehen.

>>> Verknüpfung von Telekommunikation und Telematik

Diesen langen Entwicklungsprozess bis heute zu beschreiben, die Instrumente und Verfahren für die technische Entwicklung und Testung der eGK – womit gleichsam auch die gesamte Telematikinfrastruktur und ihre Anwendungen gemeint sind – darzustellen und die beteiligten Akteure und ihre nicht immer gleichgerichteten Absichten zu schildern, ist Thema dieses Artikels.

Zwar hat keiner der Befürworter der eGK in diesem langen Zeitraum die Zuversicht verloren, das Ziel zu erreichen, aber Stellungnahmen, Entscheidungen und Aktionen umgab immer gleichzeitig ein Zweifel hinsichtlich des zu erwartenden Fortschritts. Dieses veranschaulicht am besten die Formulierung der Bundeskanzlerin in ihrer Rede beim Zukunftskongress Gesundheitswirtschaft des Bundesgesundheitsministeriums am 29. April 2010 in Berlin, wo sie am Ende ihrer Ausführungen zur Einführung der eGK – auch unter realistischer Darstellung von Schwierigkeiten bei der erforderlichen Nutzung einer mehrstelligen PIN – ihre Erwartungen so formulierte: „Wir sollten jedenfalls nicht nachlassen in dem Versuch, hier voranzukommen." Es soll hier nicht auf einer Modewelle geritten werden; aber stellt man diesem Zitat der Bundeskanzlerin das Zitat „Yes, we can" gegenüber, kann man den Unterschied förmlich spüren.

Nach der Karte ist vor der Karte

Mit der Ausgabe der heute noch genutzten alten Krankenversichertenkarte (KVK) ab 1994 an 73 Millionen Versicherte wurde erstmals ein Speicherchip als Nachweis des Leistungsanspruchs durch den Versicherten eingesetzt. Dieser Speicherchip besaß eine Speicherkapazität von 256 Byte und enthielt die im § 291 SGB V festgelegten adminis-

Der gematik-Prozess und die elektronische Gesundheitskarte

trativen Versichertenangaben. Der Verwaltungsaufwand konnte allseitig (auch in den Arztpraxen) spürbar verringert werden, und so stellte sich schon nach einer kurzen Zeit des Misstrauens und der Skepsis bei den Beteiligten ein hoher Grad der Akzeptanz ein. Die rasanten Fortschritte in der Informations- und Kommunikationstechnologie in der zweiten Hälfte der 1990er-Jahre und die aufkommenden weltweiten Vernetzungsmöglichkeiten veranlassten auch die Politik in Deutschland und die Vordenker im deutschen Gesundheitswesen, über Anwendungsstrategien für diese neuen Technologien nachzudenken. So wurde eine von der Bundesregierung im Jahr 1996 an das Beratungsunternehmen Roland Berger vergebene Bestandsaufnahme zur Gesundheitstelematik in Deutschland Anfang 1998 veröffentlicht und forderte die Schaffung einer Telematikplattform für das Gesundheitswesen (in der Studie mit Gesundheitsplattform bezeichnet). Jedoch wurde einschränkend gesagt, dass technische Probleme vor allem durch die starke Heterogenität der informationstechnologischen Implementationen (Insellösungen) die Einführung von Telematikanwendungen behindern, was aber durch entsprechende politische Rahmensetzungen lösbar sei, und dass die Interessen der am Gesundheitswesen teilnehmenden Akteure an telematischen Anwendungen stark divergieren, weshalb es ihrer Integration bedürfe, um eine gemeinsame Zielorientierung herzustellen. Feststellungen also, die bis heute das Projekt bestimmen. Auch setzte sich mit dieser Studie die Ansicht durch, dass die Einführung der Telematikinfrastruktur nur in Verbindung mit der Einführung von thematischen Anwendungen möglich sei, die möglichst von vielen Ärzten täglich genutzt werden, die einen hohen wirtschaftlichen Nutzen produzieren und so die hohen Investitionen in schnellster Zeit amortisierten.

> > > Lösung oder technisches System, das nur innerhalb der eigenen Grenzen wirksam ist und nicht mit ähnlichen oder verwandten Systemen kompatibel ist

In den sich anschließenden zahlreichen Kosten-Nutzen-Betrachtungen (Debold 2002) zeigten sich vor allem das elektronische Rezept (eRezept) und natürlich die Online-Aktualisierung der Versichertenstammdaten (VSD) auf der Krankenversichertenkarte als die Anwendungen, denen die größten Rationalisierungs- und Nutzeneffekte beigemessen wurden. Die Funktionserweiterung der Krankenversichertenkarte zu einer Patientendatenkarte mit kryptografischen Funktionen sowie die Einführung einer Health Professional Card wurden mehr in technisch ausgerichteten Foren erörtert. Die Diskussionen um das eRezept offenbarten jedoch schon früh eine Polarisierung zwischen den Akteuren anhand der Optionen Kartenlösung versus Server-Lösung. Die Diskussionen überdeckten nur die tiefen Unterschiede zwischen den beteiligten Gruppen, die in den kommenden Jahren zyklisch immer wieder zutage traten und das Projekt verzögerten. So jedenfalls schob sich das eRezept in den Vordergrund und schaffte es sogar im GKV-Modernisierungsgesetz, das am 1. Januar 2004 in Kraft trat, neben der Versichertenstammdaten-Aktualisierung auf den Platz einer Pflichtanwendung. Dass man in dieser Euphorie die nicht wenigen Warnungen ignorierte, dass diese Anwendung erhebliche technische wie auch ablauftechnische Umsetzungsprobleme mit sich bringen könne, sollte sich im späteren Projektverlauf rächen.

> > > Systeme zum Verschlüsseln, aber auch zum Erzeugen und Prüfen digitaler Signaturen

Aufbruch zu einer organisatorischen Vernetzung der Einrichtungen des Gesundheitswesens

1998 kann als das Jahr gelten, in dem der eigentliche Aufbruch zur Schaffung einer gemeinsamen Telematikplattform für das Gesundheitswesen in organisierter Form begann. Die Arbeitsgruppe 7 Gesundheit der im Jahr 1996 von der Bundesregierung ins Leben gerufenen Initiative Forum Info 2000 veröffentlichte Mitte 1998 ihre Ergebnisse: Die Verbesserung der bestehenden Kommunikationsinfrastrukturen sei notwendig, was einen innovativen Sprung darstellen würde. Die Verantwortlichen müssten die Anwendungs- und Kommunikationsstrukturen unter rechtlichen, organisatorischen und technologischen Aspekten neu ordnen, um eine offene und angesichts der Vertraulichkeit der verarbeiteten Daten geschützte und sichere Kommunikation und Kooperation zwischen Nutzern und Anwendungssystemen im Gesundheitswesen zu ermöglichen (Dietzel 2002: 51f.). Die dazu notwendigen Erfordernisse lesen sich wie der Auftrag an die gematik:

Erfordernisse an Anwendungs- und Kommunikationsstrukturen

> › Herstellung der Interoperabilität zwischen medizinischen Informations- und Kommunikationssystemen
> › Entwicklung einer verlässlichen und gemeinsamen Sicherheitsinfrastruktur
> › Weiterentwicklung kompatibler Standards und Schnittstellen

Unter anderem wurde empfohlen, erfolgreiche oder Erfolg versprechende Anwendungen wie die einer modernen Chipkarte und des eRezeptes auszubauen.

Vor diesem Hintergrund ist das Aktionsforum Telematik im Gesundheitswesen (ATG) unter dem Dach der Gesellschaft für Versicherungswissenschaft und -gestaltung e.V. (GVG) noch 1998 beschlossen und in 1999 offiziell gegründet worden. Beteiligt waren neben den Mitgliedern der GVG und den Einrichtungen der Selbstverwaltung des Gesundheitswesens auch weitere Institutionen und Personen aus der Industrie, der Forschung und den Bundesministerien. Im ATG wurden Arbeitsgruppen eingerichtet, die Managementpapiere zu folgenden Themen erstellten: elektronisches Rezept, elektronischer Arztbrief, Sicherheitsinfrastruktur, europäische Zusammenarbeit und in einer zweiten Phase Pseudonymisierung/Anonymisierung, Patienteninformationssysteme und elektronische Patientenakte. Im ATG galt das Konsensprinzip (Dolle 2006), sodass die dort entwickelten Aussagen und Handlungsempfehlungen Richtlinien und Meilensteine für die nachfolgenden Entwicklungsstufen (zum Beispiel bei protego.net) bei der Einführung einer Telematikinfrastruktur und eGK waren. Im ATG beschränkte man sich nicht nur auf die fachliche Konzeptionierung von Telematikanwendungen. In dem Arbeitskreis Umsetzungsbeauftragte entwickelte man auch Handlungsempfehlungen für die Telematikimplementierung. Man kann feststellen, dass die im § 291a SGB V vorgeschriebene neue eGK wesentlich auf Basis der geleisteten ATG-Vorarbeiten entstanden ist.

››› Entscheidungsregel, nach der Entscheidungen einstimmig und ohne Gegenstimmen getroffen werden

So hat das ATG eine Gemeinsame Erklärung vom Mai 2002 des Bundesministeriums für Gesundheit (BMG) und der Spitzenorganisationen des Gesundheitswesens mitgetragen.

Der gematik-Prozess und die elektronische Gesundheitskarte

Die Beteiligten sprachen sich für einen verstärkten Einsatz von Telematikanwendungen im Gesundheitswesen aus. Sie stimmten darin überein, dass damit die gemeinsamen Zielsetzungen erreicht werden können:

> - Verbesserung der Qualität der medizinischen Versorgung, unter anderem der Arzneimittelsicherheit
> - Verbesserung patientenorientierter Dienstleistungen
> - Stärkung der Eigenverantwortung, Mitwirkungsbereitschaft und -initiative der Patienten
> - Steigerung der Wirtschaftlichkeit und Leistungstransparenz im Gesundheitswesen
> - Optimierung von Arbeitsprozessen und Bereitstellung von aktuellen Steuerungsinformationen

Zielsetzungen aus der Gemeinsamen Erklärung von Mai 2002

Um diese Zielsetzungen zu erreichen, sollen in einem Kooperationsverbund eine neue Telematikinfrastruktur auf Basis einer einheitlichen Rahmenarchitektur entwickelt, die elektronische Kommunikation (eRezept und eArztbrief) verbessert beziehungsweise eingeführt und die Krankenversichertenkarte zusätzlich als Gesundheitskarte angeboten werden. Die Gesundheitskarte soll auch Werkzeug für den datengeschützten Zugriff auf personenbezogene Gesundheitsdaten sein. Die Gesundheitskarte soll den europäischen Notfalldatensatz des Patienten, seine persönliche Identifikation beziehungsweise Authentifizierung sowie Verweisfunktionen unter anderem auf die Arzneimitteldokumentation und das elektronische Zuzahlungsmanagement des Patienten enthalten. Das BMG begrüßte in diesem Zusammenhang die Initiative der Selbstverwaltung, eine Telematikplattform für das Gesundheitswesen in Deutschland aufzubauen und die modellhafte Erprobung einer weiterentwickelten Krankenversichertenkarte als Gesundheitskarte mitzutragen.

Begründet durch die sich entwickelnde Dynamik in der ersten Hälfte des Jahres 2003, die zu Beginn des nächsten Abschnitts näher dargestellt wird, wurde aus dem Arbeitskreis Umsetzungsbeauftragte des ATG heraus die Ausschreibung für einen Planungsauftrag erarbeitet, der von den Spitzenverbänden der gesetzlichen und privaten Krankenversicherungen, der Bundesärztekammer und der Kassenärztlichen Bundesvereinigung sowie der Deutschen Krankenhausgesellschaft im Juli 2003 an die Arbeitsgemeinschaft IBM Deutschland GmbH/ORGA Kartensysteme GmbH vergeben wurde. Darin wurden eine Planung zur Einführung des elektronischen Rezeptes, des elektronischen Arztbriefes und der elektronischen Patientenakte sowie der zugehörigen Telematikinfrastruktur inklusive der eGK entwickelt, Datenschutz und rechtliche Aspekte behandelt, Betrachtungen zu Finanzierungsmodellen und Kosten-Nutzen-Analysen angestellt sowie eine Projektorganisation aufgezeigt. Die Projektdokumentation wurde im März 2004 vorgelegt und stellte in vielen Belangen eigentlich bis zum Beginn der Bestandsaufnahme im Oktober 2009 die Informationsbasis für das Projekt Einführung der eGK dar (Planungsauftrag 2004).

Das ATG wurde im Januar 2005 vom GVG-Ausschuss eHealth/Telematik im Gesundheitswesen abgelöst, der den weiteren Entwicklungsprozess der Einführung der eGK im Sinne des ATG begleitete, aber durch die Gründung der gematik GmbH nicht mehr die zentrale Rolle in der Selbstverwaltung halten konnte wie vorher das ATG.

Ein ständiger Wettlauf mit der Zeit beginnt: protego.net und gematik GmbH

Mit der Gemeinsamen Erklärung waren die wichtigsten Eckpunkte für die Einführung einer Telematikinfrastruktur und der über sie laufenden Anwendungen im Gesundheitswesen markiert. Die Politik hat aus den darin dargestellten Erkenntnissen die Potenziale von Telematik und eHealth aufgegriffen und zu ihrer Umsetzung Anfang März 2003 eine Projektgruppe Telematik – Gesundheitskarte eingerichtet. Diese Projektgruppe sollte die bundesweit koordinierende Einheit des BMG sein, die mit den Nachbarressorts die notwendigen Entscheidungen abstimmt und die fachlichen Anforderungen und gesetzlichen Entwürfe entwickelt.

>>> bIT4health = better IT for health

Die Einführung der elektronischen Gesundheitskarte sollte in der geplanten Gesundheitsreform beschlossen werden. Sie sollte ab Mitte des Jahres zusätzlich durch externe Experten unterstützt werden (siehe weiter unten bIT4health). Die Leitung der Projektgruppe übernahm Norbert Paland, der aus dieser Position Ende November 2010 ausschied. Sie wurde direkt dem Staatssekretär Dr. Klaus Theo Schröder unterstellt. Bei der Vorstellung der Agenda 2010 Mitte März 2003 im Deutschen Bundestag wies der damalige Bundeskanzler Gerhard Schröder darauf hin, dass ihm die Reserven, die in einer Modernisierung der Kommunikationstechnologie im Gesundheitswesen liegen, nicht ansatzweise ausgeschöpft zu sein scheinen und dass der elektronische Patientenausweis und die elektronische Krankenakte nicht nur technologisch anspruchsvolle Projekte seien, die man bis zum Jahre 2006 voll funktionsfähig haben wolle.

Damit war die Katze aus dem Sack und der 1. Januar 2006 als Einführungsdatum für die elektronische Gesundheitskarte gesetzt. Dieses Datum wurde im GKV-Modernisierungsgesetz manifestiert, das Anfang 2004 in Kraft trat und in dem die rechtlichen Grundlagen für die eGK festgelegt wurden. In den §§ 291 und 291a des SGB V wurden unter anderem die Anwendungen der eGK, die Zugriffsregelungen und der Datenschutz festgelegt (siehe dazu der Beitrag von Kaschel in diesem Buch). Zur besseren Übersicht soll hier – zeitlich vorweggreifend – darauf hingewiesen werden, dass am 21. März 2005 mit dem Verwaltungsvereinfachungsgesetz diese grundlegenden Regelungen ergänzt beziehungsweise korrigiert wurden (beispielsweise Lichtbildpflicht auf der eGK erst ab Beginn des 16. Lebensjahrs; weitere Nutzung der eGK auch beim Krankenkassenwechsel).

Die Spitzenverbände der Selbstverwaltung erhielten mit dem GKV-Modernisierungsgesetz den Auftrag, die für die Einführung der elektronischen Gesundheitskarte und für deren Anwendungen, insbesondere das elektronische Rezept und die elektronische

Patientenakte, die erforderliche interoperable und kompatible Informations-, Kommunikations- und Sicherheitsinfrastruktur (Telematikinfrastruktur) zu schaffen. Dieser Auftrag an die Selbstverwaltung war sehr umfassend und ließ die Intensität der Einbindung der Industrie offen. Dies war allerdings nicht im Sinne der Industrie, die im Planungsauftrag (2004) und in dem von ihr an die damalige Gesundheitsministerin Ulla Schmidt übergebenen Expertenbericht vom 2. Juni 2003 forderte, dass der Gesetzgeber lediglich die Rahmenbedingungen für den Aufbau der Telematikinfrastruktur schaffen und der Aufbau im freien Wettbewerb erfolgen solle (ähnlich dem Projekt Toll Collect, wo es ab Sommer 2003 zu Problemen kam).

Das Interimsprojekt: protego.net

Der jetzt auf die Selbstverwaltung im Gesundheitswesen entstandene zeitliche und finanzielle Druck war gewaltig. Die eGK sollte Anfang Januar 2006 die Krankenversichertenkarte (KVK) ablösen. Das BMG setzte der Selbstverwaltung am 19. März 2004 eine Frist, eine Gesamtvereinbarung bis zum 1. Oktober 2004 zwischen den Spitzenverbänden der Selbstverwaltung zu konsentieren und dem BMG zur Prüfung vorzulegen. Diese sollte aus einer Lösungsarchitektur für die Informations-, Kommunikations- und Sicherheitsinfrastruktur, fachlichen wie technischen Konzepten zu den Telematikanwendungen Versichertenstammdaten-Aktualisierung, eRezept, Notfalldaten, Arzneimitteltherapiesicherheitsprüfung (AMTS) und einem Finanzierungskonzept bestehen.

〉〉〉 administrative Daten der Versicherten

Zur Erfüllung dieser Aufgabe haben die Spitzenverbände der Selbstverwaltung im Gesundheitswesen das protego.net (Projekt Telematik der Gesundheitsorganisationen) Ende März 2004 gegründet, das mit Mitarbeitern aus ihren eigenen Organisationen sowie mit solchen aus diesen Organisationen angegliederten IT-Dienstleistungsunternehmen ausgestattet werden sollte. Auch wenn erste Mitarbeiter Anfang April 2004 in noch unmöblierten Räumen ihre Arbeit im Technologiepark in Bergisch Gladbach aufnahmen, so brauchte das Projektbüro der protego.net doch bis etwa Mai/Juni, bis die Arbeit richtig anlief.

Von vornherein war protego.net als Interimsprojekt definiert worden, das dann ab 2005 durch ein dauerhaftes Projektbüro (oder eine Betriebsgesellschaft) abgelöst werden sollte. Bei dieser Entscheidung der Selbstverwaltung, kurzfristig ein eigenes Projektbüro aufzubauen, stand als Alternative die Beauftragung eines externen, von der Industrie geführten Projektbüros zur Wahl. Dieser Vorschlag hätte zwar der Empfehlung des Planungsauftrages (2004) entsprochen, wurde aber von der Selbstverwaltung nicht priorisiert. Dieses Projektbüro hätte wegen des Konsentierungsprozesses zur Vorbereitung eines europaweiten Vergabeverfahrens und der sechs Monate dauernden Durchführung dieses Verfahrens für die Erstellung der Lösungsarchitektur erst zum Ende des Jahres 2004 zur Verfügung gestanden. Die Blöße einer solchen Zeitverzögerung wollte man sich gegenüber dem BMG nicht geben. Die Durchführung des Vergabeverfahrens hätte weitestgehend die verfügbaren Ressourcen gebunden, sodass man lediglich das Finanzierungskonzept bis zum 1. Oktober 2004 hätte erstellen können. Die Arbeiten an der

Lösungsarchitektur aber hätte man dem schon seit dem 3. September 2003 laufenden Projekt bIT4health (better Information Technology for health) des BMG überlassen müssen. Aufgrund der durch den § 291a SGB V zugewiesenen Verantwortung der Selbstverwaltung für die Entwicklung, den Betrieb und die Finanzierung der Telematikinfrastruktur wollte man dies vermeiden und den Telematikeinsatz im Gesundheitswesen selbst gestalten. Diese Entscheidung war richtungsweisend für die weitere Entwicklung des Projektes zur Einführung der eGK. Doch der Versuch des BMG nach mehr gestalterischem Einfluss auf die Telematikinfrastruktur war einer der Konflikte der nächsten Jahre, die den Verlauf der Einführung der eGK mit am stärksten bestimmten. Besonders deutlich wurde er bei den fast jährlich sich ergebenden Richtungsänderungen im Projektverlauf wie den Rechtsverordnungen oder Anweisungen des BMG gegenüber der gematik.

Das Projekt protego.net bildete das Pendant der Spitzenverbände des Gesundheitswesens zu bIT4health. Eine gewisse Konkurrenzsituation war latent vorhanden. Das Projekt bIT4health des BMG wurde im August 2003 für 5,1 Millionen an ein Firmenkonsortium, bestehend aus den Firmen IBM Deutschland GmbH, dem Fraunhofer-Institut für Arbeitswirtschaft und Organisation, der SAP Deutschland AG & Co KG, der InterComponentWare AG und der ORGA Kartensysteme GmbH, vergeben. Das Ziel dieses Projektes sollte die Vorbereitung der bundesweiten Einführung der elektronischen Gesundheitskarte und die Begleitung des Projektes während der Testphase bis zur Einführung der Karte im Jahr 2006 sein.

Im Mittelpunkt der Aufgaben stand zunächst die Erstellung einer Rahmenarchitektur (etwa 1.000 Seiten), worin die Voraussetzungen und Anforderungen einer herstellerneutralen Telematikrahmenarchitektur und Sicherheitsinfrastruktur erarbeitet wurden. In ihr wurde eine modellhafte Sicht auf das Gesamtsystem der eGK und der Telematikinfrastruktur entwickelt und die notwendigen Daten, Prozesse und Komponenten sowie ihre Organisation untereinander dargestellt. Sie befasste sich mit Geschäftsprozessmodellierung, Use-Case-Modellierung und anderen technischen Entwicklungsverfahren sowie mit den Sicherheitsanforderungen und der Sicherheitsarchitektur. Sie wurde am 22. März 2004 (CeBIT) vorgestellt und nach einer umfangreichen Kommentierungsaktion etwa zwei Monate später fertiggestellt. Ergänzt wurde diese Rahmenarchitektur durch Solution Outline, die von bIT4health am 14. Juli 2004 vorgestellt wurde. Sie stellt, wie das BMG ausführte, die ersten Planungen für eine Lösungsarchitektur dar, die die grundsätzlichen Forderungen der Rahmenarchitektur in ein konkretes Anwendungsszenario umsetzt. Es wurden auch konkrete Planungen für die Anbindungen der Arztpraxen und Apotheken an die Telematikinfrastruktur über Konnektoren entworfen, die innerhalb der Praxisnetze die Kommunikation zwischen eGK, HBA und Kartenlesern und zu der zentralen Infrastruktur sichern sollen (siehe dazu den Beitrag von Stadler und Tänzer in diesem Buch).

Die Dokumente der bIT4health wurden vom Projektbüro der protego.net gesichtet, diskutiert und kommentiert. Dabei haben sich zahlreiche offene Fragen ergeben, nicht zuletzt wegen des sehr stark generischen Ansatzes der Rahmenarchitektur und vieler offener Detailfragen in der Solution Outline. protego.net konnte zwar auf zahlreiche

>>> besondere Form der Modellierung von zusammenhängenden Funktionseinheiten (Akteure, Anwendungen, Beziehungen)

>>> Heilberufsausweis

>>> Bezeichnung für erste Schritte einer Lösungsarchitektur auf Basis der Rahmenstruktur zur eGK-Einführung

Vorgaben dieser Dokumente zugreifen, es mussten aber viele Details in der Architektur und den Fachkonzepten der Anwendungen und in den Datensatzdefinitionen neu entwickelt werden. Zusätzlich gab es zu den Themen Aufgabenumfang zentraler oder dezentraler Komponenten (beispielsweise Anwendungskonnektor; siehe dazu den Beitrag von Stadler und Tänzer in diesem Buch) oder Speicherung der Daten auf der eGK oder in der zentralen Infrastruktur schon sehr früh kontroverse Standpunkte zwischen den Mitgliedern der protego.net wie auch zwischen den Mitarbeitern im Projektbüro. Eine Lösung konnte auch vom BMG und von bIT4health mit ihren Basis-Dokumenten Rahmenarchitektur und Solution Outline nicht zielführend beeinflusst werden.

Wie bereits dargestellt, sollten die Spitzenorganisationen der Selbstverwaltung dem BMG eine gemeinsame Gesamtvereinbarung bis Anfang Oktober 2004 vorlegen. Hinsichtlich der Finanzierung konnte man noch eine Einigung erzielen, jedoch kam es bei der Lösungsarchitektur zu keinem Konsens. Es gab eine Reihe von Streitpunkten zum Beispiel hinsichtlich der Netzwerkspezifikation (Anbindung KV-Netz), der Netzwerkdienste (Pseudonymisierungsdienst), der Prozesse wie der VSD-Aktualisierung und natürlich der eGK-Spezifikation und der auf ihr zu speichernden Daten.

Die Spitzenverbände waren überfordert, diesen umfangreichen Katalog offener Punkte unter diesem vom BMG aufgebauten und aufrechterhaltenen Zeitdruck ohne politischen Gesichtsverlust einer der Seiten zu lösen. So sprach die Bundesärztekammer davon, dass die Beratungen unter einem unverantwortlichen Zeitdruck stattfänden und eine seriöse Prüfung der umfangreichen, kurzfristig wieder geänderten Dokumente zur Architektur und zu den Auswirkungen auf die Praxisprozesse nicht möglich sei. So kam man zwar einer Einigung recht nahe, aber der durch das BMG ausgeübte Druck war so groß, dass, nachdem die Kostenträgerseite ihre mit den Leistungserbringern unabgestimmte Lösungsarchitektur dem BMG zum 30. September 2004 vorgelegt hatte, ein gemeinsames Dokument trotz intensiver Beratungen im Oktober nicht mehr zustande kam. Die von protego.net erarbeiteten Unterlagen wurden nach Prüfung durch Experten des BMG nicht akzeptiert und sollten lediglich bei kommenden Arbeiten berücksichtigt werden. Ein Schicksal, das noch weitere Entwurfsarbeiten ereilen sollte. Das Interimsprojekt protego.net beendete seine Arbeit zum Jahreswechsel 2004/2005.

Beschleunigungsversuch des BMG über ein Forschungs- und Entwicklungsprojekt

Das BMG hatte zwar gedroht, mit einer Ersatzvornahme (Rechtsverordnung) das Ruder für die Entwicklung der Lösungsarchitektur und Durchführung der Testverfahren selbst in die Hand zu nehmen, wenn die Spitzenorganisationen der Selbstverwaltung keine gemeinsame Gesamtvereinbarung zum 1. Oktober 2010 vorlegen sollten. Jedoch waren die dafür erforderlichen Vorbereitungen noch nicht so weit gediehen, dass dieser Schritt eine Beschleunigung des Einführungsprozesses gebracht hätte, den man benötigt hätte, um den Einführungstermin der eGK ab dem 1. Januar 2006 halten zu können und sich weiterhin auf den fachlich-technischen und planerischen Vorgaben von bIT4health zu bewegen. Das Vertrauen des BMG in die Fähigkeiten der Selbstverwaltung, eine gemeinsame Lösungsarchitektur erstellen zu können, war gedämpft, sodass der Selbstverwaltung eine neue Projektpartnerschaft nahegelegt wurde. Denn es hatte sich schon während des Sommers 2004 eine Initiative von drei Fraunhofer-Instituten mit Beteiligung der Industrie im Sommer 2004 gebildet, die als Forschungs- und Entwicklungsprojekt eine Lösungsarchitektur mit der Selbstverwaltung entwickeln wollten.

Ende Oktober 2004 kam es schließlich zu einer Vereinbarung zwischen den Spitzenorganisationen der Selbstverwaltung im Gesundheitswesen und dem BMG. Man erklärte,

Vereinbarung zwischen den Spitzenorganisationen der Selbstverwaltung im Gesundheitswesen und dem BMG

> ⟩ ein Forschungs- und Entwicklungsprojekt durchzuführen, in dem die drei Fraunhofer-Institute ISST, IAO und SIT als Zuwendungsnehmer zusammen mit der Selbstverwaltung und mit Unterstützung der Industrie und der TU Wien gemeinsam eine Lösungsarchitektur für die Anwendungen der elektronischen Gesundheitskarte entwickeln sollen. Diese solle als Basis für dann durchzuführende Vergabeverfahren dienen. Die Arbeit solle umgehend beginnen, und das formale Beauftragungsverfahren erfolge durch das BMG (Hinweis: Über die Übernahme der Kosten von 2,1 Millionen €, die die gematik zahlen musste, wurde noch bis 2008 gestritten),
> ⟩ Anfang Dezember als Nachfolge der protego.net eine Betriebsorganisation für die Testung, Einführung und den Betrieb der Telematikinfrastruktur zu gründen, in der Entscheidungen nicht mehr wie bei protego.net nach dem Einstimmigkeitsprinzip, sondern durch qualifizierte Mehrheiten getroffen werden sollen.
> ⟩ sofort ein Gesetzgebungsvorhaben zur Verankerung dieser neuen Betriebsorganisation und der Finanzierungsvereinbarung einzuleiten.

⟩⟩⟩ *Forschung und Entwicklung*

Das FuE-Projekt begann bereits im November 2004. Die grundlegenden technischen, sicherheitstechnischen und fachlichen Rahmenbedingungen wurden von einem internen Architekturboard festgelegt, das dazu die bisher erstellten Dokumente aus protego.net, dem Planungsauftrag und bIT4health auf Übereinstimmungen und Festlegungen qualifizierte. Die Ergebnisse wurden der damaligen Gesundheitsministerin Ulla Schmidt zur CeBIT 2005 übergeben. Das BMG ging davon aus, dass die gematik auf Basis dieser Lösungsarchitektur nun mit den Vergabeverfahren zur Beauftragung der Telematikinfrastruktur für die Testverfahren beginnen würde. Die erforderliche Qualitätssicherung dieser Lösungsarchitektur war der Einstieg der gematik in das Projekt.

Das Projekt bekommt eine tragfähige Struktur: Gründung der gematik

Im Januar 2005 wurde der Gesellschaftsvertrag der gematik – Gesellschaft für Telematikanwendungen der Gesundheitskarte mbH – unterzeichnet. Als ersten (Interims-)Geschäftsführer einigten sich die Gesellschafter auf Harald Flex, den Geschäftsführer der ITSG (Informationstechnische Servicestelle der gesetzlichen Krankenversicherungen). Die Gesellschaftsanteile verteilten sich zu je 50 Prozent auf die Seiten der Leistungserbringer und Kostenträger. Im Einzelnen waren dieses die in der folgenden Abbildung genannten Spitzenorganisationen mit den Angaben zu ihrem Anteilsumfang.

Abbildung 1: Übersicht der Gründungsgesellschafter der gematik

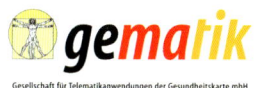

Gesellschafter

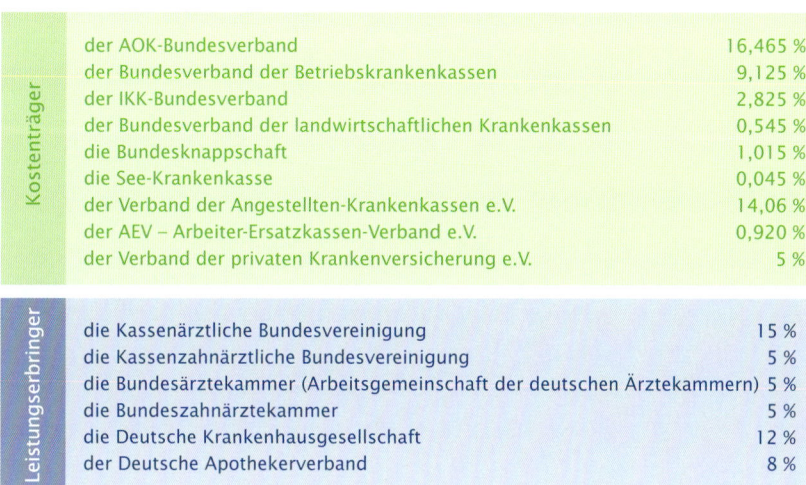

Kostenträger		
	der AOK-Bundesverband	16,465 %
	der Bundesverband der Betriebskrankenkassen	9,125 %
	der IKK-Bundesverband	2,825 %
	der Bundesverband der landwirtschaftlichen Krankenkassen	0,545 %
	die Bundesknappschaft	1,015 %
	die See-Krankenkasse	0,045 %
	der Verband der Angestellten-Krankenkassen e.V.	14,06 %
	der AEV – Arbeiter-Ersatzkassen-Verband e.V.	0,920 %
	der Verband der privaten Krankenversicherung e.V.	5 %
Leistungserbringer		
	die Kassenärztliche Bundesvereinigung	15 %
	die Kassenzahnärztliche Bundesvereinigung	5 %
	die Bundesärztekammer (Arbeitsgemeinschaft der deutschen Ärztekammern)	5 %
	die Bundeszahnärztekammer	5 %
	die Deutsche Krankenhausgesellschaft	12 %
	der Deutsche Apothekerverband	8 %

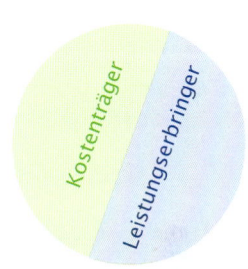

Quelle: gematik 2005

In der Zwischenzeit hat sich die Liste der Gesellschafter dahingehend geändert, dass die 45 Prozent, die ursprünglich die Spitzenverbände der gesetzlichen Krankenkassen gehalten haben, nun vom GKV-Spitzenverband gehalten werden. Eine Besonderheit dieser GmbH ist, dass alle Gesellschafter anteilig entscheiden dürfen, die anfallenden Kosten jedoch ausschließlich von den Krankenkassen, also den Versicherten getragen werden. Angesichts der nicht geringen Aufwände der gematik ist ein Hinweis seitens des Gesetzgebers, dass die durch das Gesetz zur Gründung der gematik entstehenden Kosten den Steuerzahler nicht belasten, nicht falsch, aber dennoch kritisch zu sehen. Die Gesellschafterbeschlüsse der gematik werden in Abwandlung zum früher bei protego. net praktizierten Einstimmigkeitsverfahren mit einer qualifizierten Mehrheit von 67 Prozent gefasst. An den Gesellschaftersitzungen nimmt ein Vertreter des BMG ohne Stimmrecht teil. Hinsichtlich des Sitzes der Gesellschaft entschied man sich für Berlin.

Ein weiteres wichtiges Organ der gematik ist der Beirat. Er hat zwar faktisch keine direkte Entscheidungsfunktion in der gematik, aber ihm kommt insofern eine besondere Aufgabe zu, da er einen gesellschaftspolitischen Konsens über die in ihm organisierten Mitglieder in diese Gesellschaft tragen soll. Als Mitglieder sind im Beirat Vertreter der Bundesländer, von Patienten- und Selbsthilfeorganisationen, der Wissenschaft und der Industrieverbände sowie der Bundesbeauftragte für den Datenschutz und für die Informationsfreiheit, der Beauftragte für die Belange der Patientinnen und Patienten und weitere Vertreter von gesundheitspolitischen Verbänden und der Politik vertreten.

Ende Juni 2005 ist das Gesetz zur Organisationsstruktur der Telematik im Gesundheitswesen in Kraft getreten. Neben den rechtlichen Rahmenbedingungen für die gematik wurden auch die Finanzierungsregelungen der Selbstverwaltung inklusive Konfliktlösungsmechanismen festgelegt. Fachlich wurde der Zugang auf die Notfalldaten ohne Anbindung an die Telematikinfrastruktur in den § 291a aufgenommen. Die dafür erforderliche Card-to-Card-Authentisierung (C2C) führte zu erheblichen Auseinandersetzungen zwischen der gematik und dem BMG. Im Laufe des Sommers bis weit in die zweite Jahreshälfte von 2005 haben die Spannungen in der Zusammenarbeit zwischen der gematik und dem BMG immer weiter zugenommen.

>>> jährliche Messe für Informationstechnik in Hannover

War man zur CeBIT bei Übergabe der Lösungsarchitektur noch gemeinsam der Überzeugung, dass auf Basis dieses Dokumentenstandes die gematik die Vergabeverfahren für die Beauftragung der Industrie beginnen könne und die Testverfahren spätestens zum Ende des Jahres ihren Anfang nehmen könnten, so sah die gematik nach ihrer Qualitätssicherung der Lösungsarchitektur die Erfordernis, an verschiedenen Stellen Nachbesserungen vornehmen zu müssen, zum Beispiel bei der Regelung der Zugriffsrechte sowie dem Speicherort von Daten. Weiter hielt man es für erforderlich, Ergänzungen und Konsolidierungen bei den dezentralen und zentralen Komponenten und Diensten vorzunehmen. So konnten die Vorarbeiten auch nur teilweise weiterverwendet werden. Man bemühte sich, eine gewisse Verschlankung der Lösungsarchitektur zu erreichen, erstellte Feinspezifikationen und begann, ein Testkonzept und eine Teststrategie zu entwickeln. Dabei war es auch wichtig, die Testanforderungen an die sich aus den Ländern anbietenden Testregionen zu formulieren. Diese wie auch Detailarbeiten an den Komponenten, wie zum Beispiel an der eGK, sollten auf Weisung des BMG bis zu einer Gesellschafterversammlung Mitte September abgeschlossen sein.

In einem Grundlagenpapier Grundsatzpositionen und -entscheidungen zu Telematikanwendungen der Gesundheitskarte vom 18. Juli 2005 einigten sich die Gesellschafter prinzipiell auf Grundsätze und Handlungsleitlinien (Grundlagen 2006). Darin ist unter anderem festgelegt, dass „die Hoheit über die medizinischen Daten auch zukünftig beim Versicherten liegt" (Grundlagen 2006: 97 ff.). Zudem sollen alle Komponenten, Schnittstellen, Dienste und Prozesse der Telematik an erster Stelle den Erfordernissen des Datenschutzes und der Datensicherheit entsprechen, und der uneingeschränkte Schutz der Schweigepflicht soll gewährleistet werden. Weiterhin legten die Teilnehmer eindeutig die Aufgaben und Zuständigkeiten für die Telematikinfrastruktur fest. Jeder Sektor soll eigenverantwortlich die sichere Anbindung der Anwender an die geplante Infrastruktur gewährleisten. Danach sind die Kassenärztlichen Vereinigungen zuständig für das Management der Verordnungsdaten und -server, die Krankenkassen für die Verwaltung der Rezeptabrechnungsdaten und -server. Für die Versorgung von Privatpatienten und für sektorübergreifende Versorgungsstrukturen gelten die Zuständigkeiten gemäß den vertraglichen Vereinbarungen.

Grundsätzlich gilt, dass alle medizinischen Daten verschlüsselt werden. Bewegungsprofile sollen durch Anonymisierung des Arztbezuges ausgeschlossen werden. Datentransport und Datenhaltung erfolgen nach dem Prinzip der verteilten Systeme. Die gematik erstellt die Rahmenrichtlinien für Anwendungen und Produkte. Für den Praxiseinsatz werden die Komponenten getestet und zertifiziert. Grundsätzlich gilt, dass alle medizinischen Daten für den Transport und für die Speicherung verschlüsselt werden. Die Industrie realisiert und betreibt im Namen der gematik, der Kostenträger oder der Leistungserbringer Dienste und Anwendungen und kann die Telematikinfrastruktur für eigene Anwendungen unter Beachtung der Vorgaben der gematik gegen Kostenerstattung nutzen.

Diese Vereinbarung war zwar richtungsweisend, aber auch sie hat nicht die nächste einschneidende Maßnahme seitens des BMG verhindern können, nämlich die Umsetzung einer Ersatzvornahme durch eine Rechtsverordnung. Das BMG hatte erwartet, dass die gematik auf Basis der Lösungsarchitektur in Ausschreibungen die Anbieter von Komponenten und Netzdienste ermittelt. Die gematik sah sich aber wegen der erforderlichen Nacharbeiten dazu noch nicht in der Lage. Das BMG war mit den vorgelegten Spezifikationsergebnissen und den zur Aufnahme der Testverfahren erforderlichen Beschlüssen der gematik auf der Gesellschafterversammlung am 12. September 2005 nicht zufrieden. Die gematik wurde anschließend zwecks Vorbereitung der Rechtsverordnung aufgefordert, die Spezifikationsarbeiten an den dezentralen Komponenten auf Basis der in der Gesellschafterversammlung vorgelegten Version fertigzustellen, Testphasen festzulegen, einen auf dem Test- und Migrationsplan beruhenden Finanzierungsplan für die gesamte Testphasen zu erstellen und den Kriterienkatalog für die Testphasen zu entwickeln.

Zusätzlich wurde ab Anfang Oktober 2005 ein Architekturboard eingerichtet, das alle strittigen oder ungelösten technischen Fragestellungen mit Weisungskompetenz entscheiden sollte. Dabei hatte das BMG den Vorsitz und bei Patt zwischen den übrigen Teilnehmern die entscheidende Stimme. Dieses Architekturboard hat bis vor etwa eineinhalb Jahren mit relativ hoher Frequenz (anfangs wöchentlich) getagt, wurde nie offiziell beendet und ist faktisch mit Einrichtung der neuen Projektgruppen und der neuen Governancestruktur (Beschluss der gematik-Gesellschafterversammlung vom 19. April 2010) im Anschluss an die Bestandsaufnahme überflüssig geworden.

Im Oktober 2005 erhielt die gematik mit Dirk Drees einen zweiten, technischen Geschäftsführer, wodurch die gematik eine sichtbare Verstärkung erfuhr. Der Interimsgeschäftsführer Harald Flex schied Ende März 2006 planmäßig aus und wurde von Peter Bonerz im November 2006 beerbt, der bis heute der gematik vorsteht.

Das BMG übernimmt das Ruder: Rechtsverordnung und Testverfahren

Die Verordnung über Testmaßnahmen für die Einführung der elektronischen Gesundheitskarte vom 2. November 2005 (RVO) legte die Rahmenbedingungen für das Testverfahren und die Verpflichtung der gematik fest, die Testmaßnahmen nach den festgelegten Regelungen durchzuführen. Damit hatte das BMG die Entscheidungshoheit über alles, was die Testverfahren und die Spezifikationsfestlegungen betraf, das heißt, dass das BMG neben der Rechtsaufsicht aus dem Gesetz zur Organisationsstruktur der

〉〉〉 Rechtsverordnung

Der gematik-Prozess und die elektronische Gesundheitskarte

Telematik im Gesundheitswesen auch die Fachaufsicht übernommen hatte. Die gematik, das heißt die Geschäftsführung und der Verwaltungsausschuss, erhielten ab jetzt die entsprechenden Weisungen, die sie umzusetzen hatten. Am 15. Dezember 2005 hatte die Testphase mit der Eröffnung des Testlabors bei der gematik begonnen. Mit einhelliger Zustimmung der Länder hatte das Bundesministerium für Gesundheit entschieden, dass in insgesamt acht Regionen Tests mit bis zu 10.000 Versicherten durchgeführt werden sollten. Um die organisatorische Durchführung der Testphase zu erleichtern, sollte die Einbeziehung der Testregionen zeitversetzt erfolgen. Die beteiligten Regionen und ihre Länder sind: Bochum/Essen (Nordrhein-Westfalen), Bremen (Bremen; ist inzwischen ausgeschieden); Flensburg (Schleswig-Holstein); Heilbronn (Baden-Württemberg; ist inzwischen ausgeschieden); Ingolstadt (Bayern); Löbau/Zittau (Sachsen); Trier (Rheinland-Pfalz) und Wolfsburg (Niedersachsen). Die gematik schloss mit den Testregionen ab Ende März 2006 Verträge zur Durchführung der Tests ab. Nach Vertragsabschluss mit der gematik wurde mit den Vorbereitungen der 10.000er-Tests begonnen. Die ersten Musterumgebungen wurden an die beiden Testregionen Nordrhein-Westfalen und Bayern im Juli 2006 ausgeliefert, die jedoch noch zunächst nur simulierte gematik-Komponenten enthielten. Die Einzelheiten zu Ablauf und Durchführung der Testphase werden in einem Test- und Migrationskonzept geregelt, das von der gematik im Auftrag des BMG erarbeitet wurde.

>>> vom Gesundheitsministerium benannte Regionen zur Erprobung der eGK

Jedoch hatte auch seit der Übernahme der fachlichen Hoheit durch das BMG die Zunahme an technischer Komplexität bei den Spezifikationsarbeiten nicht nachgelassen, sodass die durch die Rechtsverordnung im § 6 vorgeschriebenen Festlegungsverfahren für die Spezifikationen der fachlichen Prozesse, Architekturen und Komponenten bis ins dritte Quartal 2006 dauerten. Da diese Spezifikationen Grundlage für die Vergabeverfahren für die Komponenten der Telematikinfrastruktur sein sollten, bewirkten diese Verzögerungen ebenfalls Aufschübe für den Testbeginn. Da mit dem Beginn eines Feldtests (10.000er-Test) einer ersten eGK-Anwendung in einer Testregion nicht mehr vor 2007 zu rechnen war, was bedeutete, dass der Einsatz einer echten eGK mit echten Versichertendaten in den Händen eines Versicherten nicht mehr, wie im § 291a vorgesehen, in 2006 Realität werden würde, wies das BMG im August 2006 die gematik an, ein sogenanntes MKT+-Szenario dem ursprünglichen Testszenario voranzustellen. Diese in der Zwischenzeit erforderlichen Änderungen im Testverfahren und in der Spezifikationsfestlegung wurden im Oktober 2006 in der ersten Änderungsverordnung zur Rechtsverordnung geregelt.

>>> multifunktionale Kartenterminals

Das Testkonzept der gematik gliedert das Testverfahren horizontal in vier Teststufen vom Labortest bis zum 100.000er-Test und vertikal in die Funktionsabschnitte 1 bis 3, denen, wie oben dargestellt, nachträglich der Funktionsabschnitt MKT+ vorgeschaltet wurde (siehe nachfolgende Grafik). Im Rahmen dieser Logik findet zu Beginn der Teststufe 3, dem 10.000er-Test, der Umstieg von Testdaten zu Echtdaten statt. Die in Verbindung mit den Funktionsabschnitten dargestellte Releasestruktur wird benutzt, um die Spezifikationsniveaus der zugehörigen Dokumente zu bezeichnen. In der Regel sollen die 100.000er-Tests in den Betrieb übergehen. Da die diesem Testverfahren zugrunde liegende RVO sich ausschließlich auf die Testungen bezieht, sind für den Wirkbetrieb und die dafür erforderlichen Migrations- und Rollout-Verfahren keine Vorgaben gemacht. Sie obliegen also weiterhin der vollen Verantwortung der gematik.

Abbildung 2: Die Struktur des gematik-Testverfahrens

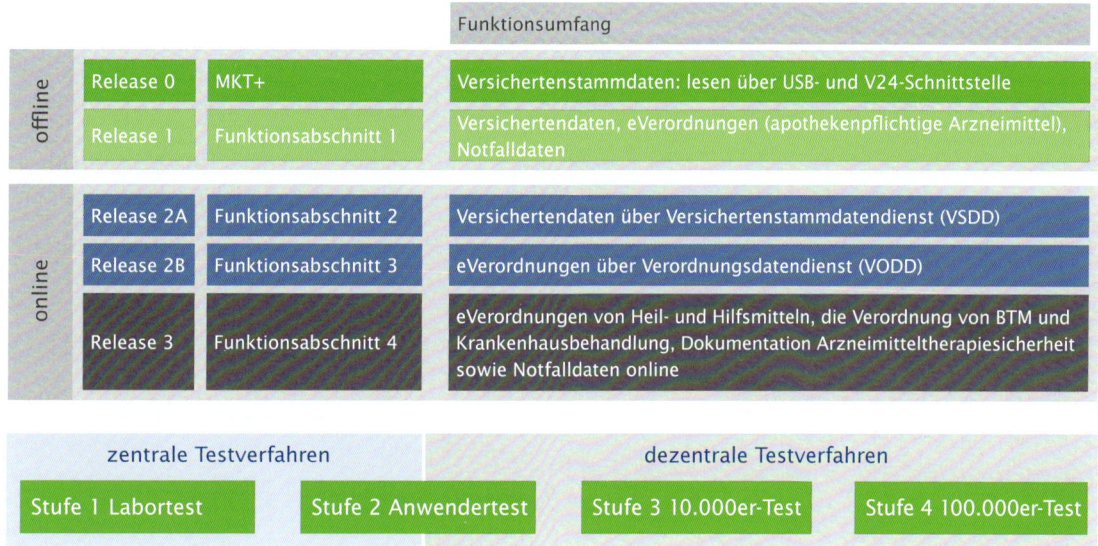

In den folgenden Abschnitten werden die bisher durchgeführten Testverfahren und ihre Ergebnisse dargestellt.

Feldtest Release 0

Wie vorab dargestellt, wurde zur Beschleunigung der Testprozesse vom BMG der Feldtest des Release 0, das sogenannte MKT+-Szenario, angewiesen. Das MKT+-Szenario sieht vor, dass die auf der eGK gespeicherten ungeschützten Versichertendaten – analog zum Verfahren der Krankenversichertenkarte – direkt von den Primärsystemen ausgelesen werden sollen. Hierbei sollen handelsübliche, bereits im Feld befindliche MKT genutzt werden, die technisch für den Umgang mit Speicher- und Prozessorkarten geeignet sind. Diese Produkte werden zwecks Zulassung durch die gematik einer funktionalen Prüfung unterzogen.

In den Feldtests Release 0, die in der Testregion Löbau/Zittau in Sachsen sowie der Testregion Flensburg in Schleswig-Holstein durchgeführt wurden, wurden mit Unterstützung ausgewählter Teilnehmer (Ärzte und Versicherte) die Prozesslogik und die Abläufe getestet, um zu verifizieren, dass die Überprüfung eines Leistungsanspruchs mittels eGK praxistauglich erfolgen kann. Zum praxistauglichen Einsatz des MKT+-Szenarios in den Arztpraxen waren die elektronische Gesundheitskarte, ein MKT sowie ein an die Nutzung der auf der eGK aufgebrachten Versichertenstammdaten angepasstes Praxisverwaltungssystem erforderlich. Mit großem Druck wurden die Vorbereitungen durchgeführt, und am 22. Dezember 2006 wurden die ersten eGK (sogenannte Weihnachtskarten) an die am Test teilnehmenden Versicherten in den beiden Testregionen verschickt, und der Feldtest begann.

Die Nutzung der elektronischen Gesundheitskarte im MKT+-Szenario beschränkt sich auf das Einlesen der (nicht schützenswerten) Versichertenstammdaten aus dem ungeschützten Bereich der eGK in das Praxisverwaltungssystems der Arztpraxis. Der Umgang mit der eGK stellt sich daher für Versicherte und Arztpraxis gegenüber dem Umgang mit der Krankenversichertenkarte (KVK) als weitgehend unverändert dar. Die Überprüfung der Übereinstimmung des auf der Gesundheitskarte aufgebrachten Versichertenfotos mit dem Versicherten ist hier die einzige Erweiterung.

Es gab in der ersten Testphase Probleme, die auf fehlerhafte und missverständliche Interpretationen der Versichertenstammdaten oder auf noch nicht angepasste Abrechnungsverfahren der KV zurückzuführen waren oder die aus Fehlern bei der Kartenproduktion oder Kartenpersonalisierung herrührten. Nach deren Überwindung gab es zum Ende des Tests keine Probleme mehr. Die Hersteller der Praxisverwaltungssysteme und die Kostenträger konnten erste Erfahrungen bei der Anpassung der Software und der Ausgabe der eGK sammeln. Die Akzeptanz bei den Beteiligten war zufriedenstellend. Die für das Lesen der Daten benötigte Zeit von 1,5 bis 2,3 Sekunden wies auf noch zu optimierendes Potenzial hin. Dieser Test lief bis zum 11. Mai 2007. Er wurde weder, wie ursprünglich vom BMG geplant, in Richtung Rollout noch in Richtung einer Erweiterung auf ein Online-Szenario als MKT++ fortgeführt. Jedoch sollte er dennoch Pate stehen für den im Jahre 2009 startenden Basis-Rollout.

Feldtest Release 1

Im Sommer 2007 hielten nach mehreren Verschiebungen des Starttermins und einigen Monaten Vorbereitungsarbeit in der Testregion Bochum/Essen als erster Testregion für den Feldtest des Release 1 (R1) die ersten Versicherten ihre eGK – wenn auch zunächst zu Testzwecken – in ihren Händen, und die ersten Praxen, Krankenhäuser und Apotheken waren mit der neuen Hard- und Software ausgestattet. Mit großem medialem Aufgebot fiel der Startschuss für diesen Feldtest, der auch in weiteren sechs Testregionen (Baden-Württemberg, Bayern, Niedersachsen, Rheinland-Pfalz, Sachsen und Schleswig-Holstein) durchgeführt wurde. Ziel des Feldtestes sollte der Nachweis sein, dass die dort getestete Technik des R1 unter realen Bedingungen einsetzbar ist. Drei Anwendungen wurden in dieser Phase getestet:

Drei Anwendungen im Feldtest
> Auslesen der Versichertenstammdaten von der eGK
> Ausstellung und Einlösung eines elektronischen Rezeptes mit Transport nur über die eGK
> Erstellen und Ändern eines elektronischen Notfalldatensatzes, Speicherung auf und Lesen von der eGK

Die eGK und die bisherige KVK wurden in diesem Feldtest von Versicherten wie Arzt- und Apothekenpersonal parallel genutzt. Die Anwendungen liefen noch nicht über die Telematikinfrastruktur, sondern nur lokal in den Praxisnetzen der am Test beteiligten Arztpraxen.

Bewertung der getesteten Anwendungen

Zahlreiche optimierungswürdige Aspekte in Vorgehen und Projektstruktur zeigten sich schon im zeitlichen Verlauf der Tests: Da die Industrie die Komponenten nur schrittweise zum Testbeginn liefern konnte und zudem umfangreiche Fehlermeldungen – auch schon in den vorhergehenden Anwendertests – bei den Anwendungen entstanden, wurde die Laufzeit des Feldtests, ursprünglich geplant von Juni 2007 bis Februar 2008, zunächst bis Juli 2008 verlängert. Letztlich lief dieser Feldtest mangels Verfügbarkeit der Anschlusstestverfahren zum Release 2 dann sogar bis Ende Juni 2009 weiter. Es lässt sich vorwegnehmen, dass die Tests insgesamt zu komplex angelegt und von durchgängigen Fehlerquellen gekennzeichnet waren. Das häufigste Feedback der am Test teilnehmenden Ärzte und Apotheker zum Feldtest lautete: „nicht praxistauglich".

Vordergründig führten nicht kompatible Versionsstände zwischen Primärsystem, Konnektor und Lesegerät regelmäßig zu Fehlermeldungen und Systemabstürzen der Verwaltungssysteme in Praxen und Apotheken. Die an die Projektbüros gemeldeten Fehler wurden zwar per festgelegten Supportstrukturen zwischen den Leistungserbringerorganisationen, Systemhäusern, regionalen Dienstleistern, den Projektbüros und einem überregionalen sogenannten Incident Management System bei der gematik in der Regel zeitnah bearbeitet und behoben; gezielte Nachbesserungen im laufenden Test waren in der Projektstruktur der gematik jedoch nicht vorgesehen. So ließen sich Fehlerquellen im laufenden Test nicht beheben, sondern kamen regelmäßig erneut auf. Dieser Umstand wirkte sich gerade zu Beginn der Testphase auf die Motivation der Testteilnehmer aus und spiegelt sich im geringen Nutzungsgrad der Anwendungen insgesamt wider. Hier konnte mangels Optimierungen letztlich auch die Verlängerung des Feldtests keine Abhilfe schaffen.

> > > Gerät zur sicheren Datenübertragung zwischen Praxis und Rechenzentrum

Für eine fundierte Beurteilung des Feldtests muss man zwischen den Ergebnissen der getesteten Anwendungen einerseits und der gesamten Testkonzeption andererseits unterscheiden. Im Zentrum der Kritik standen hinsichtlich der Anwendungen in erster Linie das eRezept und die Notfalldaten. Die Prozesszeiten dauerten sowohl beim Schreiben als auch beim Auslesen des elektronischen Rezeptes auf der eGK pro Versicherten/Kunden zu lange und störten gewohnte Abläufe in Praxen wie Apotheken. Auch wenn das eRezept technisch ohne nennenswerte Probleme funktionierte, fand es eine eher unterdurchschnittliche Akzeptanz, wofür insbesondere die noch fehlende Funktion der Komfortsignatur und die erst spät implementierte Stapelsignatur, die von den Praxisverwaltungssystemen (PVS) unzureichend gelöste Aufgabenteilung zwischen Arzt und Praxispersonal sowie das noch parallel auszustellende Papierrezept (Muster 16) verantwortlich zeichneten (siehe dazu den Artikel von Kösters und Peters in diesem Buch).

> > > rosafarbenes Papierrezept des Arztes für ein Medikament oder Hilfsmittel

Selbst die Notfalldaten auf der eGK, die aus Ärztesicht grundsätzlich begrüßt wurden (diese positive Einstellung wurde mithilfe einer Umfrage bei Patienten und am Testverfahren teilnehmenden Ärzten festgestellt), stießen im Feldtest auf deutliche Kritik. Der zum Erstellen und Verarbeiten der Notfalldaten notwendige Zeitaufwand war zu hoch, und das nicht nur bezogen auf die Bearbeitungszeiten der eGK, sondern auch hinsichtlich noch bestehender technischer Mängel. Beispielsweise war es nicht möglich, die Notfalldaten automatisch aus dem PVS zu übernehmen, oder es fehlten schlicht Diagnosen. Da es sich um die erste freiwillige medizinische Anwendung handelte, musste dafür außerdem die PIN der eGK initialisiert werden. Umgang und Nutzung der PIN bereiteten vielen Testteilnehmern Schwierigkeiten, weil sie für manche Versicherte und Leistungserbringer eine vollkommen neue Anforderung darstellte. Dass die Krankenkassen für die Initialisierung der PIN vor ihrer ersten Nutzung in der Praxis unterschiedliche Transportverfahren nutzten, hat die Situation für Ärzte und Versicherte nicht erleichtert. In der Zukunft wird das Handling daher vereinheitlicht werden.

>>> Praxisverwaltungssystem

Ohne nennenswerte Schwierigkeiten funktionierte lediglich das Lesen der Versichertenstammdaten. Dieser Prozess unterschied sich für die Anwender nicht von dem bekannten KVK-Verfahren. Abhängig vom Praxisverwaltungssystem der jeweiligen Arztpraxis schwankten die Geschwindigkeiten der Datenverarbeitung jedoch stark und führten teilweise zu längeren Antwortzeiten als beim Lesen der KVK, was auf den Wechsel von Speicher- zu Prozessorchipkarte (mit kryptografischen Funktionen zur Absicherung der Karte) zurückzuführen ist.

>>> Auslesen der klassischen Krankenversichertenkarte

Die Erfahrungen und Ergebnisse des Feldtests Release 1 zeigen einige Aspekte auf, die in der Summe zum suboptimalen Verlauf beigetragen haben. Nach den jahrelangen Verzögerungen bei der Einführung der eGK, die in der Öffentlichkeit am Image der eGK eher gekratzt haben als es zu verbessern, wurde der Beginn der Testungen im Juni 2007 forciert. Oft ist es notwendig, einen Anfang zu haben, um den Stein ins Rollen zu bringen. Vor dem Hintergrund aber, dass der eGK-Feldtest mit noch unausgereiften, nie im Gesamtsystem getesteten technischen Komponenten gestartet wurde, ist dies eine eher unglückliche Kombination gewesen. Es wurde mehr gewollt, als praktisch machbar war.

Ein entscheidender Faktor ist sicherlich auch die von Beginn an (fehlende) Einbindung der Industriepartner gewesen, die eine tragende Säule bei der Umsetzung der Anwendungen in den Institutionen der Testteilnehmer darstellen. PVS, KIS und AVS, die die Prozessabläufe in den Praxen, Krankenhäusern und Apotheken steuern, die Ablaufoptionen und Fehlerbehandlungen und Ersatzverfahren kennen und anbieten, wurden nur unzureichend in die Entwicklung der Testszenarien und die Testvorbereitung eingebunden. Ein Zulassungsverfahren, also die Überprüfung der nutzungs- und anforderungsgerechten Umsetzung der Prozesse, hat es nicht gegeben. Die Verantwortung für diese Systeme liegt außerhalb des Verantwortungsbereichs der gematik bei KBV, DAV und DKG. Zur optimalen Einbindung ins Testverfahren fehlte der gematik, den Projektbüros und auch den Ärzten damit auch ihr Einfluss auf die Systemhäuser. Der

Einsatz von Zulassungsverfahren sollte in der Zukunft besonders beachtet werden, zum Beispiel über Mindestanforderungen an das Zeitverhalten oder die Beurteilung der Praxistauglichkeit.

Eine automatische Zeitmessung der Anwendungen wurde lediglich in einer Testregion durchgeführt. In allen anderen Testregionen erfolgte die Messung manuell. Auch die Protokollierung der Nutzungshäufigkeit der einzelnen Anwendungen musste vom Personal in Praxen, Apotheken und Krankenhäusern händisch festgehalten werden. Man muss kein Statistiker sein, um hier einen Mangel der Aussagekraft von Testergebnissen zu vermuten.

Mit einem grundlegenden Problem kämpften Testregionen übergreifend, nämlich mit der Testfrequenz der Krankenhäuser. Nur vereinzelt wurden eGK-Testversicherte behandelt, sodass hier quasi gar keine Testerfahrung gesammelt werden konnte. Was man aus der Liste der Kritikpunkte auch ersehen kann: Es ist nicht die eGK an sich, die Schwachstellen gezeigt hat, sondern auch das Zusammenspiel aller Projektbeteiligten sowie die Komplexität und Struktur des Testkonzeptes haben dazu beigetragen.

proOnline VSDD

Seit der „Ersten Änderungsverordnung zur Verordnung über Testmaßnahmen für die Einführung der elektronischen Gesundheitskarte" vom 5. Oktober 2006 war die gematik verpflichtet, zur Durchführung des operativen Betriebs von Komponenten, Diensten und Schnittstellen der Telematikinfrastruktur Aufträge entsprechend der Vergabeordnung für öffentliche Aufträge zu vergeben. So hätte der Online-Test des Release 2 erst nach Bereitstellung der gesamten zentralen Infrastruktur beginnen können. Selbst unter einer Best-Case-Annahme war an einem Abschluss dieses Auftragsverfahrens nicht vor Mai/Juni 2008 zu denken, sodass das BMG im März 2007 das FuE-Projekt proOnline VSDD initiierte. Da die gematik eine Weiterverfolgung der ursprünglichen Pläne des BMG, eine MKT++-Lösung zu testen, nicht favorisierte, fand diese neue Initiative ihre Unterstützung. Nach der Vorstellung des BMG, das als Zuwendungsgeber das Fraunhofer-Institut SIT mit der wissenschaftlichen Evaluation des Projektes beauftragte, waren die Krankenkassen als Kartenherausgeber erstmalig selbst auch steuernd am Projekt beteiligt, was hier und da zu Konflikten mit ihren Bundesverbänden führte. Die gematik unterstützte das Projekt durch Einbringung der Telematikinfrastruktur und der Testregionen und durch Finanzierung des operativen Projektablaufs.

〉〉〉 Versicherten stammdatendienst

Auch wenn dieses Testverfahren als eigenständiges FuE-Projekt aufgesetzt wurde und deshalb seine Planung formal nicht mit der Testprojektplanung nach der Rechtsverordnung (siehe oben) zusammengebracht werden durfte, so waren die beiden Handlungsstränge doch miteinander synchronisiert. Der Labortest des Release 2 wurde zunächst abgeschlossen, bevor man dann mit den Tests in die Musterumgebungen und Arztpraxen der Testregionen ging. Ebenso wurde am Ende des Testverfahrens das Projekt proOnline VSDD im Dezember 2009 wieder eingegliedert, und zwar in das Online-Rollout-Projekt der gematik, worauf wir in einem der folgenden Kapitel eingehen werden. Das FuE-Projekt proOnline VSDD wurde am 8. August 2007 durch den Beschluss der gematik Gesellschafterversammlung zunächst für ein Jahr gestartet. Das Projekt verfolgte das Ziel, die Online-Prüfung und Online-Aktualisierung der Versichertenstammdaten auf der eGK vor Ort in der Arztpraxis oder im Krankenhaus unter Nutzung der Fachdienste seitens der jeweigen Krankenkassen und der zentralen Infrastrukturdienste wie der PKI zu testen. Bei dieser Anwendung sollte geprüft werden, ob eine Leistungspflicht besteht und der Versicherte ein bestehendes Vertragsverhältnis bei einer Krankenversicherung besitzt.

> > > Public-Key-Infrastructures

Aufgrund von Verzögerungen in der Zulieferung der Versichertenstammdatendienste (VSDD) durch die Krankenkassen ergaben sich Verzögerungen im Projektverlauf. Des Weiteren führte die parallele Weiterentwicklung am Release 2 zu einer Reihe neuer Releasestände, deren Berücksichtigung wie auch die Einführung der eGK-Generation 1 eine Verlängerung des Projektes um ein weiteres Jahr erforderlich machten, was auch von den gematik-Gesellschaftern wie auch dem BMG genehmigt wurde. So wurde nach dem Abschluss des Anwendertests zum Release 2 wegen des unzureichenden Performanceergebnisses des eRezeptes dieses Release in einer Planungskorrektur im Juli 2008 in die Releases 2A und 2B unterteilt (siehe dazu Abbildung 2).

Die erfolgreiche Testung der Online-Fähigkeit der eGK-Generation 1 mit Echtdaten und der Fachdienste der Krankenversicherungen und der Dienste der Telematikinfrastruktur in proOnline VSDD war, wie die gematik in ihrer Presseerklärung vom 28. Juli 2009 formulierte, die Abiturprüfung vor ihrer Ausgabe in der Region Nordrhein. Es wurden mehr als 1.000 eGK eingesetzt und mehr als 4.000 Online-Testfälle durchgeführt und ausgewertet. Da der Nachweis der Online-Fähigkeit der eGK die letzte noch offene Voraussetzung für den Rollout der eGK darstellte, konnte die eGK-Generation 1 ausgegeben werden, nachdem der Basis-Rollout in der jeweiligen Region abgeschlossen wurde, worüber im nächsten Kapitel berichtet wird.

Basis-Rollout und Ausgabe der eGK

Zeitgleich mit der Entscheidung für das FuE-Projekt proOnline VSDD haben die Gesellschafter der gematik am 8. August 2007 ihren Beschluss für den Rollout der eGK gefasst. Jedoch nimmt auch die Umsetzung dieses Vorhabens mehr Zeit in Anspruch als ursprünglich gedacht. Denn dieser Schritt zur Einführung der eGK ist auch heute – über vier Jahre später – noch nicht abgeschlossen, obwohl man ihn, nachdem auch hier das BMG Druck auf die gematik ausübte, im Laufe des Jahres 2008 abgewickelt haben wollte. Die gematik hatte bis Ende 2007 die Anforderungen an den Rollout weiter formuliert, die in einem Rollout-Konzept festgelegt wurden. Dabei umfasste der flächendeckende Rollout zwei Aspekte, nämlich erstens den Basis-Rollout, das bedeutet die Ausstattung der Ärzte, Psychotherapeuten, Zahnärzte und Krankenhäuser mit einer migrationsfähigen, eGK-fähigen dezentralen Infrastruktur (Kartenterminal und angepasste Primärsysteme), und zweitens die Einführung der eGK.

Der Lösungsansatz geht davon aus, dass die eHealth-BCS-Kartenterminals direkt an das jeweilige Primärsystem über eine USB- oder V24-Schnittstelle oder auch, wenn vorhanden, über einen LAN-Anschluss angebunden wird. Die von der gematik in 2007 formulierten Anforderungen konnten alle erfüllt werden. So hatte die Selbstverwaltung die Finanzierungsfrage geklärt, die von der Industrie angebotenen Kartenterminals waren migrationsfähig, die Praxisverwaltungs- und Krankenhausinformationssysteme waren angepasst und hinsichtlich der Qualität der Abrechnungsdatensätze von der KBV abgenommen, und die Online-Fähigkeit der eGK konnte im Test proOnline VSDD nachgewiesen werden.

Abbildung 3: Technischer Lösungsansatz beim Basis-Rollout

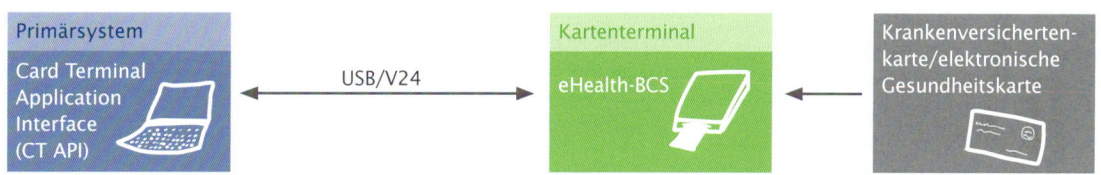

Quelle: gematik 2008

Es gab eine Reihe von Gründen für die Verschiebung des Starts des Basis-Rollouts bis zum Jahreswechsel 2008/2009. So dauerte es einige Zeit, bis die Zulassungsverfahren der gematik fertig waren und die stationären und mobilen Kartenterminals in der geforderten Ausstattung verfügbar waren. Weiter existierte der Wechsel in der sogenannten Durchstichregion. Sollte zuerst Sachsen mit dem Rollout beginnen, so lehnte dieses die Rolle als Initialregion auf Druck der Ärzteschaft nach Verhandlungen mit der gematik ab. Fortan übernahm die Region Nordrhein diese Rolle. Dort waren es insbesondere die Vorsitzenden der KV Nordrhein Dr. Leonhard Hansen und Dr. Klaus Enderer, die für ihre Ärzte mit den getroffenen Finanzierungsvereinbarungen die besten Konditionen als erreicht sahen und die deshalb den Basis-Rollout unterstützten. Auch dort benötigte man einige Zeit, bis die Strukturen und Vereinbarungen aufgebaut und abgeschlossen waren, und es gab erhebliche Wartezeiten bis in den Mai 2009, bis die ersten beiden mobilen Kartenterminals dann endlich verfügbar waren. Auch war daran gedacht worden, in einer Startregion initial zu beginnen und, nachdem dort der Rollout erfolgreich abgeschlossen sein würde, ausgehend von den angrenzenden Regionen in Staffeln von Westen nach Osten in die Fläche zu gehen.

> > > Bezeichnung für die Region, in welcher der Rollout von Anwendungen zuerst begonnen wird

Der Basis-Rollout in Nordrhein startete am 11. Dezember 2008 mit der Ausstattung einer Dürener Arztpraxis. Der Umfang der Ausstattung an stationären und mobilen Kartenterminals sowie die Höhe der finanziellen Erstattung für den Basis-Rollout erfolgten nach zwischen den Vertragspartnern auf Bundesebene festgelegten Vereinbarungen. Die Arzt- und Zahnarztpraxen bekamen den Aufwand für die Kartenterminals und ihren Installationsaufwand über eine pauschalierte Refinanzierung von ihrer regionalen KV beziehungsweise KZV erstattet. Bei Krankenhäusern erfolgte die Refinanzierung über die Abrechnung der Fallpauschalen. Die Refinanzierungsfristen liefen zwischen Februar und Dezember 2009. Der Ausstattungsgrad der Zahnarztpraxen und Krankenhäuser mit Kartenlesegeräten für den Basis-Rollout ist weit über 90 Prozent, während die Arztpraxen zu etwa 70 Prozent ausgestattet sind. Grund hierfür ist, dass sich gerade bei den Ärzten ein stärkerer Widerstand gegen die Einführung der eGK organisiert hatte.

Abbildung 4: Geplantes Rollout-Szenario

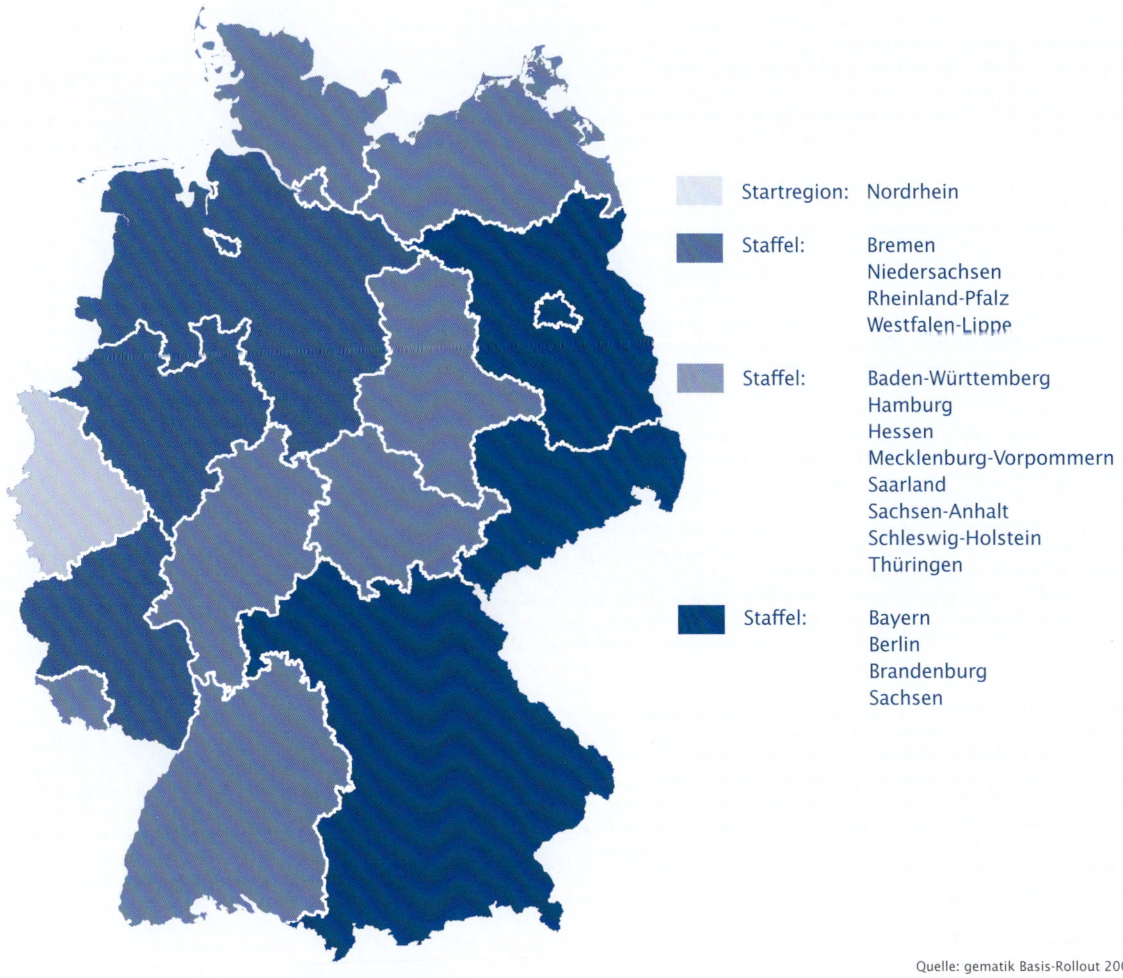

Startregion: Nordrhein

Staffel: Bremen
Niedersachsen
Rheinland-Pfalz
Westfalen-Lippe

Staffel: Baden-Württemberg
Hamburg
Hessen
Mecklenburg-Vorpommern
Saarland
Sachsen-Anhalt
Schleswig-Holstein
Thüringen

Staffel: Bayern
Berlin
Brandenburg
Sachsen

Quelle: gematik Basis-Rollout 2008

Ab Oktober 2009 haben dann die Krankenkassen im Rheinland mit der Ausgabe der eGK begonnen. Für das vierte Quartal 2009 hatten sie gemeinsam ein Ausgabevolumen von etwa 100.000 bis 120.000 eGK verabredet. Jedoch konnte man sehr schnell feststellen, dass man von diesen Zahlen noch ein Stück entfernt war und die Kartenausgabe insgesamt sehr verhalten vonstattenging. Der Grund dafür war insbesondere die Verunsicherung der Krankenkassen beim Regierungswechsel, zumal ein FDP-geführtes Gesundheitsministerium Befürchtungen nährte, dass die vor der Wahl gemeinsam mit der Ärzteschaft gepflegte kritische Einstellung zur eGK und der Online-Telematikinfrastruktur nach der Wahl zu einer Änderung der Projektziele führen könnte. Die Unsicherheit, insbesondere über die nach dem Basis-Rollout zeitnah erwartete Umsetzung der Online-Aktualisierung der eGK, nahm insbesondere durch das monatelange Verfahren der Bestandsaufnahme durch das BMG zu. Um so überraschender die Entwicklung, GKV-Änderungsgesetz von Juli 2010 die Online-Überprüfung des Leistungsanspruchs und die Aktualisierung der Versichertenstammdaten auf der eGK durch die an der vertragsärztlichen Versorgung teilnehmenden Ärzte, Einrichtungen und Zahnärzte einmal im Quartal obligatorisch werden sollten, wenn die dafür erforderlichen Dienste durch die Krankenkassen verfügbar gemacht worden seien. Dieses war ein eindeutiges, positives Signal aus dem BMG, dass der Aufbau der Telematikinfrastruktur fortgesetzt werden würde.

Da die Krankenkassen diese gesetzliche Fixierung der Online-Überprüfung des Leistungsanspruchs und die Online-Aktualisierung der eGK immer als Voraussetzung für die Ausgabe der eGK gefordert hatten, konnte man davon ausgehen, dass die Krankenkassen zur Fortsetzung des Basis-Rollouts und der Ausgabe der eGK motiviert seien. Aber der erwartete Schwung blieb aus.

Das BMG führt erstmals Sanktionen ein und entscheidet über die Zukunft der eGK

Die Kartenausgabe in Nordrhein trat weiterhin auf der Stelle, und der Basis-Rollout, der in der Region Nordrhein im Dezember 2009 trotz heftigen Gegenwindes aus der Ärzteschaft erfolgreich abgeschlossen werden konnte, bewegte sich noch nicht in die angrenzende nächste Staffel der KV-Regionen (siehe Abbildung 4). In der Vergangenheit hatte das BMG die Erfahrung gemacht, dass sich Verhandlungen zwischen den Spitzenverbänden in schwierigen Fällen endlos hinziehen konnten, falls nicht endlich eine der Parteien den Weg zur Schiedsstelle fand. Um in der Zukunft, insbesondere mit dem Blick auf die Weiterführung des Basis-Rollouts, gewollte Entwicklungen effizienter lenken zu können, hatte das BMG im GKV-Änderungsgesetz im Juli 2010 eine Maßnahme aufgenommen, worin festgelegt wurde, dass, falls eine Finanzierungsvereinbarung nicht in einer vom BMG festgesetzten Frist erfolgt sei, der Vereinbarungsinhalt auf Antrag des BMG oder einer der Vertragsparteien von einer Schiedsstelle festgelegt würde.

Das BMG hatte im Juli 2010 die zuständigen Vertragsparteien, den GKV-Spitzenverband, die Kassenärztliche Bundesvereinigung und die Kassenzahnärztliche Bundesvereinigung, aufgefordert, die Pauschalen für die eHealth-BCS-Karterminals für die Fortsetzung der Gesetzlichen Krankenversicherung festzulegen. Die Gespräche führten Ende Oktober zur folgenden Einigung, die man auch dem BMG zuleitete. Der Zuschuss für die Karterminals beträgt:

Zuschuss für die Kartenterminals

› für stationäre Lesegeräte: 355 €,
› für mobile Lesegeräte der Ausbaustufe 2 oder solche, die per Software-Update zur Ausbaustufe 2 erweitert werden können: 280 €,
› für die installationsbedingten Aufwendungen: 215 €.
› Die Pauschalen gelten für alle Regionen Deutschlands (ohne Nordrhein).

Weiter wurde vereinbart, dass die Verhandlungen über die Rahmenbedingungen und den Beginn der Ausstattung mit den Kartenterminals unmittelbar nach Abnahme der Pflichtenhefte durch die Gesellschafterversammlung der gematik aufgenommen würden. Das bedeutete, dass man mit dieser Bestimmung die Fortsetzung des Basis-Rollouts zeitlich nicht mehr klar einordnen konnte, und dass, unterstellt, dass die bundesweite flächendeckende Versorgung mit eHealth-BCS-Kartenterminals im Rahmen des Basis-Rollouts etwa 12 bis 15 Monate in Anspruch nähme, mit dem Start der eGK-Ausgabe frühestens 18 Monate nach der Abnahme der Pflichtenhefte zu rechnen wäre: Und das wäre, wenn die Pflichtenhefte im Herbst 2011 abgenommen werden sollten, Mitte 2013; und wie dann die Einstellung zur eGK sein würde, gut drei Jahre vor dem vermeintlichen Ende der Generation 1 der eGK? Jedenfalls hätte diese Entwicklung das Ende der eGK bedeuten können.

Das BMG befand sich in einer schwierigen Situation. Man konnte die Vereinbarung nicht akzeptieren, konnte aber auch nicht von der gesetzlich frisch vorbereiteten Möglichkeit Gebrauch machen, einen Schiedsstellenspruch zu beantragen, weil die Vertragsparteien sich geeinigt hatten. So holte man mit der kurzfristig initiierten Änderung des GKV-Finanzierungsgesetzes im November eine Keule aus dem Schrank, um die kurzfristige Einführung der eGK nun mit Druck herbeizuführen, weil ansonsten ihre Einführung grundsätzlich auf dem Spiel gestanden hätte.

Mithilfe des neuen Gesetzes werden die Krankenkassen mit finanziellem Druck dazu gezwungen, bis Ende 2011 an mindestens zehn Prozent ihrer Versicherten die eGK auszugeben. Ansonsten werden ihnen die Ausgaben für die Verwaltungskosten im Jahr 2012 gegenüber 2010 um zwei Prozent gekürzt. Zur Begründung für die neue Regelung heißt es, dass die eGK den Missbrauch der Karten reduziert und damit zur Steigerung der Wirtschaftlichkeit beiträgt. Durch diese Verpflichtung zur eGK-Ausgabe in 2011 lässt sich die Fortsetzung des Basis-Rollouts nach dem vorab beschriebenen gestaffelten Vorgehen nicht mehr realisieren. Die Kartenterminals zum Einlesen der eGK und KVK müssen nun bis Ende September 2011 flächendeckend in den Praxen von Ärzten, Psychotherapeuten und Zahnärzten und in den Krankenhäusern ausgerollt werden, und das kann nur durch ein bundesweit parallel verlaufendes Verfahren umgesetzt werden. Damit hat sich die Landschaft schlagartig geändert, und man kann davon ausgehen, dass damit das Projekt in eine unumkehrbare Richtung gegangen ist, auch wenn ein Ende der überraschenden Entwicklungen noch nicht absehbar ist. Jedenfalls wird die eGK jetzt eingeführt und demzufolge eine Telematikinfrastruktur folgen, über die die eGK geprüft und gegebenenfalls aktualisiert werden kann.

Literatur

Debold, P. (2002): Die neue Generation der Versichertenkarte. In: Klusen Norbert/Meusch, Andreas (Hrsg.): Gesundheitstelematik, Baden-Baden, S. 165–175.

Dietzel, G. T. W. (2002): eHealth und Telematik – Stand der Perspektiven in Deutschland und Europa. In: Klusen Norbert/Meusch, Andreas (Hrsg.): Gesundheitstelematik, Baden-Baden, S. 45–54.

Dolle, J. (2006): Vorbereitung und Implementierung der Sektoren übergreifenden Telematikplattform – Die Rolle des Aktionsforums Telematik im Gesundheitswesen (ATG) unter dem Dach der GVG. In: Jäckel, Achim (Hrsg.): Telemedizinführer Deutschland, Ausgabe 2006.

gematik Basis-Rollout (2008): Rollout der elektronischen Gesundheitskarte, Version 1.1.0 vom 12. März 2008, gematik_Rollout_eGK_V1.1.0.doc, gematik.

Grundlagen (2006): Grundlagen und Materialien, aus: Schriften zur Modernisierung des Gesundheitswesens – Die elektronische Gesundheitskarte; CW Haarfeld Verlag GmbH, Essen, 2006.

Planungsauftrag (2004): Planungsauftrag eRezept, eArztbrief, ePatientenakte und Telematikinfrastruktur, Projektdokumentation verfasst durch IBM Deutschland GmbH und die ORGA Kartensystem GmbH im Auftrag von AOK-Bundesverband Bonn, Bundesärztekammer Köln, Bundesknappschaft Bochum, BKK-Bundesverband Essen, Bundesverband der landwirtschaftlichen Krankenkassen Kassel, Deutsche Krankenhausgesellschaft Düsseldorf, IKK-Bundesverband Bergisch Gladbach, Kassenärztliche Bundesvereinigung Köln, See-Krankenkasse Hamburg, Verband der Angestellten-Krankenkassen e.V. Siegburg, AEV-Arbeiter-Ersatzkassen-Verband e.V. Siegburg, Verband der privaten Krankenversicherung e.V. Köln.

Martin Kaschel

Die elektronische Gesundheitskarte und ihre Anwendungen

Das Gesundheitssystem der Bundesrepublik Deutschland erfuhr in seiner langjährigen Geschichte viele Reformen. Die Novellierung des Fünften Sozialgesetzbuches (SGB V) der letzten Jahre verfolgte unter anderem das Ziel, die etablierte Krankenversichertenkarte (KVK) durch eine neue elektronische Gesundheitskarte (eGK) abzulösen.

„Die Krankenversichertenkarte [...] wird [...] zur Verbesserung der Wirtschaftlichkeit, Qualität und Transparenz der Behandlung [...] zu einer elektronischen Gesundheitskarte erweitert" (§ 291 SGB V). Auf dem damaligen Erkenntnisstand definierte der Gesetzgeber folgende technische Anwendungen für die eGK:

- **Administrative Daten**
  Hierzu zählen Informationen wie beispielsweise Name, Adresse, Krankenkasse. Zwei wesentliche Änderungen gegenüber der Krankenversichertenkarte ist die Aufnahme des Bildes der Versicherten als Identifikation der Kartenbesitzer sowie die Aktualisierung der Versichertendaten in einem Online-Verfahren. Diese Änderungen sollen helfen, den Missbrauch zu verhindern.

- **Das elektronische Rezept (eRezept)**
  Das eRezept sollte eine zusätzliche sogenannte Pflichtanwendung der eGK werden.

  >>> für jeden Versicherten verpflichtende Anwendung

- **Der Notfalldatensatz**
  Informationen über die Versicherten, die im akuten Notfall zur effizienten und zielgerichteten Versorgung herangezogen werden sollen, sollen als sogenannte freiwillige Anwendung auf die eGK aufgebracht werden.

- **Der elektronische Arztbrief**
  Er soll den Arztbrief in Papierform ersetzen. Der Gesetzgeber erhofft sich hier, die Kommunikation und Kooperation zwischen Leistungserbringern zu erleichtern, Informationsverluste zu verhindern und belastende Doppeluntersuchungen zu vermeiden.

- **Die elektronische Patientenakte**
  Sie ist eine einrichtungsübergreifende Dokumentation medizinischer Patientendaten.

- **Die Patientenquittung**
  Informiert über die in Anspruch genommenen Leistungen und deren vorläufige Kosten.

- **Die europäische Versicherungskarte** 〉〉〉 abgekürzt EHIC
  Sie ermöglicht es dem Versicherten, im europäischen Ausland Leistungen in Anspruch zu nehmen. Sie soll auf der Rückseite der eGK integriert werden.

- **Die Arzneimitteltherapiesicherheit**
  Informationen über verabreichte Medikamente sollen das Risiko von Unverträglichkeiten minimieren.

- **Das Patientenfach**
  In diesem Speicherbereich können die Versicherten eigene Daten zur Verfügung stellen.

Grundsätzlich tragen die in der Umsetzung befindlichen Anwendungen der eGK das Potenzial, dass die Versicherten Effizienz- und Qualitätssteigerungen konkret erfahren können: wenn zum Beispiel die gestern der Krankenkasse gemeldete Adressänderung heute bereits in der Arztpraxis zur Verfügung steht oder der Entlassbericht aus dem Krankenhaus bereits mit dem Verlassen des Krankenhauses bei dem zur Folgebehandlung gewählten Leistungserbringer eingesehen werden kann. Die Notfalldaten werden ihren Nutzen zwar erst in einer entsprechenden Situation entfalten, dann jedoch werden sich die Vorteile nachdrücklich offenbaren. Wenn es gelingt, diesen Nutzen zu verdeutlichen und der Telematik ein hinreichendes Vertrauen bei Fragen des Datenschutzes entgegenzubringen, werden auch die Versicherten die Bereitschaft haben, die Telematik zu nutzen. Dies umso mehr, je größer der Nutzen der Anwendungen ist. Den Krankenkassen und den Leistungserbringern kommt hier eine Schlüsselrolle als Meinungsbildner und Multiplikatoren zu.

〉〉〉 Verknüpfung von Telekommunikation und Telematik

Schafft der Anreiz einen entsprechenden Nutzen?

Der reflexartige Ruf nach Anreizen seitens der Leistungserbringer (Bartmann 2010), den individuellen Nutzen einer telematischen Anwendung zu steigern, ist unter Berücksichtigung des bisher Gesagten zu hinterfragen. Wird unterstellt, dass die Nutzung von telematischen Anwendungen zuerst den Patienten zugutekommt, sollte man nicht darüber nachdenken, wie man sich die Nutzung der Anwendung aufseiten der Leistungserbringer erkaufen kann. Vielmehr muss sichergestellt werden, dass beispielsweise der Nutzen einer schnellen, vollständigen und verlässlichen Informationsversorgung einhergeht mit einer einfachen Abwicklung im jeweiligen Praxisverwaltungssystem. Das heißt, das Risiko für den Leistungserbringer, dass die Nutzung einer telematischen Anwendung zu Behinderungen seines Praxisablaufes führt, muss minimiert werden. Bei der Konzeption von telematischen Anwendungen ist diese Nutzen- und Risikoabwägung zu berücksichtigen.

Die elektronische Gesundheitskarte und ihre Anwendungen

Der Weg nach vorn beginnt mit einem Schritt zurück

Nach der Bundestagswahl 2009 belegte die neue Bundesregierung die Anwendungen der elektronischen Gesundheitskarte mit einem Moratorium. Die Erfahrungen aus den Testmaßnahmen in verschiedenen Regionen Deutschlands und die öffentliche Diskussion hatten gezeigt, dass eine Veränderung notwendig war. Das Bundesgesundheitsministerium beauftragte die Selbstverwaltung mit einer Bestandsaufnahme. Alle Beteiligten waren sich darin einig, dass der eingeschlagene Weg in gleicher Weise nicht weiterverfolgt werden kann. Sowohl die Anzahl als auch die Komplexität der umzusetzenden Anwendungen ist zu hoch, die Entscheidungsstrukturen sind nicht effektiv und die Verantwortung für die Umsetzung ist diffus. Die vorgeschlagenen und letztlich auch umgesetzten Änderungen beziehen sich auf diese drei Aspekte:

››› gegenseitige Übereinkunft, etwas aufzuschieben

Vorgeschlagene und umgesetzte Änderungen

> Die Anzahl der zunächst umzusetzenden Anwendungen wird reduziert.
> Die Verantwortung für die einzelnen Anwendungen wird den Organisationen übertragen, in deren Zuständigkeit die Anwendung fällt.
> Die Entscheidungsfindung wird dahingehend reformiert, dass ein Schlichter eingesetzt wird, der im Fall eines Entscheidungspatts schlichtet und letztendlich entscheidet.

››› administrative Daten der Versicherten

››› Datenaustausch zu einem medizinischen Fall eines Patienten

Im ersten Schritt wird als telematische Anwendung der eGK die Administration der Versichertenstammdaten in der Verantwortung des Spitzenverbandes der Krankenkassen umgesetzt. Gleichzeitig wird die Kommunikation zwischen den Leistungserbringern realisiert, die von der kassenärztlichen Bundesvereinigung verantwortet wird. Weiterhin werden die Notfalldaten umgesetzt, hierfür zeichnet die Bundesärztekammer verantwortlich. Zu diesen drei Anwendungen kam auf Drängen der Deutschen Krankenhausgesellschaft die elektronische Fallakte hinzu und wird auch von ihr verantwortlich umgesetzt. Die direkte Verantwortung der Organisationen in der Verbindung mit der Berufung eines Schlichters ist das organisatorische Fundament, auf dem die Neuausrichtung der Telematik fußt. Diese Veränderung ist geeignet, dem Projekt eine neue Chance zu geben. Inwieweit sich die Strukturen bewähren, wird sich in Zukunft zeigen.

Wer Anforderungen stellt, hat auch Kostenverantwortung

Neben den erwähnten positiven Veränderungen in der Organisation der Umsetzung der Telematik hat die BARMER GEK im Rahmen der Bestandsaufnahme immer wieder darauf hingewiesen, dass die Verwendung von Versichertengeldern unter das Wirtschaftlichkeitsgebot zu stellen ist. Die Erfahrungen der Vergangenheit zeigten, dass neue oder geänderte Anforderungen nicht nur mit einem Zeitverlust einhergehen, sie haben auch immer Einfluss auf die Kostenentwicklung. Der ökonomische Grundsatz, dass Kostenverantwortung einen relativierenden Einfluss auf die Anforderungen hat, wurde bei der Konzeption der Telematik grundsätzlich missachtet. Die BARMER GEK hat nachdrücklich Raum für die Umsetzung dieses Grundsatzes gefordert. Im Ergebnis wurde dem jedoch nicht Rechnung getragen. Es bleibt die Hoffnung, dass sich durch die Berufung eines Schlichters das Verhältnis von Anforderungen zu den dadurch zu erwartenden Kostensteigerungen in einem wirtschaftlich vertretbaren Rahmen bewegt.

Das Offline-Szenario als kostspieliges Placebo

Die einstmals als Leuchtturmprojekt beschriebene Realisierung der Telematik war mit vielen Problemen konfrontiert. In der aktuellen Diskussion wird die Wichtigkeit des Themas weiterhin akzeptiert, allerdings ist die Exponiertheit nicht mehr in der Form vorhanden. Dennoch stehen die politischen Entscheidungsträger vor dem Dilemma, nach Reformation des § 291a SGB V und mehrfachen Rechtsverordnungen konkrete Ergebnisse vorweisen zu müssen, wobei sich aktuell abzeichnet, dass die Bereitstellung der eGK mit einer Telematikinfrastruktur und den beschriebenen telematischen Anwendungen nicht zeitnah realisiert werden kann.

Die ursprüngliche Idee eines Basis-Rollouts war die Entkopplung von Offline- und Online-Rollout, um die Komplexität der Inbetriebnahme von der rein logistischen Herausforderung einer Ausgabe von Lesegeräten und Karten zu trennen. Die Planungen basierten auf der Annahme, dass etwa sechs Monate nach dem Basis-Rollout der Online-Rollout beginnt.

〉〉〉 Markteinführung eines (Software-)Produktes

Nun zeichnet sich jedoch ein Basis-Rollout mit einem Offline-Szenario ab. In dem Basis-Rollout werden die Leistungserbringer mit Lesegeräten ausgestattet, mit denen sie die eGK lesen können; anschließend soll die eGK an die Versicherten ausgegeben werden. Die Funktionalitäten in diesem Offline-Szenario beschränken sich auf die Anwesenheit des Bildes des Versicherten auf der eGK und das Auslesen der Stammdaten. Der Sinn einer Entzerrung der beiden Rollout-Maßnahmen steht außer Frage, allerdings sollten sie in enger zeitlicher Abfolge umgesetzt werden. Ansonsten entsteht für keinen der Beteiligten ein zusätzlicher Nutzen. Vielmehr entstehen aufgrund der höheren Kartenkosten zusätzliche Ausgaben bei den Krankenversicherungen, die letzten Endes die Versicherten zu tragen haben.

Fazit

Die BARMER GEK steht weiterhin hinter dem Projekt Telematik und der eGK. Der ökonomische Umgang mit den Versichertengeldern bedingt, dass bei einer Investition dieser Größenordnung sichere Rahmenbedingungen und eine hinreichende Planungssicherheit gegeben sein müssen. Der Gesetzgeber hat zwar in einem ersten Schritt wichtige Rahmenbedingungen gesetzt, die sich jedoch erst in der Praxis bewähren müssen. Mit einer erzwungenen und verfrühten Ausgabe der eGK wird dieser Ansatz allerdings in gewisser Weise wieder konterkariert.

Literatur

Bartmann, F.-J. (2010): Pressekonferenz zur Vorstellung des eHealth-Reports der Bundesärztekammer, 26. August 2010, Berlin.

Marko Kösters, Susanne Peters

eVerordnung – eRezept
Was ist ein eRezept?

Die elektronische Verordnung (eVerordnung) ist eine Pflichtanwendung der elektronischen Gesundheitskarte (§ 291a SGB V). Eine weitere Bezeichnung für die eVerordnung ist die Bezeichnung elektronisches Rezept oder eRezept, also das ärztliche, rosafarbene Papierrezept in elektronischer Form. Jährlich werden etwa 700 Millionen Rezepte ausgestellt.

>>> papierlose Verordnung

Im Falle eines eRezeptes werden die Inhalte des Papierrezeptes in einem XML-Datensatz zur Verfügung gestellt, das heißt, es wird eine große Menge an Daten übermittelt, die einer bestimmten und zwischen den Vertragspartnern vereinbarten Systematik folgt.

Welches Ziel wurde mit dem eRezept verfolgt?

Für die Nutzung eines Papierrezeptes entstehen administrative Kosten. Das Rezept erfährt augenblicklich von der Ausstellung bis zur Abrechnung mehrere sogenannte Medienbrüche. Für die Abrechnung mit den Krankenkassen wird letztendlich ein Image neben dem Papierrezept erstellt. Durch die Digitalisierung der Abrechnung könnten so erhebliche Kosten (beispielsweise Lagerkosten), die aus dem Papierrezept resultieren, eingespart werden.

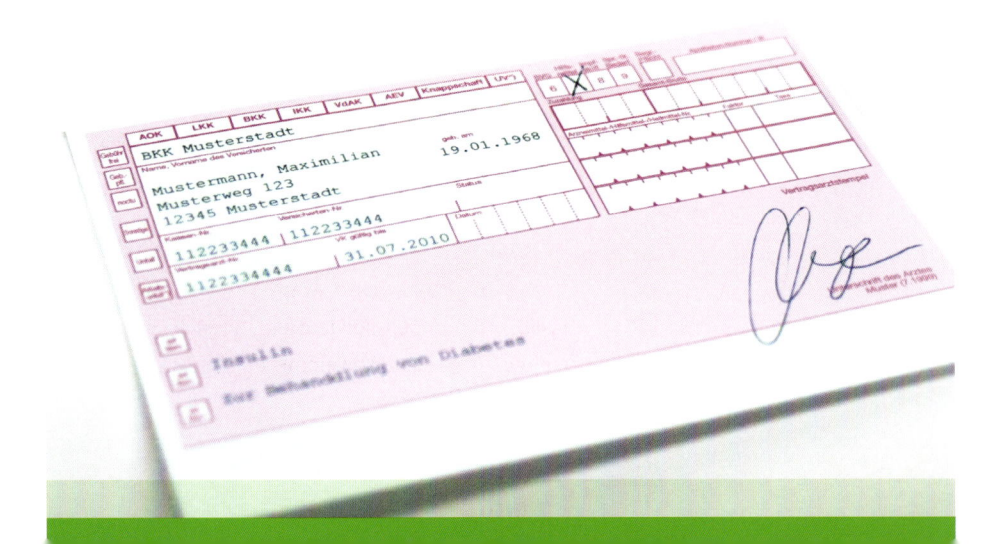

Nach Aussage des Bundesministeriums für Gesundheit (BMG) ist die Arzneitherapiesicherheit eine weitere Chance des eRezeptes. Man geht davon aus, dass als Folge von unerwünschten Arzneimittelnebenwirkungen etwa 20.000 bis 50.000 Menschen jährlich sterben. Daneben könnten zusätzlich etwa 500 Millionen € an weiteren Leistungsausgaben eingespart werden (Krankenhausbehandlungen, ambulante Behandlungen, Krankengeld, Arbeitsunfähigkeit). Das BMG nimmt ferner an, dass bei den Krankenkassen etwa 60 Millionen € an Verwaltungskosten eingespart werden können (Mangiapane 2006).

Beschreibung des Sachstandes

Ursprünglich war geplant, dass die eVerordnung als Pflichtanwendung als eine der ersten Anwendungen auf der elektronischen Gesundheitskarte (eGK) zur Verfügung stehen sollte. Im Koalitionsvertrag von Union und FDP ist zum Thema eGK und der weiteren zeitlichen Abfolge das Folgende festgehalten: „Datensicherheit und informationelle Selbstbestimmung der Patienten sowie der Versicherten haben für uns auch bei Einführung einer elektronischen Gesundheitskarte höchste Priorität. Vor einer weiter gehenden Umsetzung werden wir eine Bestandsaufnahme vornehmen, bei der Geschäftsmodell und Organisationsstrukturen der gematik und ihr Zusammenwirken mit der Selbstverwaltung und dem Bundesministerium für Gesundheit sowie die bisherigen Erfahrungen in den Testregionen überprüft und bewertet werden. Danach werden wir entscheiden, ob eine Weiterarbeit auf Grundlage der Strukturen möglich und sinnvoll ist" (Koalitionsvertrag von CDU und FDP 2009).

〉〉〉 persönliche Versicherten-Chipkarte

Am 18. September 2009 erklärten das Bundesministerium für Gesundheit, der GKV-Spitzenverband und die Kassenärztliche Bundesvereinigung (KBV) in einer gemeinsamen Pressemitteilung: „Angesichts der Ergebnisse der Testvorhaben gilt es, den weiteren Ausbau der Infrastruktur konsequent darauf auszurichten, dass die Praxistauglichkeit für die behandelnden Ärztinnen und Ärzte, die Verbesserung der Qualität der Behandlung für die Patientinnen und Patienten sowie die Sicherheit im Vordergrund stehen. Nur so ist es möglich, die notwendige Akzeptanz der Telematikinfrastruktur insbesondere bei den Versicherten und Ärzten zu gewinnen" (Wikipedia 2010: Gesundheitskarte).

〉〉〉 Verknüpfung von Telekommunikation und Telematik

Laut ehemaligem Bundesgesundheitsminister Rösler sind die geplanten Funktionen der Karte, wie das elektronische Rezept und die elektronische Patientenakte, vorerst gestoppt. Die Industrie solle erst nachweisen, dass die gespeicherten Daten technisch sicher sind.

Gleichzeitig erklärt das BMG auf seiner Website: „Die Anwendungen der elektronischen Gesundheitskarte werden schrittweise eingeführt. Dabei wird nach dem Grundsatz verfahren, dass eine Anwendung erst dann umgesetzt wird, wenn sie ihren Nutzen für die Patientinnen und Patienten, ihre Praxistauglichkeit sowie die Einhaltung des Datenschutzes in Testverfahren eindeutig nachgewiesen hat. Abweichungen von den in § 291a

eVerordnung – eRezept

>>> Sozialgesetz-buch, Fünftes Buch. Rechtsgrundlage

Absatz 2 und 3 SGB V genannten Anwendungen sind nicht geplant" (dpa-Meldung 2009). Das bedeutet, dass die elektronische Gesundheitskarte geeignet sein muss, Angaben aufzunehmen für

> die Übermittlung ärztlicher Verordnungen in elektronischer Form (eRezept),
> den Berechtigungsnachweis zur Inanspruchnahme von Leistungen in der Europäischen Union.

Die Gesundheitskarte muss darüber hinaus geeignet sein, folgende Anwendungen zu unterstützen, insbesondere das Erheben, Verarbeiten und Nutzen von zum Beispiel

> medizinischen Daten, soweit sie für die Notfallversorgung erforderlich sind,
> dem elektronischen Arztbrief,
> Daten zur Prüfung der Arzneimittelsicherheit.

Demnach wird an der eVerordnung grundsätzlich festgehalten, es kann jedoch augenblicklich nicht abgeschätzt werden, wann ein entsprechender Nachweis der Industrie erfolgen wird.

Technische Lösungsmöglichkeiten für das eRezept

>>> zentraler Rechner zur Datenverwaltung und -verarbeitung

Es gibt zwei Lösungsmöglichkeiten, das eRezept umzusetzen: die Server-Lösung (siehe Abbildung 1) sowie die Speicherung auf der eGK (siehe Abbildung 2).

Abbildung 1: eRezept mittels serverbasierter Telematikinfrastruktur

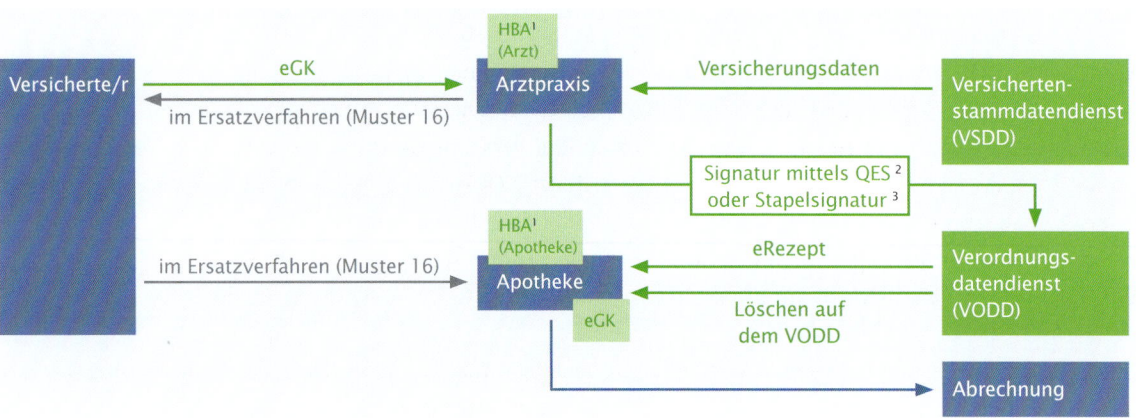

1 HBA = elektronischer Heilberufsausweis im Arzt- beziehungsweise Apothekenbereich
2 QES = qualifizierte elektronische Signatur (= digitale Unterschrift)
3 Stapelsignatur = Signatur von mehreren Rezepten gleichzeitig

Quelle: eigene Darstellung

Abbildung 2: eRezept mittels eGK

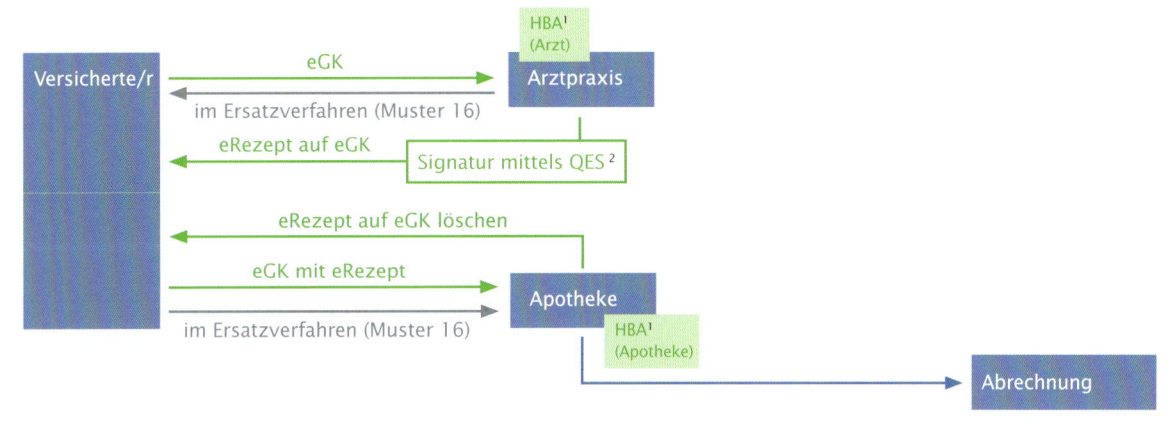

1 HBA = elektronischer Heilberufsausweis im Arzt- beziehungsweise Apothekenbereich
2 QES = qualifizierte elektronische Signatur

Quelle: eigene Darstellung

Bei der servergestützten Variante werden die Versichertenstammdaten von einem Server abgerufen. Die Daten werden jeweils tagesgleich von den Krankenkassen aktualisiert. So ist es auch möglich, dass tagesaktuell ein neuer Zuzahlungsstatus sowie ein Ende der Leistungspflicht der Krankenkasse berücksichtigt werden können. Durch das sogenannte Einstecken der Karte in das Lesegerät und das Bearbeiten in der Arztpraxis werden auch die auf der Karte enthaltenen Daten aktualisiert.

Für den Kontakt mit dem Versichertenstammdatendienst (VSDD) ist neben den erforderlichen Lesegeräten für die eGK ein Konnektor (siehe hierzu den Beitrag von Stadler und Tänzer in diesem Buch) in der Arztpraxis notwendig. Mit dem Versichertenstammdatendienst kann die Gültigkeit des Versicherungsverhältnisses sowie die Aktualität der auf der Krankenversichertenkarte gespeicherten Daten online überprüft und im Bedarfsfall eine Aktualisierung der Karte vorgenommen werden. Hierfür übermitteln die Krankenkassen – etwa bei Adressänderungen ihrer Versicherten – ihre aktualisierten Stammdaten an den Versichertenstammdatendienst (www.gkv-spitzenverband.de). Dieser prüft die eGK und den Heilberufsausweis (HBA) auf Gültigkeit und verschlüsselt den Datensatz, mit dem die eVerordnung an den Verordnungsdatendienst (VODD) übermittelt wird. Der Konnektor in der Apotheke prüft ebenfalls die eGK und den HBA der Apothekerin beziehungsweise des Apothekers und entschlüsselt das eRezept. Kann die Verordnung eingelöst (dispensiert) werden, wird das eRezept vom VODD entfernt.

>>> Gerät zur sicheren Datenübertragung zwischen Praxis und Rechenzentrum

Der grundsätzliche Unterschied zwischen den beiden Varianten liegt darin, wie die Rezepte zwischen der Ärztin beziehungsweise dem Arzt und der Apotheke transportiert werden. Bei der Server-Lösung speichern die Ärzte das Rezept auf einem eRezept-Server (VODD), bei der Chipkartenlösung wird das eRezept direkt in einen Datencontainer der eGK geschrieben.

eVerordnung – eRezept

Die Dispensierung ähnelt der Server-Variante. Kann das Rezept in der Apotheke eingelöst werden, wird das eRezept auf der eGK von der Apothekerin oder dem Apotheker gelöscht. Kann das eRezept nicht eingelöst werden, verbleibt die elektronische Verordnung auf der eGK. Hierdurch haben die Versicherten die Möglichkeit, die Verordnung in einer anderen Apotheke einzulösen. Daneben gibt es noch die Möglichkeit, weiterhin eine Verordnung in Papierform auszustellen. Dies wäre zum Beispiel beim Notverfahren (Ausfall der Server-Lösung) sowie bei diversen Sonderfällen (Internet-Apotheke, Haus- und Heimbesuche etc.) möglich. Hierzu sind die Überlegungen gegenwärtig noch nicht abgeschlossen. Die Spitzenverbände der gesetzlichen Krankenkassen und die Kassenärztliche Vereinigung bevorzugen die Server-Lösung, die Bundesvereinigung Deutscher Apothekerverbände zieht die Chipkartenlösung vor (Bericht an die 75. GMK).

eKiosk

> > > persönliche Identifikationsnummer

Mit dem eKiosk haben die Versicherten die Möglichkeit, nach Eingabe einer persönlichen Identifikations- oder Geheimnummer (PIN) die auf dem Verordnungsdatenserver oder auf der eGK gespeicherten Verordnungen einzusehen. Hier können die Versicherten einzelne oder auch alle verordneten Arzneimittel verbergen oder löschen. Ein verborgenes, verstecktes eRezept kann weder von Ärzten noch von Apothekern eingesehen werden. Sollten die Versicherten es wünschen, können sie die versteckten eRezepte auch wieder hervorholen. Versteckte oder nicht abgerufene Rezepte werden nach einer gewissen Zeit aus Kapazitätsgründen gelöscht. Als möglicher Standort eines eKiosks kommen die Arztpraxen, Apotheken, Krankenkassen und auch Banken infrage.

PIN@Home

Hier haben Versicherte die Möglichkeit, unter Verwendung ihres Computers, eines Kartenlesegerätes, der eGK und der PIN auf die in der Telematikinfrastruktur (Server oder eGK) gespeicherten Verordnungen zuzugreifen und diese zu verstecken oder zu löschen. Neben den Möglichkeiten, so das informelle Selbstbestimmungsrecht auszuüben, könnten die Versicherten auch beide Möglichkeiten nutzen, die Verordnung an eine Internet-Apotheke weiterzuleiten. Hier haben die Versicherten das alleinige Recht zu entscheiden, welche zugelassene Apotheke die Verordnung einlösen soll. Bei einer Lösung, die allein auf die eGK setzt, müssten die Versicherten wie bisher ein Muster 16 erhalten. Diskutiert wurde ebenfalls auch ein Papier mit einem Barcode. Das Versenden der eGK gilt als nicht zielführend.

> > > rosafarbenes Papierrezept des Arztes für ein Medikament oder Hilfsmittel

Wie kann die Abrechnung eines eRezeptes erfolgen?

Neben diesen technischen Herausforderungen müssen auch andere Detailfragen geklärt werden. So ist unter anderem das Thema Abrechnung des eRezeptes noch nicht geklärt. Es gibt hierzu diverse Vorschläge, jedoch müsste auch hier erst ein tragfähiger Konsens gefunden werden. Erfahrungsgemäß ist dies jedoch ein langwieriger Prozess.

eVerordnung – eRezept

Im April 2009 erklärte der ehemalige Bundesgesundheitsminister Rösler: „Die elektronische Gesundheitskarte wird einen Notfalldatensatz, einen elektronischen Arztbrief und die sogenannten Stammdaten des Versicherten enthalten. Es war ein Fehler, alles auf einmal machen zu wollen." Rösler erteilte dem eRezept, das ebenfalls Bestandteil der Gesundheitskarte sein sollte, in seiner jetzigen Form eine klare Absage. „Das war nicht praktikabel im Praxisalltag zu integrieren. Das wird noch eine Menge Grips vonseiten der Industrie benötigen" (Westdeutsche Allgemeine Zeitung 2010).

>>> administrative Daten der Versicherten

Mit der Nicht-Integrierbarkeit in den Praxisalltag war nicht nur die Arztpraxis gemeint, sondern auch der Abrechnungsprozess von der Apotheke über das Rechenzentrum zur Krankenkasse sowie das Umgehen mit einem eRezept durch die Versicherten zählen dazu. Der zuletzt genannte Punkt ist sicherlich der wichtigste Aspekt, wenn dieser auch immer wieder von den Entwicklern vernachlässigt wurde.

Ein Punkt, der einen breiten und intensiven Diskussionsraum einnahm, war die Frage danach, wie sichergestellt werden kann, dass die elektronische ärztliche Verordnung beziehungsweise das eRezept sowohl auf dem Server als auch auf der eGK nicht mehr verändert beziehungsweise manipuliert werden kann. Bei einem Papierrezept kann letztlich erkannt werden, ob eine Änderung vorgenommen wurde. Größtenteils ist eine andere Farbe des Kugelschreibers oder ein Aufdruck auf dem Original erkennbar. Was aber gilt beim eRezept als Original, für dessen Wirtschaftlichkeit und Notwendigkeit der verordnende Arzt haften muss? Zu einer verbindlichen elektronischen Signatur, ähnlich den Sicherheitsstandards beim Einkaufen im Internet, ist es bislang noch nicht gekommen.

>>> elektronische Unterschrift

Das führt unweigerlich zu der Frage, wie in der Apotheke ein eRezept nach telefonischer Rücksprache mit der Arztpraxis ergänzt oder verändert werden kann. Auf einem Papierrezept kann das mittels schriftlicher Ergänzung und Handzeichen der liefernden Apothekerin oder des liefernden Apothekers erfolgen. Das lässt auch beispielsweise der Arzneilieferungsvertrag, geschlossen zwischen den vdek-Krankenkassen und dem Deutschen Apothekerverband (DAV), eindeutig zu. Auch hier wird eine verbindliche elektronische Signatur benötigt, die letztlich dazu berechtigt, das verändertete eRezept mit der Krankenkasse abrechnen zu können.

Letztlich wurde es doch geschafft, aufgrund der Eckpunkte der Ersatzkassen zur Apothekenabrechnung mit Einführung des elektronischen Rezeptes, an denen die BARMER und die GEK in ganz erheblichem Maße beteiligt waren, über den damals federführenden BKK-Bundesverband mit der Apothekerschaft die entsprechenden technischen Anlagen nach § 300 SGB V (Arzneimittelabrechnung) zu vereinbaren.

eVerordnung – eRezept

> ❯ Die zukünftige Abrechnung der Apotheken nach § 300 SGB V soll Standards folgen, die über alle Abrechnungsverfahren der gesetzlichen Krankenkassen einheitlich gestaltet sind, um die Gesamtaufwände insbesondere aufseiten der Kostenträger möglichst gering zu halten.

Die übrigen damals fixierten Ziele, die auch heute noch Gültigkeit besitzen, konnten hingegen bisher nicht vollständig umgesetzt werden:

> ❯ Die Abrechnung von Versandhändlern und Versandapotheken soll – wie deren Zugang zur Versorgung – durch die Einführung des eRezeptes nicht erschwert werden.

Bis heute gibt es keine elektronische Lösung dafür, beispielsweise als chronisch kranker Mensch, der zahlreiche Präparate benötigt, zum Teil zu Kassenlasten verordnet, zum Teil selbst bezahlt, einer holländischen Versandapotheke ein eRezept zuzusenden.

> ❯ Der Anteil der über das sogenannte Papierrezept (Muster 16) verordneten Mittel soll gering sein.

Dass dieses Ziel erreicht wird, ist nach jetzigem Stand nicht zu erwarten, weil der Prozess zu wenig an den Bedürfnissen von Patienten ausgerichtet ist. Ein konkretes Beispiel: Im Falle einer akuten Grippe erhält eine Patientin oder ein Patient ein eRezept für ein Antibiotikum. Dieses müsste zunächst an einem eKiosk mittels der eGK und einer fünfstelligen PIN elektronisch an eine Apotheke gesendet werden. Hierzu muss eine PIN eingegeben und genau die Apotheke ausgewählt werden, die aufgesucht wird. Die Patientin oder der Patient kann also nicht einfach auf dem Heimweg an irgendeiner Apotheke das eRezept einlösen. Wer jedoch einfach nur schnell ins Bett möchte, wird womöglich kein zweites Mal ein eRezept haben wollen.

> ❯ Die Herkunft der Apothekenabrechnung soll zweifelsfrei feststellbar sein; die Unveränderbarkeit ihrer Bestandteile soll sichergestellt sein.

Die Sicherheit der Apothekenrechnung beziehungsweise des Dispensierteils kann heute gewährleistet werden. Der Verordnungsteil beziehungsweise der Arztteil ist bis heute nicht sicher unveränderbar. Somit bleibt nach wie vor das Abrechnungsverfahren infrage gestellt.

> ❯ Die Abrechnung der Apotheken und der anderen Leistungserbringer, die auf Basis von eRezepten nach § 300 SGB V abrechnen, soll nach demselben Verfahren durchgeführt werden.

Zurzeit sind andere Leistungserbringer, wie beispielsweise das Deutsche Rote Kreuz als Lieferant von Blut und Blutbestandteilen (im Sinne des Arzneimittelgesetzes ist Blut ein fiktives Arzneimittel), noch nicht an das Verfahren angegliedert. Doch sind hier die Grundlagen mittlerweile gelegt.

Online-Quellen

dpa-Meldung (2009): Gesundheitskarte: dpa, 18. Dezember 2009.

Koalitionsvertrag von CDU/CSU und FDP (2010): http://www.cdu.de/portal2009/29145.htm (abgerufen am 16. November 2010).

Mangiapane, N. (2006): Potenziale und Anwendungsmöglichkeiten von Telemedizin aus Sicht der Politik. Vortrag anlässlich der Fachtagung der Deutschen Gesellschaft für Telemedizin e.V. am 2. November 2006. http://www.dgtelemed.de/downloads/fachtagung-vortrag-nino-mangiapane.pdf (abgerufen am 13. September 2010).

Westdeutsche Allgemeine Zeitung (2010): Gesundheitsminister sieht Gesundheitskarte auf gutem Weg. Pressemitteilung der WAZ vom 26. April 2010. http://www.blogspan.net/presse (abgerufen am 16. November 2010).

Wikipedia (2010): Elektronische Gesundheitskarte. Wikipedia, Die freie Enzyklopädie. Bearbeitungsstand: 28. Mai 2010. http://de.wikipedia.org (abgerufen am 13. September 2010).

www.gkv-spitzenverband (2009): http://www.gkv-spitzenverband.de/gematik.gkvnet: 6. November 2009 (abgerufen am 13. September 2010).

www.bmg.bund.de (2010): http://www.bmg.bund.de/krankenversicherung/elektronische-gesundheitskarte/glossar-elektronische-gesundheitskarte.html (abgerufen am 21.10.2011)

Bund-Länder-Arbeitsgruppe, 75. Bericht an die GMK 2002: http://www.ztg-nrw.de/ZTG/content/e129/e171/e1952/object1955/bl-ag_bericht_75_gmk_ger.pdf (abgerufen am 9. Oktober 2010).

Peter Haas

Elektronische Akten und Aktensysteme im Gesundheitswesen
Betrachtungen zu einer Begriffsvielfalt

Zunehmend finden auch in medizinischen Einrichtungen wie Arztpraxen, Krankenhäusern und Pflegeheimen elektronische Verfahren zur Unterstützung der Dokumentation, Organisation und Kommunikation Anwendung. Im Zentrum steht dabei in den einzelnen Einrichtungen die Führung einer elektronischen Krankenakte, zunehmend wichtig ist aber auch die Rolle der einrichtungsübergreifend geführten elektronischen Akten.

Die Rolle der medizinischen Dokumentation und der Krankenakten

Die medizinische Dokumentation in Form patientenbezogener Aufzeichnungen ist seit Beginn der Medizin als Wissenschaft ein wichtiger Aspekt von Behandlungen, und selbst Hippokrates (460 bis etwa 370 v. Chr.) hat bereits darauf hingewiesen, dass erst durch ordentliche Aufzeichnungen eine gute und systematische Medizin möglich wird. Nach dem ärztlichen Berufsrecht (beispielsweise im § 10 der Musterberufsordnung) sind Ärzte verpflichtet, eine aussagekräftige Dokumentation zu führen, aber auch in einigen anderen Gesetzen und Verordnungen sind die Dokumentationspflichten weiter ausgeführt. Im Normalfall muss die Dokumentation für zehn Jahre aufbewahrt werden. Die Verletzung dieser Dokumentationspflicht durch Ärzte beziehungsweise die Organisation, für die sie arbeiten – also beispielsweise das Krankenhaus, das MVZ oder die Arztpraxis – führt bei Klagen zu Behandlungsfehlern zu einer Beweiserleichterung für die Patienten durch die sogenannte Beweislastumkehr. Dies bedeutet: Im Falle eines Rechtsstreites müssen bei unvollständiger beziehungsweise nicht ordnungsgemäßer Dokumentation nicht mehr die Patienten den Behandlungsfehler nachweisen, sondern die Ärzte beziehungsweise die behandelnden Institutionen müssen belegen können, dass kein Fehler vorlag.

>>> Medizinisches Versorgungszentrum

Elektronische Akten und Aktensysteme im Gesundheitswesen

Es haben sich prinzipiell zwei Formen von Papierkrankenakten herausgebildet:

> - In Arztpraxen und anderen ambulanten Einrichtungen werden Karteitaschen – meist als Karteikarten bezeichnet – benutzt, die so bedruckt sind, dass man einerseits innen den Behandlungsverlauf mittels zeilenweiser Notizen dokumentieren kann und andererseits umfangreiche eigene Befunde oder Fremdbefunde wie beispielsweise Röntgenberichte, Krankenhausentlassbriefe in diese Karteitasche einlegen kann (siehe dazu Abbildung 1, links).
> - Für Krankenhäuser wurden von spezialisierten Firmen sehr ausgetüftelte Hängemappensysteme entwickelt, die sich für das Abheften vieler verschiedener Befunde, aber auch für die Integration der umfangreichen Pflegekurven eignen (siehe dazu Abbildung 1, rechts), da die für Arztpraxen verwendeten Karteitaschen für die Vielzahl der anfallenden verschiedenen Dokumente zu klein waren.

Formen von Papierkrankenakten

Da es unpraktikabel ist, dass Röntgenbilder, EEG-Kurven und andere großformatige oder umfangreiche Dokumente von Untersuchungen in diese oder andere Akten eingeheftet werden, entstanden im Krankenhaus und in manchen Praxen Nebenakten und Sonderarchive wie Röntgenarchive, EEG-Archive etc., in denen diese Dokumente extra abgelegt werden.

Auch gibt es in einer Einrichtung nicht immer nur eine Akte pro Person. In einer Arztpraxis beispielsweise wird die in Abbildung 1 gezeigte Karteikarte so lange fortgeschrieben, bis sie voll ist oder durch die eingelegten Fremdbefunde zu dick geworden ist; es muss dann eine zweite Karteikarte für die Patientin oder den Patienten angelegt werden. Im Krankenhaus verhält es sich in der Regel so, dass pro stationärem Aufenthalt eine Hängemappe angelegt wird. Diese enthält also alle Papiere zu genau einem Klinikaufenthalt, man nennt diese Akte auch stationäre Fallakte. Manchmal werden die verschiedenen Fallakten zu einer Person, die mehrfach im gleichen Krankenhaus behandelt wurde, im Krankenhausarchiv auch zusammen in einen sogenannten Mutter-

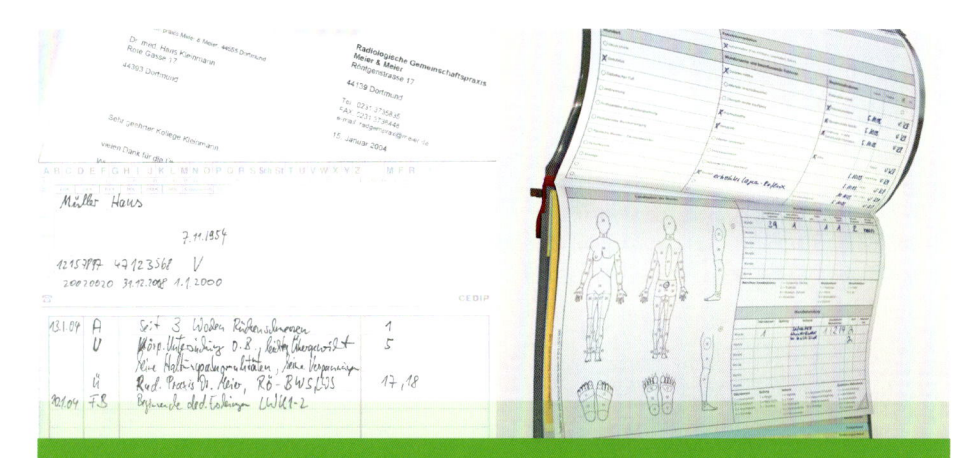

Abbildung 1: Papierkarteikarte Praxis (links), Papierakte Krankenhaus (rechts)

Ablichtung mit freundlicher Genehmigung der Fa. Optiplan GmbH, Düsseldorf

behälter gelegt. Das ist eine Hängemappe, in die man mehrere solcher Fallakten einlegen kann. So hat man alle Informationen zu einer Patientin beziehungsweise einem Patienten über alle Behandlungsfälle hinweg genau an einer Stelle zentral zusammen im Zugriff. Dieser Mutterbehälter stellt dann eine institutionsinterne Patientenakte dar, da er alle Informationen zu einer Patientin beziehungsweise einem Patienten enthält.

Vor dem Hintergrund der Dokumentationspflichten und der komplexen und sehr umfangreichen medizinischen Dokumentation sowie der dadurch entstehenden großen Archive haben nicht nur Krankenhäuser, sondern auch große Arztpraxen immer mehr das Problem, entsprechend Raum und eine personelle Organisation für die Papierarchive vorhalten zu müssen. Daraus ergibt sich eine wesentliche Motivation der Elektronisierung – genauer gesagt der Digitalisierung – also der Dokumentation in Form einer einrichtungsinternen elektronischen Patientenakte. Man stelle sich also vor, es werden im einfachsten Fall alle Dokumente einer solchen Patientenakte im Krankenhaus eingescannt, schon erhält man eine institutionsinterne Elektronische Patientenakte (der Einfachheit halber in der Folge mit iEPA abkürzen), die von vielen an der Behandlung Beteiligten gleichzeitig gut genutzt und fortgeschrieben werden kann.

>>> institutionsinterne elektronische Patientenakte

Die verschiedenen konventionellen einrichtungsinternen Papierakten

Eine Akte besteht nach Brockhaus aus den „über eine bestimmte Angelegenheit gesammelten Schriftstücken", die gemäß Duden zudem „geordnet" sein sollte. Prinzipiell können in den Einrichtungen verschiedene „Angelegenheiten" beziehungsweise „Kontexte" und damit auch logisch gesehen medizinische Aktentypen – als allgemeiner Überbegriff wird hier oft auch von der „Krankenakte" gesprochen – unterschieden werden:

medizinische Aktentypen in unterschiedlichen Kontexten

> **Kontext „administrativer Fall" → einrichtungsinterne Behandlungsfallakten:**
> In dieser Akte sind alle medizinischen Dokumente und Informationen enthalten, die zu einem sogenannten administrativen Behandlungsfall gehören. Im Krankenhaus ist dieser beispielsweise von Beginn einer stationären Behandlung bis zu dessen Ende determiniert durch den Zeitpunkt, bis wann Leistungen abgerechnet werden können. Beispiel: Viele Krankenhäuser führen heute noch Papierakten, die alle Dokumente zu genau einem stationären Behandlungsfall beinhalten. Hierin sind alle wichtigen medizinischen Informationen – auch zu Nebenerkrankungen und relevanten Vorbehandlungen – enthalten.
>
> **Kontext „medizinischer Fall" → einrichtungsinterne Fallakten zu medizinischen Fällen:**
> In der medizinischen Fallakte sind alle medizinischen Dokumente und Informationen zu einer Patientin beziehungsweise einem Patienten enthalten, die eine bestimmte Erkrankung betreffen, unabhängig von administrativen Aspekten beziehungsweise Aufenthalten. Solche Akten sind aber eher selten zu finden.
>
> **Kontext „behandelte Person insgesamt" → einrichtungsinterne Patientenakten:**
> In einer personenbezogenen Patientenakte sind alle Dokumente und Informationen enthalten, die diese Einrichtung besitzt, unabhängig von irgendwelchen Fallbezügen. Beispiele: In Arztpraxen werden sogenannte Karteikarten geführt, die in der Regel alle Informationen unabhängig von den zugehörigen administrativen Fällen – das sind hier jeweils die Quartale – enthalten. Ist die Karteikarte voll, wird eine Folgekarte angelegt; alle Karteikarten zu einer Person in Summe stellen also die einrichtungsinterne Patientenakte dar.

> Kontext „bestimmte medizinische Verfahren" → einrichtungsinterne Sonderakten: Fortsetzung
> Aus Praktikabilitätsgründen ist es manchmal notwendig, bestimmte sehr umfangreiche oder sperrige Dokumente nicht in die eigentliche Akte – auch als Hauptakte bezeichnet – einzuheften, sondern dafür sogenannte Sonderakten anzulegen. Dies sind dann patientenbezogene Akten, in denen zum Beispiel jeweils nur die Röntgenbilder, EEG-Streifen etc. abgelegt werden.
>
> Kontext „anonymisierter medizinischer Fall" → Registerakten:
> Eine besondere Art von Akten sind die sogenannten Registerakten. Diese werden im Wesentlichen zu Zwecken der Forschung oder der Gesundheitsberichterstattung geführt. Sie enthalten in der Regel nur wenige wichtige Informationen zu bestimmten krankheitsartenspezifischen Behandlungen, beispielsweise Tumorerkrankungen.

Nachteile konventioneller Aktentypen

Natürlich hat eine papiergestützte Dokumentation mittels Papierakten eine Reihe von Nachteilen. So ist die Papierakte beispielsweise nur an einem Ort zur gleichen Zeit verfügbar, sie kann verlegt werden oder verloren gehen, zur Archivierung wird sehr viel Platz benötigt, und es kommt oftmals zu Raummangel, da die Aufbewahrungsfristen sehr lang sind und sich so sehr viele Akten ansammeln. Der Rückgriff auf archivierte Akten ist oftmals aufwendig und dauert eine gewisse Zeit. Vor diesem Hintergrund sind heute viele Einrichtungen bemüht, ihre Krankenakten elektronisch zu führen.

Einrichtungsübergreifende Behandlungen und Behandlungskontexte

Aufgrund der weitreichenden Spezialisierung in der Medizin werden heute viele Behandlungen von Patienten nicht mehr nur durch einen Arzt beziehungsweise eine Versorgungseinrichtung durchgeführt. Vielmehr sind viele Spezialisten in verschiedensten ambulanten Einrichtungen oder im Krankenhaus in unterschiedlichsten Fachabteilungen beteiligt. An einem kleinen, einfachen Beispiel sollen einführend die wesentlichen Aspekte verdeutlicht werden, um in der Folge bezüglich der verschiedenen Akten wieder darauf zurückzukommen:

> ❭❭❭ *Herr Müller fährt morgens vor der Arbeit immer mit dem Fahrrad zu Trainingszwecken. An diesem Morgen ist er knapp mit der Zeit und hetzt auf seinem Mountainbike die Straße entlang. Dabei übersieht er einen hohen Bordstein und stürzt auf den Fahrradweg, wobei er sich vor dem Sturz noch mit den Händen abfangen kann und mit dem linken Fuß auf dem Boden abknickt. Nach der Erholung vom Schreck schmerzt ihn zwar sein linker Knöchel, aber irgendwie humpelt er die letzten Meter nach Hause. Da sein linkes Fußgelenk doch ziemlich schmerzt und angeschwollen ist, bestellt er sich ein Taxi und lässt sich zu seinem Hausarzt fahren, bei dem er seit Jahren wegen seines Diabetes mellitus in Behandlung beziehungsweise zur Kontrolle ist. Wegen seines Asthmas ist er daneben auch in einer pulmologischen Praxis in Betreuung. In der Praxis humpelt er noch unter Schmerzen zur Anmeldung. Aufgrund der besonderen Situation muss er auch nicht lange warten. Sein Hausarzt führt eine kurze Anamnese und eine körperliche Untersuchung durch. Beides dokumentiert er in seiner Karteikarte. Da er bei der Inspektion einen Bluterguss im linksseitigen Bauchbereich feststellt, führt er eine Oberbauchsonografie durch, die jedoch keinen Hinweis auf eine Verletzung der inneren Organe durch den Sturz über den Fahrradlenker ergibt.*

Elektronische Akten und Aktensysteme im Gesundheitswesen

Danach untersucht er den linken Fuß, wobei er neben einer Schwellung und einem Bluterguss neben dem von Herrn Müller geschilderten Spontanschmerz auch einen erheblichen Druckschmerz und Bewegungseinschränkung feststellt. Zur raschen Abklärung stellt er Herrn Müller eine Überweisung zum Radiologen mit der Bitte um Durchführung einer Röntgenuntersuchung des linken Sprunggelenkes aus, und da ein Radiologe im gleichen Ärztehaus eine Praxis hat, geht Herr Müller mithilfe von zwei in der Hausarztpraxis geliehenen Krücken direkt in das Radiologische Institut. Dort wird nun entsprechend der Überweisung eine Röntgenaufnahme des Fußgelenkes in zwei Ebenen angefertigt. Der Radiologe erkennt auf den Bildern einen Außenknöchelbruch, erklärt Herrn Müller, dass dieser nicht ohne operative Versorgung behandelt werden kann, erstellt einen handschriftlichen Vorabkurzbefund und lässt von seiner Anmeldung einen Krankentransport bestellen, der Herrn Müller in das nächstgelegene Krankenhaus in die chirurgische Ambulanz bringt. Röntgenbilder und Kurzarztbrief werden ihm mitgegeben. Da es sich um einen Notfall handelt, braucht Herr Müller keine formale Krankenhauseinweisung. In der Krankenhausambulanz erfolgt nach einigem Warten ebenfalls eine Anamnese, wobei auch nach weiteren Nebenerkrankungen gefragt wird. Es erfolgt eine Sofortversorgung mit entzündungshemmenden und abschwellenden Medikamenten sowie Schmerzmedikamenten. Sodann wird der Fuß völlig ruhig gestellt und ein Operationstermin für den nächsten Morgen vereinbart, zudem soll Herr Müller dann auch nüchtern erscheinen. Ein Transportdienst bringt ihn nach Hause.

Am nächsten Morgen erfolgen nach der Operationsvorbereitung die operative Reposition und eine Plattenfixation in Teilnarkose, und Herr Müller bleibt zur Kontrolle noch einen Tag im Krankenhaus. Danach wird er unter Mitgabe des Arztbriefes (Entlassungsbericht) zur ambulanten Weiterversorgung nach Hause geschickt, und davor wird noch ein Termin zur Entfernung der Fixationsplatte vereinbart, der bei normalem Heilungsverlauf als realistisch erscheint. Zuhause sucht er direkt seinen Hausarzt mit seinem Arztbrief auf, der ihn zur weiteren Nachbehandlung bis zum Termin zur Entfernung der Fixationsplatte an einen ambulant tätigen Chirurgen überweist. Dieser behandelt beziehungsweise betreut Herrn Müller nach einer ausführlichen Anamnese auch bezüglich seiner Nebenerkrankungen wundtechnisch und kontrollierend bis zum Termin der Plattenentnahme. Vor allem aufgrund des bestehenden Diabetes mellitus und drohender Wundheilungsstörungen ist eine gute Überwachung und Versorgung notwendig. In diesem Zeitraum sucht Herr Müller auch seinen Hausarzt wegen seines Diabetes mellitus auf, da er am DMP-Programm teilnimmt.

Wie im Beispiel deutlich wird, sind fünf Einrichtungen an der Behandlung von Herrn Müller insgesamt und davon vier an der Behandlung der Folgen des Fahrradunfalls beteiligt. Im Behandlungsverlauf fällt eine ganze Reihe von Untersuchungen und Dokumenten an, die verteilt archiviert werden. Alle Einrichtungen führen gesondert Anamnesen durch, und keine hat einen gesamtheitlichen Überblick, was bezüglich des Fahrradunfalls zwar nicht ganz so dramatisch ist – zumindest wenn Herr Müller immer sachgerecht Auskunft über seine Vorgeschichte beziehungsweise Erkrankungen geben kann. Bei älteren multimorbiden Patienten kann dies aber ein Problem sein. Insofern ist es natürlich für alle Behandler von größter Bedeutung, den bezogen auf ihren Behandlungsanteil wichtigen medizinischen Kontext des Patienten zu kennen: In unserem Beispiel ist es also vor der Operation für den Operateur und vor allem den Anästhesisten wichtig, auch von der Diabetes- und Asthmaerkrankung von Herrn Müller zu wissen. Auch für die postoperative Verlaufsbetreuung ist die Kenntnis der Nebenerkrankungen wichtig. Insgesamt ergibt sich also folgendes Bild in der sogenannten Swimline-Darstellung, wobei nur die wesentlichen medizinischen Handlungen dargestellt sind.

Abbildung 2: Der Behandlungsverlauf des Diabetes- und Asthmapatienten Herrn Müller

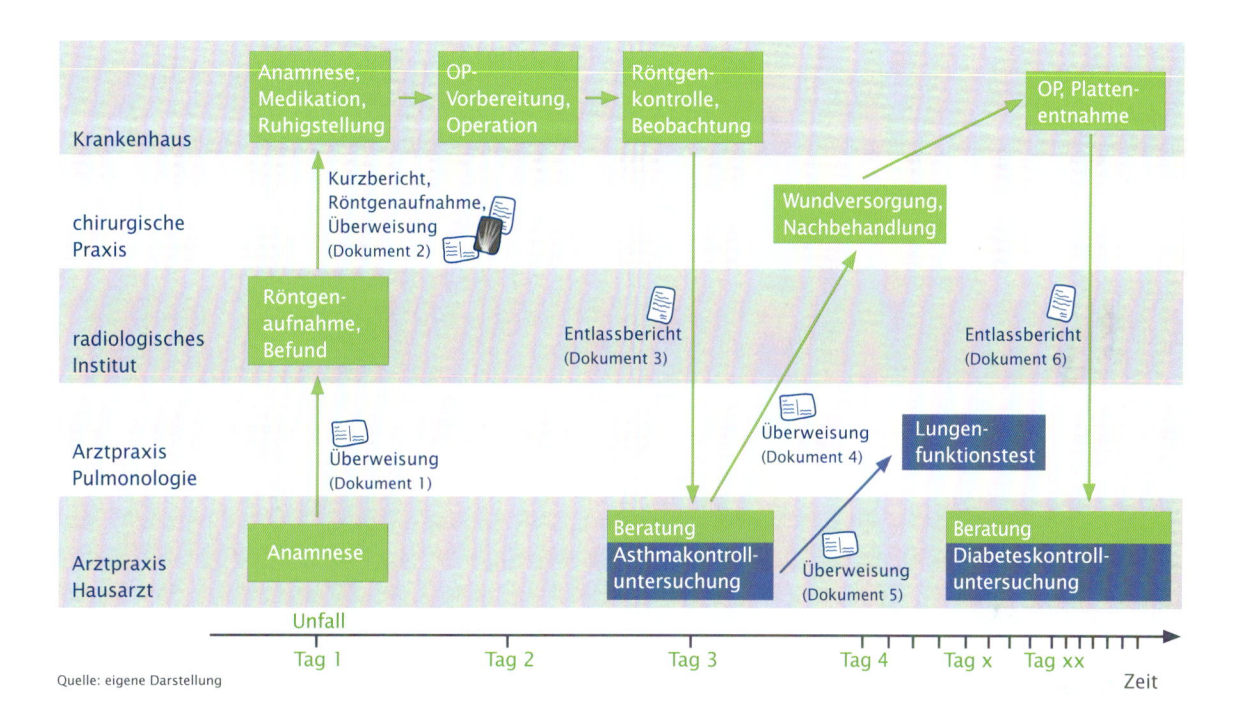

Quelle: eigene Darstellung

Im modernen Medizinbetrieb gelten für die arbeitsteilig durchgeführten Behandlungen immer folgende Grundprinzipien:

> › Ein Arzt beziehungsweise eine Einrichtung hat die Verantwortung für die Behandlung eines medizinischen Problems und koordiniert alle anderen diesbezüglichen Aktivitäten, vergibt indikationsbezogene Untersuchungsaufträge (Auftragsleistungen), führt die Ergebnisse zusammen und trifft weitere Entscheidungen. Natürlich kann im Laufe der Behandlung diese Funktion auch an andere Ärzte übergehen.
> › Bei mehreren spezifischen Problemen oder Erkrankungen kann es sein, dass sich spezialisierte Fachärzte um die einzelnen krankheitsbezogenen Behandlungen kümmern. Es gibt mehrere Parallelbehandlungen eines Patienten, die auch nicht unbedingt miteinander beziehungsweise aufeinander abgestimmt werden.
> › Behandlungseinrichtungen betreuen die einzelnen Patienten gesamtheitlich über alle gesundheitlichen Probleme hinweg (beispielsweise ein Hausarzt, ein Telemedizinzentrum), vergeben aber entsprechend Aufträge oder ganze Parallelbehandlungen an Fachärzte nach außen. Die Fäden laufen aber immer wieder bei dieser betreuenden Stelle – wie diese hier genannt werden soll – zusammen. Aber nicht jede Patientin beziehungsweise jeder Patient hat zwingend (nur oder überhaupt) einen Hausarzt.

Organisatorische Grundprinzipien der Arbeitsteilung im modernen Medizinbetrieb

Grundprinzipien der Organisation arbeitsteiliger Behandlungen

Ein wesentlicher Kernprozess aufgrund der verteilten und spezialisierten Leistungserbringung ist zwischen Versorgungseinrichtungen, aber auch innerhalb von Krankenhäusern die sogenannte Auftrags- und Leistungskommunikation. Hierunter versteht man den Prozess der arbeitsteiligen Anordnung, Erbringung und Weiterverwendung von medizinischen Leistungen. Der anordnende Arzt fungiert hierbei als Auftraggeber und die Stelle, die die angeordnete Leistung durchführt, als Auftragnehmer – so wie dies im vorangehenden Beispiel gezeigt wurde. Im Anhang des Bundesmantelvertrages werden dazu eine ganze Reihe gesonderter Formulare definiert, die für Überweisungen zu Laboruntersuchungen, zu psychotherapeutischen Behandlungen oder für pathologische Gewebeuntersuchungen, von den Vertragsärzten verpflichtend für die Auftragsvergabe zu nutzen sind. Ein weiterer Aspekt sind aber auch Aufträge, also Überweisungen, die nicht dem Zweck der Erbringung definierter Leistungen dienen, sondern eine fachärztliche (Mit-/Weiter-)Behandlung anstoßen. Dann behandelt die entsprechende Fachärztin beziehungsweise der entsprechende Facharzt das Gesundheitsproblem gesondert und kann selbst wieder Auftragsleistungen beauftragen.

>>> Rechtsnorm, die die Gesamtverträge der (vertrags-)ärztlichen Versorgung regelt

Auch in stationären Einrichtungen sind vielfältige Formulare für die Leistungskommunikation anzutreffen. Während manche Krankenhäuser ihr Formularwesen weitgehend standardisiert haben und für alle Leistungsanforderungen beispielsweise den gleichen sogenannten Auftragskopf benutzen, sind in anderen Häusern oftmals sehr leistungsstellenspezifische und individuell entworfene Formulare anzutreffen. Davon gibt es in der Regel dann auch sehr viele, da oftmals das Anforderungsformular zugleich der Dokumentation der Ergebnisse dient und daher oft je konkrete Maßnahme (beispielsweise eine Gastroskopie) oder je Maßnahmenklasse (beispielsweise Röntgen) dann auch spezielle Formulare existieren. So hat schon ein kleineres Krankenhaus mit 250 Betten über 200 solcher Formulare, in einem Universitätsklinikum können es weit über 1.000 sein.

Abbildung 3 zeigt verallgemeinert den kooperativen Prozess bei Auftragsleistungen und Konsiliaruntersuchungen, bei denen Patienten selbst zur Leistungserbringung anwesend sein müssen.

Die enorme Vielfalt von Formularen beispielsweise in Krankenhäusern hat ihre Ursache in dieser Arbeitsteilung, denn diese Formulare dienen oft zur Auftragskommunikation und Dokumentation bestimmter medizinischer Maßnahmen. Oftmals haben viele dieser Formulare im stationären Bereich, aber auch in anderen Gesundheitsversorgungseinrichtungen eine vierfache Funktion: Sie dienen der Beauftragung von Leistungen – also in diesem Sinne der Organisation –, werden für die schriftliche Kommunikation genutzt und dienen beim Leistungserbringer auch der medizinischen Dokumentation der Ergebnisse beziehungsweise zumindest des Befundes, da oftmals auf das Anforderungsformular auch der Befund notiert wird.

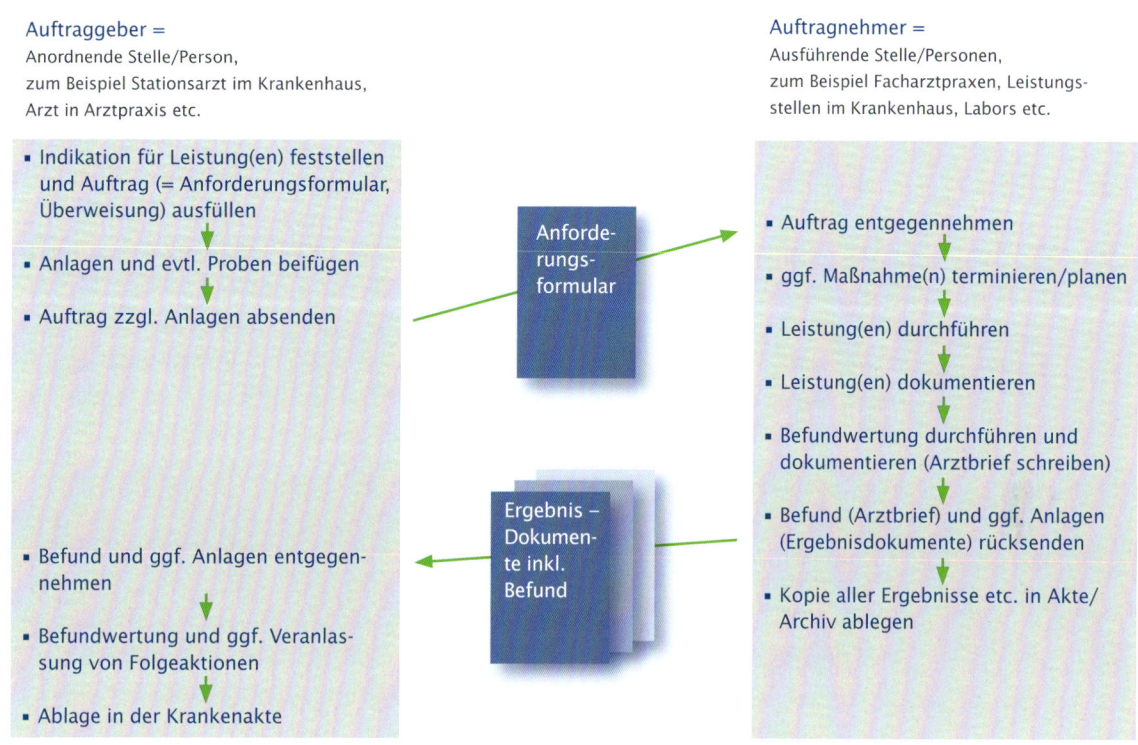

Abbildung 3: Prinzipieller Ablauf bei Auftrags-/Konsiliarleistungen

Auftraggeber =
Anordnende Stelle/Person,
zum Beispiel Stationsarzt im Krankenhaus,
Arzt in Arztpraxis etc.

- Indikation für Leistung(en) feststellen und Auftrag (= Anforderungsformular, Überweisung) ausfüllen
- Anlagen und evtl. Proben beifügen
- Auftrag zzgl. Anlagen absenden

- Befund und ggf. Anlagen entgegennehmen
- Befundwertung und ggf. Veranlassung von Folgeaktionen
- Ablage in der Krankenakte

Anforderungsformular

Ergebnis – Dokumente inkl. Befund

Auftragnehmer =
Ausführende Stelle/Personen,
zum Beispiel Facharztpraxen, Leistungsstellen im Krankenhaus, Labors etc.

- Auftrag entgegennehmen
- ggf. Maßnahme(n) terminieren/planen
- Leistung(en) durchführen
- Leistung(en) dokumentieren
- Befundwertung durchführen und dokumentieren (Arztbrief schreiben)
- Befund (Arztbrief) und ggf. Anlagen (Ergebnisdokumente) rücksenden
- Kopie aller Ergebnisse etc. in Akte/Archiv ablegen

Quelle: Haas 2009

Darüber hinaus geht ein Durchschlag an die Abrechnung und an die Kosten-Leistungs-Rechnung. Es gilt also auch schon für die konventionellen Medien: einmal dokumentieren, mehrfach nutzen. Alle diese Formulare wandern dann in die Krankenakte.

Elektronische Krankenakten/Krankenaktensysteme

Einführung und Motivationen

Mit Blick auf die vielen Nachteile einer papiergeführten Dokumentation sind heute viele Gesundheitsversorgungseinrichtungen dabei, ihre interne konventionelle Dokumentation in eine elektronische Form zu überführen, oder sie haben bereits eine elektronische Dokumentation im Einsatz, wenngleich das papierlose Krankenhaus oder die papierlose Praxis weiterhin eher die Ausnahme bleiben wird und heute zumeist eine Hybriddokumentation aus Papierakten und teilweise elektronischer Dokumentation noch die Regel ist.

Durch die erweiterten Möglichkeiten der elektronischen Dokumentation gegenüber der konventionell geführten wird es nun auch einfacher, die verschiedenen einrichtungsinternen Dokumentationen in Form von einrichtungsinternen elektronischen Akten physisch oder virtuell zu einer einrichtungsübergreifenden Gesamtdokumentation zusammenzuführen, da der Austausch von Dokumenten und Informationen zwischen

Informationssystemen oder der wechselseitige Zugriff teilautomatisiert und effektiver gestaltbar ist als bei der papiergestützten Aktenführung. Dadurch entstehen neuartige elektronische Krankenakten, die es bisher so nicht gab und die als Gegenstand eben nicht mehr nur die institutionelle Sicht auf und somit Dokumentation eines Teils der Patientenbehandlung beinhalten, sondern eine mehr gesamtheitliche Sicht. Insofern existieren die bereits aufgeführten prinzipiellen Aktentypen analog auch in der elektronischen Welt, müssen aber ergänzt werden um diese einrichtungsübergreifenden Aktentypen. Letztendlich sollen durch einrichtungsübergreifende Akten die zuvor beschriebenen Probleme der Papierakten reduziert und gleichzeitig die einrichtungsübergreifende Kooperation im Rahmen der bereits beschriebenen Kooperationsszenarien unterstützt werden. In vorgenanntem Beispiel von Herrn Müller hätten also alle Behandler sofort Zugriff auf alle wichtigen Informationen aller Behandlungen.

Begriffe und Definitionen

Unglücklicherweise gibt es eine Vielzahl von Definitionen zu den verschiedenen Formen elektronischer Krankenakten, die sich zum Teil auch widersprechen beziehungsweise denselben Begriff für verschiedene Konzepte benutzen. So ist allein der Begriff elektronische Patientenakte im deutschen Sprachgebrauch nicht eindeutig mit genau einem Konzept einer elektronischen Dokumentation verbunden, sondern wird für verschiedenste Ausprägungen benutzt. Insgesamt finden sich Benennungen wie elektronische Krankenakte (EKA), elektronische Karteikarte, elektronische Fallakte (EFA, eFA), elektronische Patientenakte (EPA, ePA), virtuelle Patientenakte, elektronische Gesundheitsakte (EGA, eGA) und viele andere mehr. Auch im angelsächsischen Sprachraum ist das nicht anders. Dort finden sich Begriffe wie Electronic Health Record (EHR), Computerized Patient Record (CPR), Computer-Based Patient Record (CPR), Electronic Medical Record (EMR), Computerized Medical Record (CMR), Electronic Health Care Record (EHCR), Personal Health Records (PHR) und viele andere mehr.

Für etwas mehr Klärung werden im Folgenden einige Definitionen, die international benutzt werden, und solche, die nur in Deutschland vorhanden sind, kurz vorgestellt und eine Abgrenzung der verschiedenen Konzepte vorgenommen.

Als einer der Ersten hat Peter Waegemann Mitte der 1990er-Jahre versucht, durch eine Fünf-Stufen-Einteilung verschiedene Implementierungsschritte zu einer gesamtheitlichen Akte zu beschreiben. Die ersten drei Stufen sind als Entwicklungslinie innerhalb von Versorgungseinrichtungen angelegt. Die als dritte Stufe definierte strukturierte elektronische Akte wird als Electronic Medical Record (EMR) bezeichnet. Die darauf aufbauende einrichtungsübergreifende Akte mit allen ärztlichen Inhalten hat er als Electronic Patient Record (EPR, vierte Stufe) bezeichnet und die fünfte Stufe als den Electronic Health Record (EHR) definiert, der neben den ärztlichen Informationen auch viele Informationen aus anderen therapeutischen Bereichen sowie auch durch die Patienten selbst eingestellte Informationen zu Wellness, Ernährungsgewohnheiten und vieles mehr enthalten soll. Bei dieser elektronischen Akte arbeiten die Patienten also aktiv an der Dokumentation mit, führen sie aber nicht ausschließlich selbst. Dazu schreibt die HIMSS,

>>> Healthcare Information and Management Systems Society

eine amerikanische, im internationalen Bereich hoch angesehene Organisation, die sich um alle Belange des Einsatzes von IT im Gesundheitswesen kümmert und in der sowohl Firmen als auch Privatpersonen Mitglied sind:

> 〉〉〉 "The Electronic Health Record (EHR) is a longitudinal electronic record of patient health information generated by one or more encounters in any care delivery setting. Included in this information are patient demographics, progress notes, problems, medications, vital signs, past medical history, immunizations, laboratory data and radiology reports. The EHR automates and streamlines the clinician's workflow. The EHR has the ability to generate a complete record of a clinical patient encounter – as well as supporting other care-related activities directly or indirectly via interface – including evidence-based decision support, quality management, and outcomes reporting" (HIMSS 2010).

HIMSS meint damit die institutionelle Patientenakte und bezeichnet demgegenüber die einrichtungsübergreifende Akte als Global EHR oder National EHR.

Auf Basis der EU-Direktive 95/46/EC schreiben die europäischen Datenschützer in ihrem Arbeitsdokument „Working Document on the processing of personal data relating to health in electronic health records (EHR)" zum electronic health record im Jahr 2007:

> 〉〉〉 "A comprehensive medical record or similar documentation of the past and present physical and mental state of health of an individual in electronic form and providing for ready availability of these data for medical treatment and other closely related purposes."

Diese Definition orientiert sich also an der Gesamtheit des Menschen, und es sollen in einer Patientenakte alle relevanten medizinischen Informationen über alle Behandlungsfälle und Einrichtungen hinweg enthalten sein.

Prinzipiell ranken sich die meisten Definitionen um den Unterschied zwischen institutioneller elektronischer oder einrichtungsübergreifender Akte. Hierbei hat sich herauskristallisiert, dass die interne elektronische Akte als Pendant zur Papierakte in einem Krankenhaus oder einer Arztpraxis als Electronic Medical Record oder als Electronic Patient Record bezeichnet wird und die einrichtungsübergreifende Akte als Electronic Health Record. Bei den meisten Definitionen handelt es sich um arztmoderierte und -geführte Akten, in die die Patienten höchstens zusätzlich eigene Informationen einstellen, aber nicht die von Ärzten eingestellten Informationen beziehungsweise Dokumente löschen oder verändern können.

Im Standard ISO/TR 20514 (ISO 2005) heißt es:

> 〉〉〉 **Electronic Health Record (EHR) – for Integrated Care (ICEHR)**
> "A repository of information regarding the health status of a subject of care in computer processable form, stored and transmitted securely, and accessible by multiple authorised users. It has a standardised or commonly agreed logical information model which is independent of EHR systems. Its primary purpose is the support of continuing, efficient and quality integrated health care and it contains information which is retrospective, concurrent, and prospective."

Unter http://www.openclinical.org wird diese Unterscheidung ebenfalls diskutiert und es findet sich eine ganze Reihe von Zitaten hierzu. Dort heißt es:

> 〉〉〉 "Terms used in the field include Electronic Medical Record (EMR), Electronic Patient Record (EPR), Electronic Health Record (EHR), Computer-based Patient Record (CPR), etc. These terms can be used interchangeably or generically but some specific differences have been identified. For example, an Electronic Patient Record has been defined as encapsulating a record of care provided by a single site, in contrast to an Electronic Health Record which provides a longitudinal record of a patient's care carried out across different institutions and sectors."

In diesen Definitionen im angelsächsischen Sprachraum wird immer davon ausgegangen, dass ein EPR, ein EHR beziehungsweise ICEHR zur besseren Koordination und Durchführung der Versorgung eingesetzt wird und ein wesentliches Instrument des Gesundheitsversorgungssystems ist. Daher werden die Inhalte jeweils von den einzelnen an der Behandlung einer Person beteiligten Versorgungsinstitutionen – beim (IC)EHR ergänzt durch von Patienten eingestellte Inhalte – in diese elektronische einrichtungsübergreifende Akte eingefügt. Die Vorstellung, dass Patienten eine solche Akte selbst und ausschließlich führen, wird hier selten adressiert. Lediglich mit dem Begriff des Personal Health Records (PHR) beziehungsweise Personally Controlled Health Record (PCHR) wurde das Konzept einer persönlich geführten Akte auch im angelsächsischen Sprachraum in den letzten Jahren bekannt. Eine solche elektronische Akte wird aber als völlig eigenständige Dokumentation neben EPR beziehungsweise (IC)EHR für ausschließlich persönliche Belange der Patienten gesehen.

In der neueren Literatur setzt sich aber die Auffassung durch, dass der EHR ein kooperatives Instrument von Versorgungsinstitutionen und Patienten in ihrem gemeinsamen Bemühen um eine optimale Gesundheitsversorgung beziehungsweise Behandlung ist („under the shared ownership and control of the patient and his provider[s]") und jeder die für die Behandlung wichtigen Teile einstellt: die Ärzte also ihre Dokumentation, die Patienten entsprechend ihre wichtige Selbstdokumentation wie beispielsweise Einträge für ein Schmerztagebuch, gemessene Blutzuckerwerte etc.

In Deutschland hat sich früh eine Orientierung an den Waegemannschen Stufendefinitionen durchgesetzt. So wurde die arztgeführte einrichtungsübergreifende Dokumentation seit Mitte der 1990er-Jahre als elektronische Patientenakte bezeichnet, denn keine Institution – wie wir in unserem einführenden Fallbeispiel gesehen haben – hat in der Papierwelt als „Angelegenheit" die gesamte Dokumentation über einzelne Patienten, sondern immer nur fall- oder auftragsorientierte Ausschnitte. Semantisch scheint also vor diesem Hintergrund die Definition der GVG aus dem Jahr 2004 für einrichtungsübergreifende Patientenakten korrekt (GVG 2004):

〉〉〉 Gesellschaft für Versicherungswissenschaft und -gestaltung e.V.

> 〉〉〉 „Die elektronische Patientenakte wird hier als eine IT-gestützte, strukturierte Dokumentation verstanden, in der die zeitlich und räumlich verteilt erhobenen Gesundheitsdaten eines Menschen zusammengefasst werden. Dies beinhaltet grundsätzlich sämtliche den Patienten wie die Leistungserbringer betreffenden medizinischen und administrativen Behandlungsangaben einschließlich der Prävention.
>
> Die Daten werden nach einheitlichen Ordnungskriterien elektronisch erfasst und gespeichert. Diese einrichtungsübergreifende elektronische Patientenakte ermöglicht erstmals die problemorientierte Transparenz der Krankengeschichte mit dem Ziel bestmöglicher Versorgung und der Minimierung unerwünschter Belastungen, Verzögerungen und Doppelleistungen" (GVG 2004).

Unglücklicherweise starteten die Marketingabteilungen der Hersteller von Krankenhausinformationssystemen ebenfalls Aktionen, in denen sie die Verfügbarkeit einer elektronischen Patientenakte in ihren institutionellen Systemen anpriesen. Damit wurde und wird der Begriff in Deutschland plötzlich doppelt belegt beziehungsweise als Homonym für institutionelle Akten und für einrichtungsübergreifende Akten genutzt. Und zu guter Letzt versteht aktuell das Bundesministerium für Gesundheit unter einer Patientenakte eine Akte, über die die einzelnen Patienten alleinige Kontrolle und Verfügungsgewalt haben. Die Verwirrung ist also perfekt: ein Wort für drei verschiedene Konzepte.

Gleichzeitig etablierten in Deutschland Hersteller Akten, für deren Pflege nur die Patienten verantwortlich sind, und nannten diese Gesundheitsakten. Dies ist mit Blick auf die weltweit existierenden Definitionen insofern verwirrend, da der entsprechende englische Begriff Electronic Health Record eben das Konzept einer lebenslang und von den Versorgungsinstitutionen geführten Patientenakte bezeichnet.

Wie aufgrund der verschiedenen Definitionen und der resultierenden Verwirrung der Begriffe deutlich wird, muss man diese verschiedenen Begrifflichkeiten an logischen Kriterien messen, um festzustellen, welches Konzept tatsächlich damit gemeint ist. Wichtige Einteilungskriterien für elektronische Akten im Gesundheitswesen sind:

Einteilungskriterien für elektronische Akten im Gesundheitswesen

> **Organisationsbezug:** Ist die elektronische Krankenakte institutionsintern oder einrichtungsübergreifend?
> **Behandlungskontext:** Bezüglich welcher Angelegenheit wird die elektronische Akte geführt? Wegen eines administrativen, medizinischen Falles oder gesamtheitlich für einen Patienten über alle seine medizinischen Fälle hinweg?
> **Aktenführung:** Wer führt die Akte, das heißt, wer stellt Dokumente ein beziehungsweise zur Verfügung? Nur die Ärzte, nur der Patient oder alle zusammen?
> **Aktenmoderation:** Wer moderiert die Akte – entscheidet also generell, was hineinkommt und was nicht, wer was sehen darf und wer nicht?
> **Verwendungszweck:** Für welchen Zweck wird die Akte hauptsächlich geführt? Für die Patientenversorgung (primärer Verwendungszweck), für administrative Zwecke (sekundärer Verwendungszweck) oder für die Forschung/Gesundheitsberichterstattung (tertiärer Verwendungszweck)?
> **Akteninhalt bezogen auf Kontext:** Kommen alle Dokumente und Informationen hinein, nur ausgewählte wichtige Dokumente und Informationen oder aber nur die wichtigsten reduzierten lebenslang bedeutsamen Informationen oder nur Informationen, die im Notfall wichtig sind?

entnommen aus Haas 2005

Einen Überblick über die verschiedenen Arten von elektronischen Krankenakten gibt – in Anlehnung an ein vom Arbeitskreis eFA/EPA erarbeitetes Definitionspapier – die nebenstehende Tabelle (Abbildung 4).

Details über die einzelnen nationalen Aktivitäten zum Thema elektronische Patientenakten beziehungsweise EHR mit Stand 2008 findet sich unter http://www.himss.org.

Im Folgenden soll bezüglich des Kriteriums des Verwendungszwecks nur noch auf die Akten eingegangen werden, die dem primären Verwendungszweck dienen – also der Patientenversorgung. Insofern sind vier Aspekte zu berücksichtigen: der Organisationsbezug, der Behandlungsbezug, die Führung und die Moderation. Es gilt für alle einrichtungsübergreifenden Akten aus gesetzlicher Sicht, dass die Moderation – also die Bestimmung beziehungsweise Hoheit, welche Dokumente oder Informationen in die Akte hineinkommen sollen – aufgrund des Rechts auf informationelle Selbstbestimmung zuerst die Patienten haben, sofern nicht eine andere Rechtsgrundlage die Führung einer einrichtungsübergreifenden Akte erlaubt. Dieses Recht können Patienten aber auch auf Basis einer hinterlegten Policy – also eines Rechteschemas – ausüben. In einer solchen Policy ist hinterlegt, welche Ärzte (gegebenenfalls unter welchen Situationen) welche Nutzungsrechte an ihren Akten haben. Bezüglich dieser Moderation können verschiedene Granularitätsstufen gesehen werden, denn es reicht die Palette von einem Alles-oder-nichts-Prinzip – das heißt, wenn die Patienten zustimmen, dann dürfen behandelnde Ärzte immer alles einsehen – bis hin zu einem Konzept, bei dem die Patienten die Einsichtnahme jeder einzelnen Information für die behandelnde Ärztin explizit freigeben müssen. Letzteres scheint aber wenig praktikabel zu sein. Den Gesamtzusammenhang (Haas 2006) verschiedener Aktensysteme zeigt Abbildung 5.

Abbildung 4: Begriffe zu elektronischen Krankenakten (angelehnt an den Arbeitskreis eFA/EPA)

Bezeichnung national	Bezeichnung international	Merkmale
institutionelle elektronische Fallakte (iEFA)	keine Entsprechung	alle Daten und Dokumente eines Behandlungsfalles eines Patienten in einer Gesundheitsversorgungseinrichtung, arztgeführt und -moderiert
institutionelle elektronische Patientenakte (iEPA)	Electronic Medical Record (EMR) Electronic Patient Record (EPR)	alle Daten und Dokumente aller Behandlungen eines Patienten in einer Gesundheitsversorgungseinrichtung, arztgeführt und -moderiert
einrichtungsübergreifende medizinische Fallakte (eFA)	keine Entsprechung	die wichtigsten Daten und Dokumente zu einem medizinischen Behandlungsfall über alle Gesundheitsversorgungseinrichtungen hinweg, arztgeführt und -moderiert
einrichtungsübergreifende elektronische Patientenakte (eEPA)	Electronic Health Record (EHR) Electronic Patient Record (EPR) Integrated Care EHR (ICEHR)	die wichtigsten Daten und Dokumente aller Behandlungen eines Patienten über alle Gesundheitsversorgungseinrichtungen hinweg, arztgeführt und -moderiert oder hybrid, gegebenenfalls mit behandlungsrelevanten eigenen Eintragungen des Patienten (Beispiel: Schmerztagebuch)
elektronische Gesundheitsakte (EGA)	Personal Electronic Health Record (PHR) Personally Controlled Health Record (PCHR)	vom Patienten ausgewählte Daten und Dokumente aller Behandlungen eines Patienten über alle Gesundheitsversorgungseinrichtungen hinweg, arzt- oder patientengeführt oder hybrid und rein patientenmoderiert, ergänzt um beliebige eigene Eintragungen des Patienten
elektronische Basisdokumentationsakte	Minimum Basic Data Set (MBDS) Continuity of Care Record (CCR)	nur wenige ausgewählte lebenslang und im Notfall wichtige Behandlungsphänomene wie Diagnosen, Maßnahmen, Risikofaktoren etc., keine Dokumente, arztgeführt und moderiert
elektronischer Notfalldatensatz (Notfallakte)		nur ganz wenige für einen medizinischen Notfall wichtige Informationen, beispielsweise Dauerdiagnosen, Allergien und frühere wichtige Operationen
Registerakte		ganz wenige vollständig strukturierte und formalisierte Inhalte zu einer definierten Krankheitsklasse

entnommen aus http://www.egesundheit.nrw.de/content/elektronische_akten/downloads/index_ger.html (abgerufen am 26. April 2011)

Elektronische Akten und Aktensysteme im Gesundheitswesen

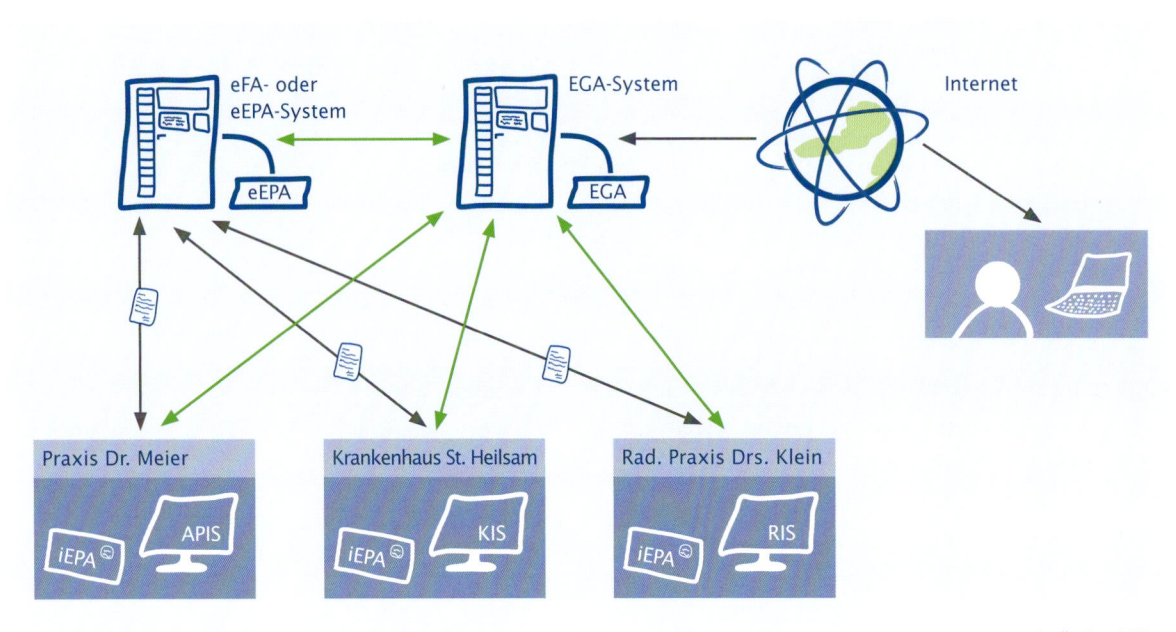

Abbildung 5: Typen elektronischer Krankenakten im Zusammenspiel

Quelle: Haas 2006

Einrichtungsinterne elektronische Patientenakten (iEPA)

Definition

Eine einrichtungsinterne elektronische Patientenakte (iEPA) ist eine elektronisch geführte medizinische Dokumentation innerhalb einer Gesundheitsversorgungseinrichtung (beispielsweise Krankenhaus, Arztpraxis, ambulanter Pflegedienst). Sie hält alle in einer solchen Einrichtung erstellten Dokumente und erhobenen Informationen sowie die von extern erhaltenen Dokumente und Informationen zu einer Person – zwar fallbezogen, aber auch über alle Behandlungsfälle in dieser Einrichtung hinweg – zugreifbar. Sie ist für den intendierten Verwendungszweck ausreichend strukturiert und formalisiert. Letzteres bedeutet, dass die medizinische Dokumentation zum Teil beziehungsweise dort wo notwendig auf elektronischen Formularen, bestehend aus definierten Feldern und Wertebereichen, basiert. Systeme, die eine solche lokale Patientenakte beinhalten, sollen im Folgenden als iEPA-Systeme bezeichnet werden.

Rechtliche Rahmenbedingungen

Die Führung einer sachgerechten Dokumentation ergibt sich aus der ärztlichen Berufsordnung, aber auch aus dem Sozialgesetzbuch. Wird die Dokumentation ausschließlich für eigene interne Zwecke und im Rahmen der Erfüllung der rechtmäßigen Aufgaben geführt, muss nicht zwangsläufig eine Einverständniserklärung der Patienten vorliegen. Trotzdem lassen sich die meisten Gesundheitsversorgungsinstitutionen dann, wenn die Patienten zum ersten Mal bei ihnen zur Behandlung erscheinen, eine entsprechende

Einverständniserklärung unterzeichnen. Sollen auch Daten an andere elektronisch übermittelt werden (Abrechnung, externe Leistungsaufträge etc.), ist eine Einwilligung der Patientin beziehungsweise des Patienten zwingend erforderlich.

Ziele
Verbesserung der Dokumentation, Organisation und Kommunikation sowie der Entscheidungsfindung in den Gesundheitsversorgungseinrichtungen und damit schnellere und sicherere Behandlung sowie zeitnahe Abrechnung und ein umfassendes Qualitätsmanagement.

Erläuterungen
Einrichtungsinterne elektronische Aktensysteme heben viele der eingangs beschriebenen Beschränkungen und Nachteile der zuvor vorgestellten einrichtungsinternen Papierakten auf. So braucht man weder eine Entscheidung zu treffen, welche Dokumente in eine Akte eingeheftet werden können beziehungsweise sollen, noch muss man den Inhalt der Akten auf einen Behandlungsfall oder einen Zeitraum beschränken.

Durch die fortgeschriebene kontinuierliche elektronische Dokumentation aller medizinischen Maßnahmen, Symptome, Diagnosen etc. sowie der zugehörigen Dokumente innerhalb einer Versorgungseinrichtung entsteht also eine einrichtungsinterne elektronische Patientenakte, in der alle Behandlungsinformationen über alle Phasen der Behandlung innerhalb dieser Institution integriert enthalten sind. Die „Angelegenheit" der Aktenführung ist nun also nicht mehr nur ein einzelner Behandlungsfall, sondern das gesamte Krankheits-/Gesundheitsspektrum einer Person. Solche elektronischen Akten sind in der Regel integraler Bestandteil beispielsweise von Krankenhausinformationssystemen, Arztpraxisinformationssystemen und Pflegeinformationssystemen.

Rasch und schnell kann man also beispielsweise im Krankenhaus auf alle einzelnen Fallakten aller stationären Aufenthalte einer Patientin beziehungsweise eines Patienten zugreifen und sich beispielsweise alle Entlassbriefe, alle Operationsberichte etc. aus diesen Aufenthalten anschauen, um sich ein Bild über die Vorgeschichte zu machen – bei Papieraktenführung ein sehr aufwendiges Unterfangen, müsste man doch alle Fallakten aus dem Archiv heraussuchen und auf die Station transportieren lassen, um dann darin die Operationsberichte zu suchen. Elektronische Patientenakten haben nach Haas (2006) erhebliche Vorteile für die Patienten, aber auch für das medizinische Personal beziehungsweise die Gesundheitseinrichtung, wie beispielsweise:

Elektronische Akten und Aktensysteme im Gesundheitswesen

Vorteile von elektronischen Patientenakten

> Es besteht ein schneller und gezielter Zugriff auf Krankenakten und darin enthaltene einzelne Dokumente und Informationen, damit also eine schnelle Informationsverfügbarkeit.
> Informationen können von verschiedenen Stellen aus gleichzeitig eingesehen und eingegeben werden, was gerade in großen Einrichtungen wie Krankenhäusern, Rehakliniken etc. besonders wichtig ist (Parallelnutzung).
> Die Akten nehmen keinen beziehungsweise viel weniger Platz ein.
> Es braucht keine aufwendige manuelle Organisation, um Akten aus dem Archiv zu holen, bereitzustellen und wieder einzusortieren. Alle Ärzte oder sonstige mit der Behandlung befassten Personen können via Bildschirm darauf zugreifen.
> Die Inhalte einer Patientenakte können schnell selektiert und Teilaspekte angeschaut und verglichen werden.
> Die Informationen sind immer gut lesbar, und die Transparenz der medizinischen Dokumentation wird verbessert.
> Beliebige virtuelle Sichten auf eine Krankenakte (beispielsweise nur alle Diagnosen oder alle Röntgenuntersuchungen) sind möglich, zwischen denen durch Schnellabruf effizient hin- und hergewechselt werden kann.
> Die Qualität der medizinischen Dokumentation wird verbessert beispielsweise durch eingabebegleitende Prüfungen auf Vollständigkeit und semantische Korrektheit.
> Die Dokumentation kann für verschiedene Zwecke genutzt werden, das heißt einmal dokumentieren, mehrfach nutzen. Damit fallen Mehrfachaufschreibungen weg.
> Medienbrüche werden vermieden, in der Akte können nun alle Dokumente und Bilder sowie Videos etc. integriert abgelegt und genutzt werden. Sonderarchive sind also nicht mehr notwendig.
> Eine einfache Datenübermittlung für Leistungsvergütung (Rechnungen) und Berichtspflichten wird möglich ohne aufwendigen Kopier- und Übertragungsaufwand.
> Die Informationen können auch für die Qualitätssicherung ausgewertet werden.
> Der Computer kann automatisch auf wichtige zu berücksichtigende Sachverhalte hinweisen beziehungsweise sogenannte Warnhinweise geben. Ein Beispiel hierfür ist der Hinweis auf eine Wechselwirkung zwischen Medikamenten oder der Hinweis, dass Patienten aufgrund einer anderen Erkrankung bestimmte Medikamente nicht vertragen.

Die medizinische Dokumentation – nun in Form einer solchen elektronischen Patientenakte – ist also in einer Institution elektronisch verfügbar und zumeist integriert in das Informationssystem der entsprechenden Einrichtung. So spricht man bei Krankenhäusern vom Krankenhausinformationssystem, bei der Arztpraxis vom Arztpraxisinformationssystem etc. Diese Informationssysteme unterstützen aber nicht nur die medizinische Dokumentation – also die Führung einer elektronischen Patientenakte –, sondern daneben auch die Abrechnung und die Organisation beispielsweise durch elektronische Kalender, die elektronische Kommunikation mit anderen Einrichtungen, das Controlling und die Qualitätssicherung.

Was enthält nun eine solche elektronische Patientenakte? Einerseits alle Befundberichte und Ergebnisse technischer Verfahren wie etwa EKG-Kurven, Röntgenbilder oder Ultraschallvideos, andererseits auch im Einzelnen die Diagnosen (Diagnosedokumentation), Symptome (Symptomdokumentation), Maßnahmen (Maßnahmendokumentation) und weitere Detailinformationen wie die Laborwertdokumentation, Pflegedokumentation,

OP-Dokumentation – in der Regel aber immer nur alle jene Informationen, die eben nur in der eigenen, diese Akte betreibenden Institution entstanden sind. Die Hersteller von Informationssystemen haben hierbei sehr verschiedene Funktionalitäten und Oberflächen für solche Akten implementiert. Es können prinzipiell zwei Varianten unterschieden werden:

> › Verlaufsorientierte Akten geben den Behandlungsverlauf chronologisch wieder. Diese Art von Aktenführung findet sich vor allem in Arztpraxisinformationssystemen wieder (siehe dazu Abbildung 6 bis 8). Wie deutlich wird, werden die Einträge also tabellenartig chronologisch fortgeschrieben, und jede Zeile erhält neben dem Datum und dem Kürzel des Eintragenden ein sogenanntes Zeilenkürzel.
> › Dokumentenorientierte Akten sind in hierarchischen Ordnern organisiert. Diese Art ist in den meisten Krankenhausinformationssystemen implementiert (siehe dazu Abbildung 9 bis 11).

Varianten einer elektronischen Patientenakte

Abbildung 6: Karteikarte des Arztpraxissystems ALBIS

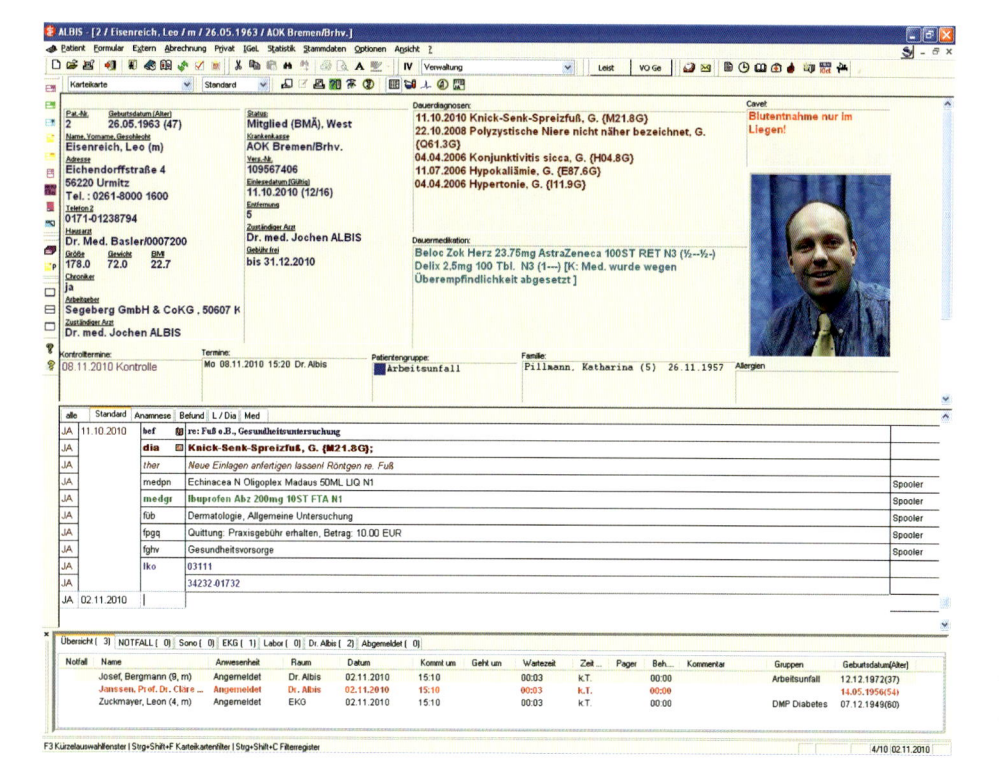

Ablichtung mit freundlicher Genehmigung des entsprechenden Unternehmens

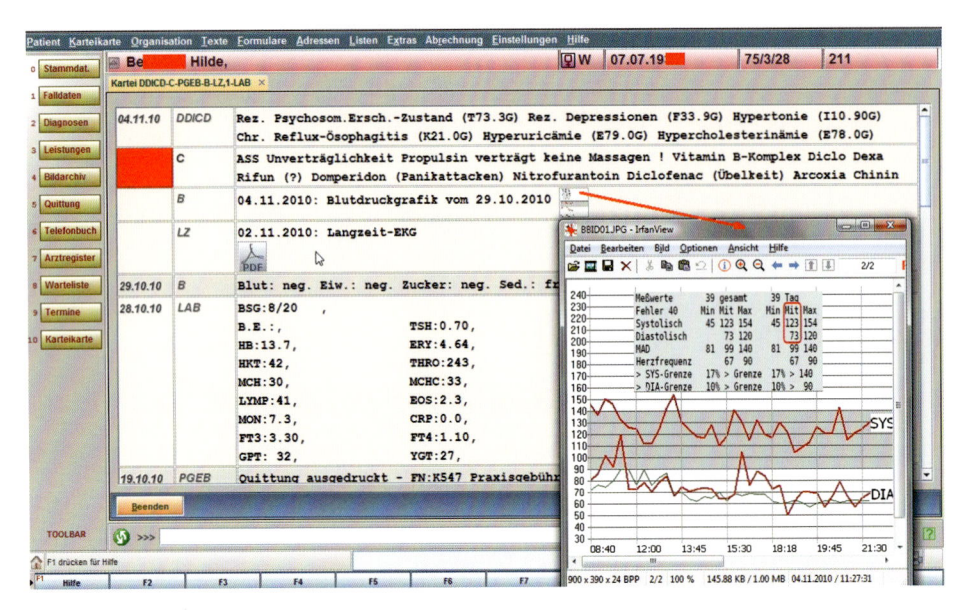

Elektronische Akten und Aktensysteme im Gesundheitswesen

Abbildung 7: Karteikarte des Arztpraxissystems Duria

Abbildung 8: Karteikarte des Arztpraxissystems DocConcept

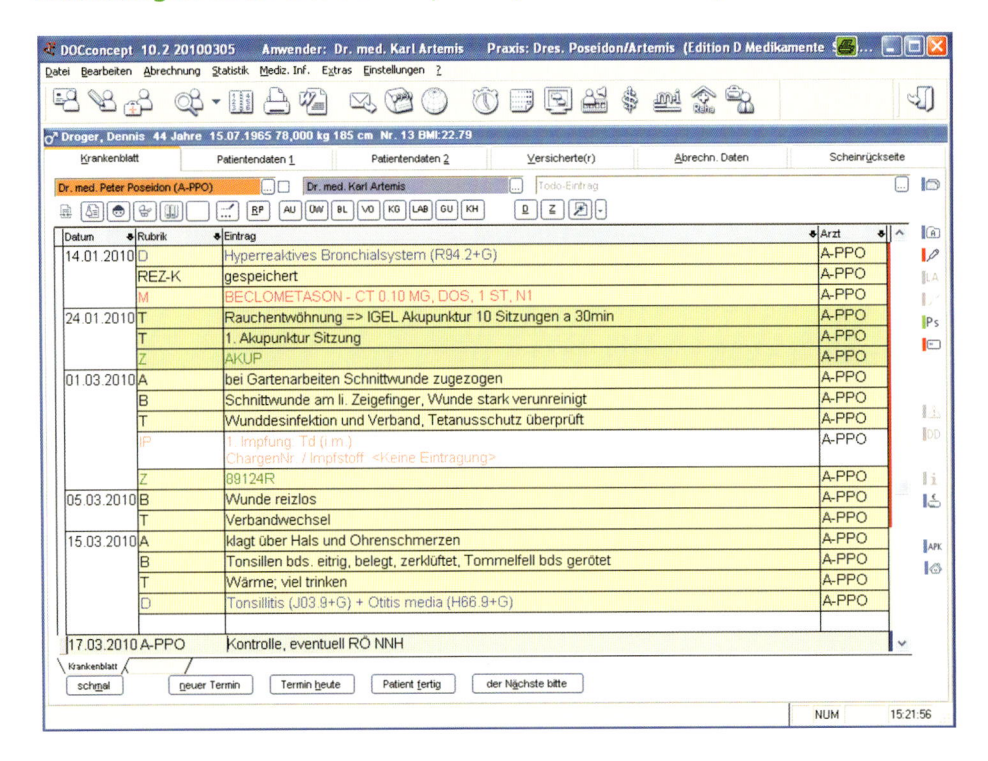

Ablichtungen mit freundlicher Genehmigung der entsprechenden Unternehmen

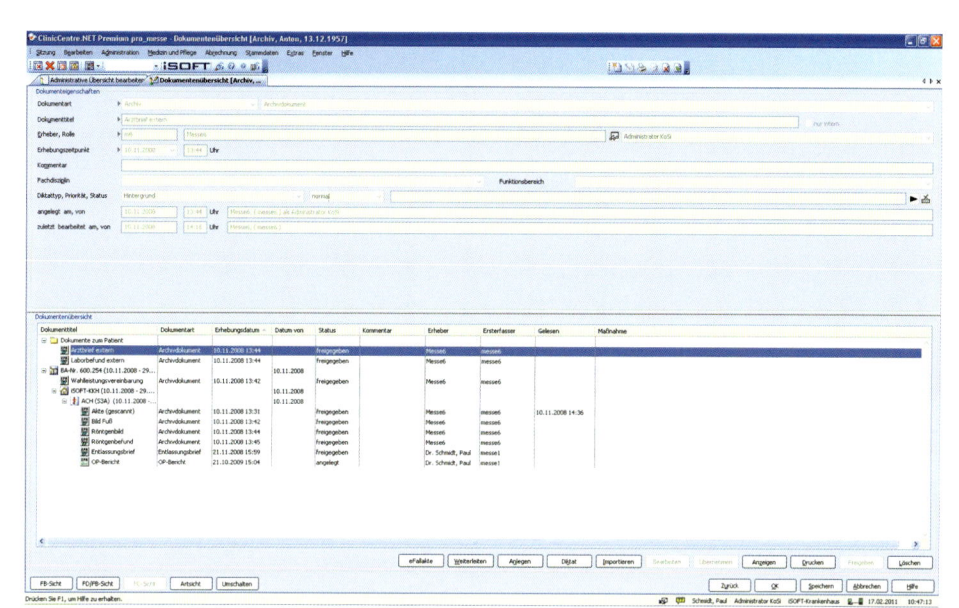

Elektronische Akten und Aktensysteme im Gesundheitswesen

Abbildung 9: Beispielhafte Aktenübersicht aus dem KIS von iSOFT

Abbildung 10: Beispielhafte Aktenübersicht aus dem KIS von AGFA Healthcare

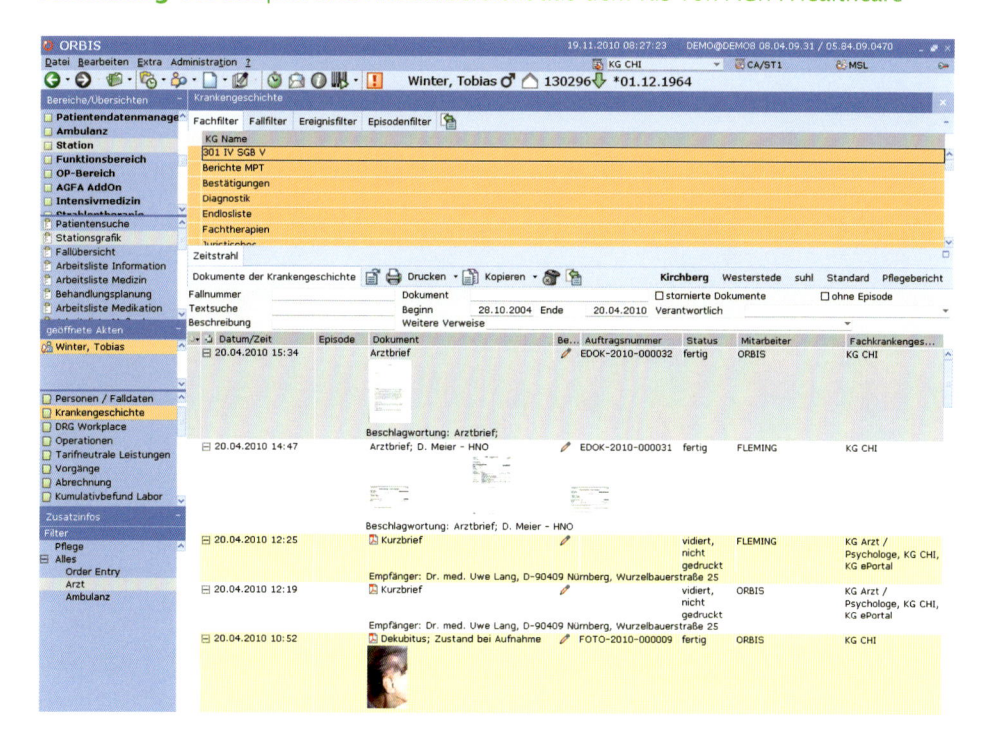

Ablichtungen mit freundlicher Genehmigung der entsprechenden Unternehmen

Elektronische Akten und Aktensysteme im Gesundheitswesen

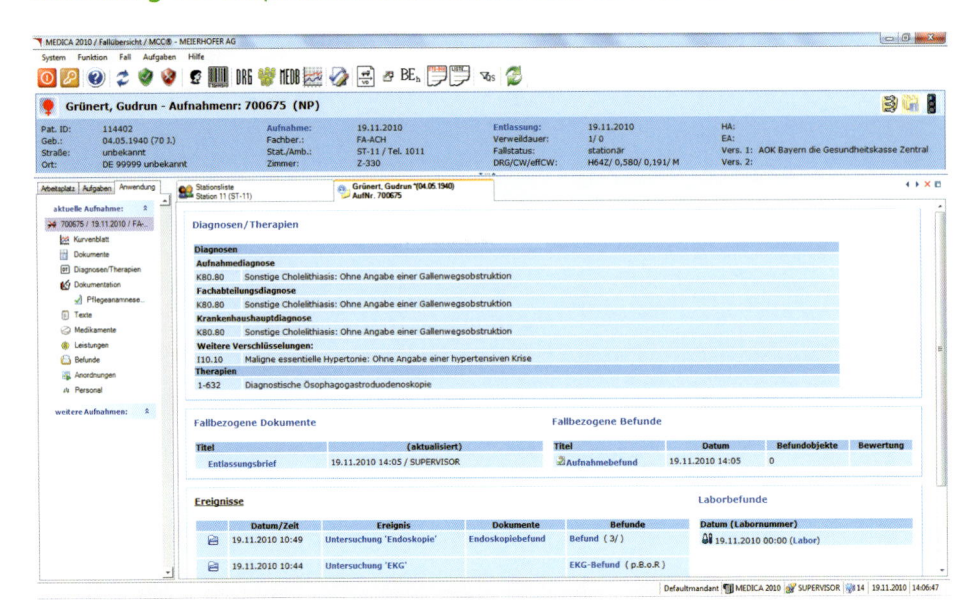

Abbildung 11: Beispielhafte Aktenübersicht aus dem KIS von Meierhofer

Ablichtung mit freundlicher Genehmigung des entsprechenden Unternehmens

Funktionen

Die Funktionalität in den einzelnen Krankenhaus- und Arztpraxisinformationssystemen ist sehr umfassend und kann hier aus Platzgründen nicht ausführlich dargestellt werden. Wesentliche Module sind beispielsweise die Patienten- und Fallverwaltung, die medizinische Dokumentation, die Organisationsunterstützung mittels elektronischer Terminkalender, Ablaufunterstützung und Anwendung klinischer Pfade, die Kommunikationsunterstützung intern und mit externen Partnern sowie natürlich die Abrechnung, Kostenrechnung und Statistiken.

Der derzeitige Stand und die Perspektive in Deutschland

In Deutschland haben inzwischen alle Krankenhäuser, so gut wie alle Arztpraxen und viele ambulante Pflegedienste, aber auch die Pflegeheime Informationssysteme im Einsatz. Nicht überall dienen diese schon der vollständigen elektronischen medizinischen Dokumentation, es werden also auch noch Papierakten geführt. Einige Arztpraxen arbeiten jedoch schon papierlos, und einige Krankenhäuser haben zumindest einen Großteil der medizinischen Informationen und Dokumente ebenfalls in ihrem Krankenhausinformationssystem gespeichert, führen aber aus rechtlichen und organisatorischen Gründen weiterhin auch parallel Papierakten. Es ist zu erwarten, dass durch neue handhabbare mobile Endgeräte und durch neue effektive Benutzerschnittstellen, die sowohl Handschrift als auch formale Masken im Mix erlauben, sowie durch die Einführung digitaler Signaturen der Trend zum papierlosen Krankenhaus und zur papierlosen Praxis zunehmen wird.

Der internationale Stand

Die Ausstattung der Gesundheitseinrichtungen mit Informationssystemen ist vor allem in den Industrieländern weit fortgeschritten. Weltweit setzen Gesundheitsversorgungseinrichtungen heute medizinische Informationssysteme ein, um alle Aspekte ihrer Tätigkeit IT-technisch zu unterstützen und zu optimieren. Während die Anbieter von Krankenhausinformationssystemen auch international agieren, sind die Lösungen für den ambulanten Bereich meistens nur von nationalem Zuschnitt, da Organisation, aber vor allem auch Dokumentations- und Abrechnungsgegebenheiten in den einzelnen Ländern sehr verschieden sind.

Einrichtungsübergreifende elektronische Fallakte (eFA)

Definition

Eine elektronische Fallakte ist eine an einem konkreten Behandlungsfall, das heißt an einer Hauptindikation orientierte verteilte Sammlung von Dokumenten, in die alle Behandler dieses Falles die relevanten Informationen und Dokumente einstellen beziehungsweise dort bekanntmachen und diese auch daraus abrufen können. Bezogen auf das Beispiel von Herrn Müller bedeutet das: Hier wäre der Fahrradunfall ein solcher Fall, und in der Fallakte befänden sich alle Informationen und Dokumente zu dieser speziellen Behandlung.

In erster Linie ist die elektronische Fallakte ein Kommunikationsmedium beziehungsweise eine Kommunikationsplattform für alle an einem Behandlungsprozess beteiligten Leistungserbringer, also die Haus- und Fachärzte und das medizinische Personal in den stationären Einrichtungen. Es wird eine Akte erstellt und gepflegt, die alle für die Abstimmung zwischen den Leistungserbringern relevanten Informationen zu einem Fall, wie zum Beispiel Arztbriefe, Therapiepläne und wesentliche Befunde, zusammenführt und verwaltet (Neuhaus 2006; 2007; Fallakte 2010).

Rechtliche Rahmenbedingungen

Die elektronische Fallakte basiert auf der Einwilligung der Patienten. Dabei kommt das „Alles-oder-nichts-Prinzip" zur Anwendung. Hierbei willigen die Patienten in die Führung einer solchen fallbezogenen Akte ein, dann haben alle Ärzte, die berechtigt wurden und die an der Behandlung beteiligt sind, auch vollständigen Zugriff auf alle Eintragungen beziehungsweise Dokumente, die sich in dieser Akte befinden. In dem zuvor geschilderten Beispiel würde man also eine Fallakte „Außenknöchelbruch" für Herrn Müller anlegen, die alle Behandlungsdokumente genau zu diesem Fall enthält und nur die dafür wichtigen Informationen anderer Fälle wie etwa die Diagnosen seiner beiden chronischen Krankheiten Diabetes mellitus und Asthma bronchiale berücksichtigt.

Ziele

Kontinuierliche Kommunikation aller an einer bestimmten Behandlung beteiligten Institutionen durch die Möglichkeit des Austausches der behandlungsrelevanten Dokumente zwischen den Informationssystemen dieser Institutionen. Vor allem soll auch die Zusammenarbeit zwischen dem stationären und ambulanten Sektor verbessert werden. Im Sinne des eingangs erläuterten Fallbeispiels würden also in einer eFA nur alle Behandlungsdokumente bezüglich des Außenknöchelbruchs von Herrn Müller enthalten sein sowie die Informationen, welche Nebenerkrankungen vorliegen. Dokumente zu seinen anderen Behandlungen sind nicht in der eFA enthalten. Die Idee der eFA ist, dass die Patientin und der Patient, wenn sie mehrere Krankheiten parallel haben, auch mehrere eFAs haben.

Erläuterungen

Die eFA (Fallakte 2010) wurde im Wesentlichen als Auftragsarbeit für eine Initiative des stationären Sektors, die, beginnend mit drei Klinikketten und der Deutschen Krankenhausgesellschaft, zu einem sektorübergreifenden eingetragenen Verein gewachsen ist, durch das Fraunhofer-Institut für Software und Systemtechnik ISST seit 2006 spezifiziert. Dabei wurden Schnittstellen und eine Sicherheitsarchitektur für eine verteilt vorgehaltene eFA spezifiziert, in die Dokumente eingestellt und abgerufen werden können. In der Folge hat sich ein Verein elektronische FallAkte e.V. gegründet, in dem Krankenhäuser, Ärztenetze und Selbstverwaltungsorgane organisiert sind und mittels Arbeitsgruppen die Weiterentwicklung begleiten beziehungsweise spezifizieren. Die eFA-Spezifikation basiert auf vielen bestehenden Standards, insbesonders auf der Web-Security-Familie und Teilen von HL7 und IHE. Die Spezifikationen sind offen zugänglich und lizenzfrei nutzbar. Somit bietet sich eFA zusätzlich als vielfältig einsetzbarer medienübergreifender Standard für die IT-gestützte Kommunikation im Gesundheitswesen an. Im Informationsflyer zur eFA (Fallakte 2010) werden folgende Eigenschaften des Lösungsansatzes aufgeführt.

Eigenschaften eines Lösungsansatzes

> **Fokussierung**
> In einer eFA werden immer nur Daten zu einem medizinischen Fall einer Person zusammengeführt. Zugriffsberechtigt sind ausschließlich die von den einzelnen Patienten in die Behandlung dieses Falls eingebundenen Ärzte und Einrichtungen.

> **Teilung der Verantwortlichkeit**
> Die eFA schafft Transparenz: Ärzte wissen, welche Daten in die Akte gehören, und können im Rahmen der Zweckbindung autonom über die ausgetauschten Daten verfügen. Patienten müssen in das Anlegen einer Akte einwilligen, können diese Einwilligung jederzeit zurückziehen und haben die Sicherheit, dass keine Daten ohne Bezug zur aktuellen Diagnose in der Akte enthalten sind. Dies ermöglicht eine datenschutzkonforme Aufteilung der Zuständigkeiten zwischen Ärzten und Patienten.

> **Autonomie der Partner**
> Kooperation basiert auf Freiwilligkeit. Daher müssen Ärzte frei sein, ihre Mitarbeit auf die Netzwerke zu fokussieren, die für sie aus medizinischer und wirtschaftlicher Sicht interessant sind. Die eFA ermöglicht dies: Sie ist wie eine Zweckgemeinschaft gegliedert, in der jeder Partner in mehreren Netzen vertreten sein kann und in der jedes Netzwerk aus anderen, wechselnden Partnern bestehen kann.

> **Dezentralität**
> Daten einer eFA werden dort vorgehalten, wo sie anfallen. Nur wenn eine Einrichtung die durchgängige technische Verfügbarkeit nicht sicherstellen kann, werden die Daten auf Systemen eines anderen Partners vorgehalten.

> **Ablauf und Systemintegration**
> Dank ihres modularen Aufbaus kann die eFA erheblich einfacher in bestehende Prozesse und Systeme integriert werden als bisherige Stand-alone-Lösungen.

> **Migrationsfähigkeit**
> Die technologischen Konzepte der eFA sind so angelegt, dass die eFA schrittweise zu einer Anwendung der Gesundheitstelematik migriert wird. Die eFA soll damit perspektivisch an die Gesundheitstelematik angebunden werden.

Wesentliche Grundidee des Lösungsansatzes ist es, dass alle an einer speziellen Behandlung beteiligten Institutionen die in ihrer Einrichtung entstandenen Behandlungsdokumente quasi öffentlich bekannt machen, das heißt allen anderen teilnahmeberechtigten Institutionen auf Basis einer hochsicheren Technologie über einen entsprechenden Dienst (eFA-Dienst) in ihrem institutionellen Informationssystem zur Verfügung stellen, von wo sie abgerufen werden können. Die Abfrage nach dem Inhalt der eFA für einen Patienten durch eine Versorgungsinstitution wird durch die interne Peer-to-peer-Struktur aufgelöst, sodass eine virtuelle integrierte Sicht auf die verteilten Dokumente entsteht. In der Kurzdarstellung (Neuhaus 2007) zum Projekt heißt es: „Die Spezifikation der elektronischen Fallakte macht genaue Vorgaben für die Schnittstellen zwischen den Systemen, die einzusetzenden Sicherheitsmechanismen sowie die Art und Beschreibung der auszutauschenden Dokumente. Mit dieser Spezifikation sind Hersteller in der Lage, entsprechende Systeme zu bauen und mit den bestehenden Systemen im Krankenhaus und in den Arztpraxen zu verknüpfen."

Der Kern der elektronischen Fallakte ist als ein IT-technischer Dienst realisiert. Ein Provider, meist ein Krankenhaus, betreibt diesen Dienst, der von mehreren Einrichtungen und niedergelassenen Ärzten genutzt werden kann. Damit auch Behandlungen unterstützt werden können, bei denen zum Beispiel Häuser unterschiedlicher Träger beteiligt sind, sind die Dienste untereinander vernetzt und können Daten weiterleiten. Über das sogenannte Föderationskonzept der elektronischen Fallakte wird dabei sichergestellt, dass der Datenschutz und die Datensicherheit auch über ein Netz von autonom betriebenen Diensten realisiert werden können.

Das Einstellen der Dokumente aus den Krankenhäusern erfolgt so weit wie möglich anhand von Regeln und halb automatisch über die existierende Oberfläche des Krankenhausinformationssystems; die niedergelassenen Ärzte müssen die einzustellenden Dokumente manuell auswählen. Angezeigt werden die Daten einer elektronischen Fallakte (eFA) über sogenannte eFA-Clients. Im Normalfall wird dieser Client eine neue Funktion innerhalb eines vorhandenen Krankenhausinformations- oder Praxisverwaltungssystems sein. Optional kann ein Arzt aber auch über einen Browser, der auf ein eFA-Portal einer Klinik zugreift, Daten über eine sichere Verbindung auslesen und einstellen. Hierdurch kann die eFA auch von Ärzten genutzt werden, deren Systeme die eFA-Schnittstelle noch nicht direkt unterstützen. Insgesamt ergibt sich für die eFA-Infrastruktur das in Abbildung 12 gezeigte Bild.

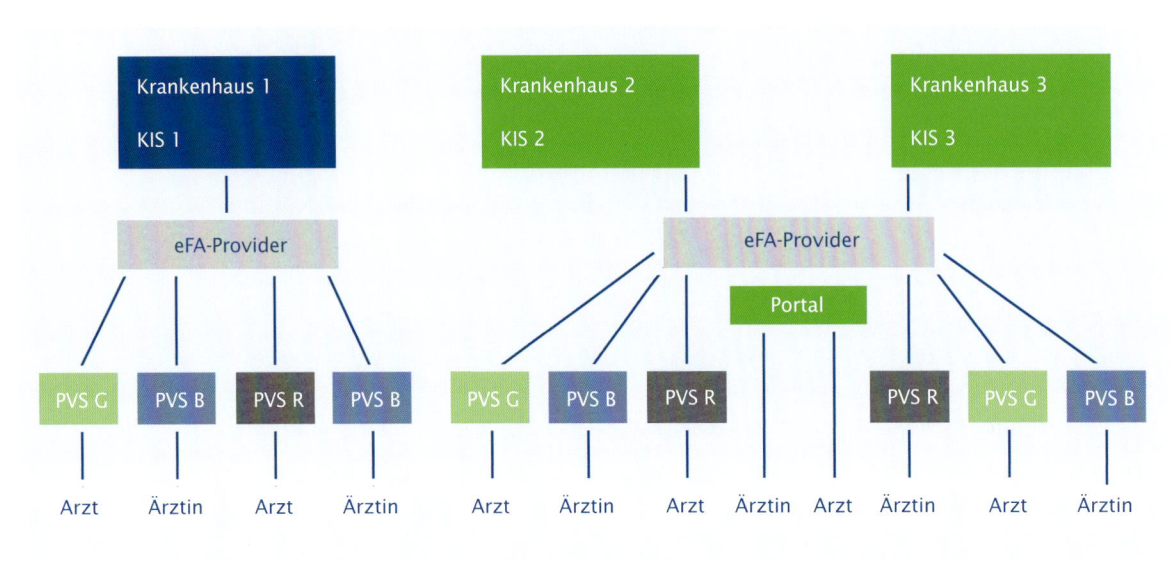

Abbildung 12: eFA-Infrastruktur

Quelle: Lowitsch 2010

Funktionen
Einstellen beziehungsweise Bekanntmachen und Heraussuchen beziehungsweise Abrufen von Dokumenten zu definierten personenbezogenen Behandlungsfällen durch alle an der Behandlung beteiligten Einrichtungen.

Der derzeitige Stand und die Perspektive in Deutschland Mitte 2011
Eine Reihe von Herstellern von Krankenhausinformationssystemen hat inzwischen die eFA-Schnittstelle implementiert. Bei verschiedenen großen Krankenhäusern in Deutschland befindet sich der Lösungseinsatz im Echtbetrieb. Gegenwärtig wird sowohl an einer stärkeren Orientierung am internationalen Standard IHE/XDS gearbeitet als auch an Möglichkeiten zur adäquaten Einbindung von Arztpraxisinformationssystemen, da diese Systeme zurzeit keine direkten eFA-Aufrufe unterstützen. Ärzte können also nur über einen Webbrowser und eine sichere Verbindung auf die Dokumente schauen und diese dann eventuell manuell in das Dateisystem ihres Arztpraxisinformationssystems herunterladen. Damit sind die Dokumente aber noch nicht in ihre lokale Karteikarte eingebunden. Daneben wird am Ausbau der Spezifikationen bestimmter Dokumenttypen gearbeitet. Dazu und zur Erarbeitung von semantischen Inhaltsstrukturen wurde eine Kooperation mit dem Projekt EPA 2015 des Landes NRW geschlossen.

Der internationale Stand
Teile der technischen Spezifikation der elektronischen Fallakte wurden innerhalb des Projektes epSOS wiederverwendet. Dieses Projekt will einen multinationalen Zugriff auf sogenannte Patient-Summaries und die Nutzung von elektronischen Rezepten realisieren. Des Weiteren bestehen enge Verbindungen zu den Entwicklungen in Österreich, um eine einfache Migration der Daten mit den dort eingesetzten IHE-Lösungen zu ermög-

lichen. An dem Projekt sind viele IT-Hersteller beteiligt, die international aktiv sind – allerdings sind noch keine Lösungen aus anderen Ländern bekannt.

Einrichtungsübergreifende elektronische Patientenakte (eEPA)

Definition
Am treffendsten bezogen auf die deutschsprachigen Definitionen scheint jene der GVG zu sein (siehe Seite 61). Die eEPA wird von den Ärzten, die die Patienten behandeln, geführt. Patienten können darin keine Dokumente löschen und sie auch nur nach Absprache mit den Ärzten gegebenenfalls verstecken.

Bezogen auf das Beispiel von Herrn Müller bedeutet das: In seiner Patientenakte wären die Informationen zu allen seinen Behandlungen enthalten, der Anästhesist hätte also, ebenso wie der Operateur und der nachbehandelnde Orthopäde, bei Zugriff auf die Patientenakte sofort alle für ihn wichtigen Informationen zu Begleiterkrankungen zur Verfügung.

Rechtliche Rahmenbedingungen
Elektronische Patientenakten können nur geführt werden, wenn ein Einverständnis der Patienten dazu vorliegt und innerhalb der entsprechenden Patientenaktensysteme differenzierte Mechanismen für die Erteilung und Durchsetzung von Zugriffsrechten vorhanden sind (Wellbrock 2008). Deren Einrichtung darf aber nur zusammen von Patienten und betreuenden Ärzten vorgenommen werden, damit nicht durch rigide Einschränkungen der eigentliche Zweck der eEPA ad absurdum geführt wird oder Patienten sich sogar durch solche rigiden Regelungen selbst gefährden. Sie sind heute vor allem im Rahmen der Versorgung auf Basis der nach §§ 140 a ff. SGB V abgeschlossenen Integrierten Versorgungsverträge insofern nicht nur erlaubt, sondern genau genommen gesetzlich vorgeschrieben, denn im § 140 b, Absatz 3 SGB V heißt es unter anderem:

> 〉〉〉 „Insbesondere müssen die Vertragspartner die Gewähr dafür übernehmen, dass sie die organisatorischen, betriebswirtschaftlichen sowie die medizinischen und medizinisch-technischen Voraussetzungen für die vereinbarte Integrierte Versorgung entsprechend dem allgemein anerkannten Stand der medizinischen Erkenntnisse und des medizinischen Fortschritts erfüllen und eine an dem Versorgungsbedarf der Versicherten orientierte Zusammenarbeit zwischen allen an der Versorgung Beteiligten einschließlich der Koordination zwischen den verschiedenen Versorgungsbereichen und einer ausreichenden Dokumentation, die allen an der Integrierten Versorgung Beteiligten im jeweils erforderlichen Umfang zugänglich sein muss, sicherstellen."

Im Rahmen der Integrierten Versorgung soll eine die verschiedenen Leistungssektoren übergreifende Versorgung und/oder interdisziplinär fachübergreifende Versorgung organisiert werden. Die Teilnahme der Versicherten an der Integrierten Versorgung ist freiwillig. Eine Einschreibung bei der jeweiligen Krankenkasse ist nicht explizit verpflichtend. Um die Ergebnisse der Integrationsversorgung auch ausreichend dokumentieren sowie übergreifend auswerten zu können, ist eine gesonderte Genehmigung für die Freigabe der Patientendaten seitens der Versicherten nötig.

Die Dokumentation des Behandlungsfalls erfolgt im Rahmen der Integrierten Versorgung gemeinsam durch und für alle am Vertrag beteiligten Leistungserbringer. Ein behandelnder Leistungserbringer darf aus der gemeinsamen Dokumentation die den Versicherten betreffenden Behandlungsdaten und Befunde nur dann abrufen, wenn der Versicherte ihm gegenüber seine Einwilligung erteilt hat, die Information für den konkret anstehenden Behandlungsfall zu nutzen (KVB 2006).

Ziele

Bestmögliche Behandlung der Patienten durch eine retro- und prospektive Transparenz der Patientenbehandlung für alle an der Behandlung beteiligten Ärzte, bessere Koordination aller Aktivitäten und Vermeidung von Doppeluntersuchungen und -therapien oder inkompatiblen Parallelbehandlungen vor allem im Bereich der Medikation.

Die Ziele von eEPA decken sich weitgehend mit den Zielen der Integrierten Versorgung, zu denen die KBV unter anderem schreibt:

Ziele der Integrierten Versorgung
> ❯ Verbesserung der Leistungsfähigkeit der Gesundheitsversorgung
> ❯ Steigerung der Effizienz und Effektivität des Gesundheitswesens
> ❯ Verbesserung der Qualität und Steigerung der Wirtschaftlichkeit der Leistungserbringung
> ❯ Aufbau vernetzter Kommunikationsstrukturen
> ❯ Verbesserung der Patientensteuerung und -versorgung
> ❯ Vermeidung von Doppeluntersuchungen

Weiterhin können genannt werden:

erweiterte Ziele
> ❯ Verbesserung der Patientensicherheit, vor allem im Bereich der Arzneimitteltherapiesicherheit
> ❯ Verbesserung der Behandlungsplanung und der koordinierten Abwicklung
> ❯ Wegfall aufwendiger telefonischer oder schriftlicher Anforderungen von Vorbefunden
> ❯ Allzeitiger Zugriff auf die wichtigen Informationen durch den behandelnden Arzt
> ❯ Verkürzung von Durchlaufzeiten beispielsweise bei der „Leistungskommunikation"

Erläuterungen

Mit Bezug zum Beispiel: Egal wo sich Herr Müller hinbegibt, der neue behandelnde Arzt kann sich durch Zugriff auf die eEPA von Herrn Müller – der natürlich diesen Arzt dafür erstmalig berechtigen muss – schnell ein Bild über die wichtigsten Nebenerkrankungen und Vorbefunde machen und so optimal mit- und weiterbehandeln. So könnte der Krankenhausarzt beziehungsweise der Anästhesist vor der Operation den letzten bei der Facharztpraxis für Pneumonologie durchgeführten Lungenfunktionstest einsehen, was für die Planung beziehungsweise Risikoeinschätzung der Anästhesie beziehungsweise Operation wichtig sein kann. Hier zeigt sich der Unterschied zur eFA: Dort sind nur genau die zu einer bestimmten Behandlung gehörenden Dokumente einsehbar.

Die Grundidee ist also, dass Ärzte beziehungsweise jede Gesundheitseinrichtung, die Patienten mit einer eEPA behandeln, die Informationen und Dokumente, die aktuell lokal angefallen sind, möglichst schnell und effektiv durch einen Click in ihr Informationssystem (elektronische Karteikarte in der Arztpraxis oder Krankenhausinformationssystem im Krankenhaus) in die eEPA der Patienten einstellen. Dabei bleibt zu diskutieren, ob Bagatellangelegenheiten (Erkältung etc.) Berücksichtigung finden sollten. Dies vielleicht nur, wenn im Rahmen einer solchen Bagatellbehandlung auch für die Zukunft wichtige Informationen wie beispielsweise eine Medikamentenunverträglichkeit angefallen sind. Der Einsatz von elektronischen Patientenakten ist natürlich vor allem bei chronisch Kranken, bei multimorbiden Patienten und bei alten Menschen, die im Rahmen einer Anamnese nicht immer ihre ganze Vorgeschichte präsent haben, besonders wertvoll. Um jedoch die anvisierten Ziele zu erreichen, ist es wichtig, dass die Informationen in der eEPA vollständig und verlässlich sind. Daher sollte eine eEPA aus medizinischer Sicht immer arztgeführt sein. Auch muss für die Behandler immer erkennbar sein, wer die einzelnen Eintragungen vorgenommen hat. Eine ausführliche Diskussion zum Thema informationelle Selbstbestimmung und Nutzbarkeit elektronischer Patientenakten findet sich bei Mann (2007).

Für ein effektives Zusammenspiel von beispielsweise Arztpraxis- und Krankenhausinformationssystemen mit eEPA-Systemen müssen diese also über entsprechende Mechanismen – sogenannte Schnittstellen oder auch Interoperabilitätsmodule – verfügen, damit ein Zusammenspiel möglich wird. Die nachfolgende Abbildung zeigt bezogen auf unser Eingangsbeispiel den Gesamtzusammenhang.

Elektronische Akten und Aktensysteme im Gesundheitswesen

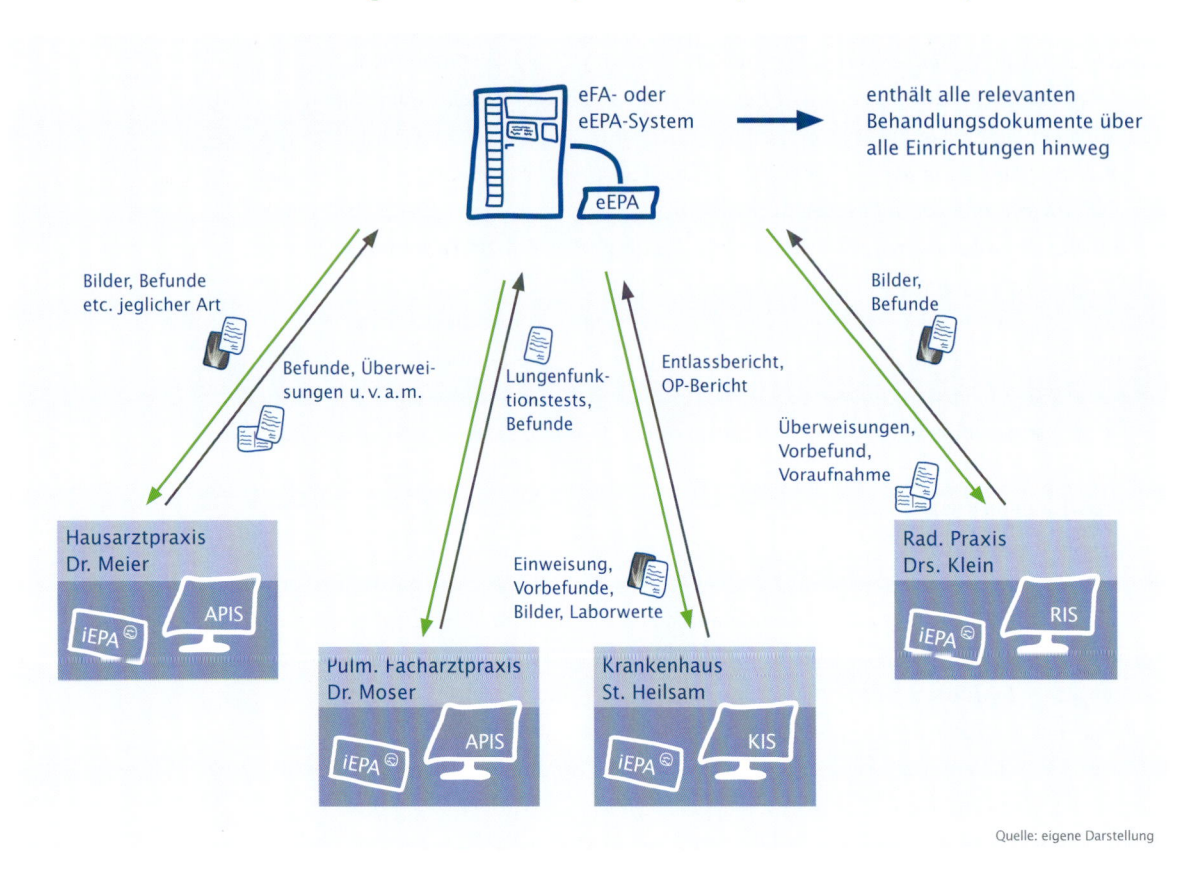

Abbildung 13: Zusammenspiel von iEPA-Systemen und eEPA-System

Quelle: eigene Darstellung

Wie deutlich wird, entsteht also durch dieses Zusammenspiel und die organisatorischen Regelungen, wer wann was einzustellen hat, eine gesamtheitliche Patientenakte für Herrn Müller, der nun – ob in der Ferne im Urlaub oder nach einem Wohnungswechsel, bei Aufnahme einer neuen Facharztbehandlung oder bei einem Arztwechsel – immer seine Patientenakte dabeihat. Ein Video, das dieses Zusammenspiel der Systeme zeigt, findet sich auf den Webseiten von eGesundheit.nrw (eGesundheit 2011).

Funktionen

Die Funktionalität von einrichtungsübergreifenden Patientenaktensystemen kann sehr unterschiedlich ausgeprägt sein. Dies reicht von der einfachen Möglichkeit, Dokumente einzustellen und abzurufen, über die Möglichkeit, Behandlungspläne einzustellen (beispielsweise Nachsorgepläne) und deren regelhafte Abarbeitung zu steuern, bis hin zu Mechanismen, die Erinnerungen oder Warnhinweise generieren. Für die Dokumentation selbst muss es möglich sein, die verschiedenen Informationen und Dokumente sowohl bestimmten Informationstypen als auch bestimmten Behandlungsfällen zuzuweisen und damit auch virtuelle Sichten auf die Akte zu ermöglichen, beispielsweise bei Fallakten Außenknöchelbruch, Röntgenakten, Operationen etc.

Der derzeitige Stand und die Perspektive in Deutschland

Derzeit unterstützen in Deutschland einige Hersteller von Arztpraxisinformationssystemen den Dokumenten- und Informationsaustausch zwischen Installationen ihrer Produkte und somit die Integrierte Versorgung. Wenige Anbieter haben in der Vergangenheit auch eEPA-Lösungen implementiert und versucht, diese auf den Markt zu bringen. Da es aber keine einheitlichen Schnittstellendefinitionen gibt, können Informationen und Dokumente nur von Ärzten eingestellt werden, deren System die Schnittstellen zu diesen spezifischen Lösungen bedienen. Dies führte dazu, dass ein Patient – auch wenn er sich zur Führung einer eEPA entschieden hatte – feststellen musste, dass viele seiner behandelnden Ärzte technisch gar nicht in der Lage waren, in seine eEPA Informationen und Dokumente einzustellen – was natürlich eine eEPA ad absurdum führt. So sind diese Projekte und Lösungen wieder eingeschlafen. Lediglich ein Großprojekt der Knappschaft – das Projekt prospeGKT (Presseportal 2011) – ist derzeit noch im Einsatz, an dem 50 Ärzte und ein Krankenhaus teilnehmen und auf Basis der Einverständniserklärung der teilnehmenden Patienten eine eEPA führen.

Vor diesem Hintergrund hat die Landesregierung in Nordrhein-Westfalen 2006 die Initiative EPA.2015 gestartet, damit einheitliche und herstellerunabhängige Schnittstellen und Datenschutzkonzepte definiert werden (eGesundheit 2011). Einhergehend mit der geplanten Einführung der elektronischen Gesundheitskarte (eGK) und dem Aufbau einer nationalen Gesundheits-Telematikinfrastruktur kann davon ausgegangen werden, dass Verfügbarkeit und Einsatz von einrichtungsübergreifenden Patientenakten in den nächsten Jahren erheblich zunehmen werden.

Der internationale Stand

Einen Überblick über die einzelnen nationalen Aktivitäten zum Thema elektronische Patientenakten beziehungsweise EHR mit dem Stand des Jahres 2008 findet sich unter http://www.himss.org/content/files/200808_EHRGlobalPerspective_whitepaper.pdf.

Als wesentliche Aspekte – die oftmals auch Hürden sind – werden für nationale eEPA-Projekte genannt: Finanzierung, nationale Planung und Steuerung, Standardisierung und Interoperabilität sowie Kommunikation. Aber auch die in den Ländern sehr unterschiedlichen Datenschutzregelungen spielen eine große Rolle. Insgesamt kann gesagt werden, dass in Ländern, in denen das Gesundheitswesen zentral organisiert ist, die Durchsetzung nationaler eEPA-Strategien am weitesten fortgeschritten ist, wenngleich aufgrund der enorm hohen Kosten und Barrieren auch hier derzeit nirgendwo ein flächendeckender Einsatz zu verzeichnen ist.

Elektronische Gesundheitsakte (EGA)

Definition

Eine elektronische Gesundheitsakte ist eine vom Patienten selbst moderierte und geführte elektronische Akte, in die er alle ihm wichtig erscheinenden Informationen und Dokumente – auch eigene Notizen, Messwerte und Ähnliches – einstellt und/oder von einem behandelnden Arzt unter seiner Kontrolle einstellen lässt. Die Patientin beziehungsweise der Patient kann in der Akte enthaltene Informationen beliebig löschen und verstecken. Er kann bei Arztbesuchen – sofern die Arztpraxis die technischen Voraussetzungen erfüllt – seinem Arzt den Inhalt seiner Gesundheitsakte zeigen. Sittig definierte schon 2002:

> 〉〉〉 „Die elektronische Gesundheitsakte ist ein über das Internet zugängliches Programm zur Erstellung und Betrachtung und Pflege einer persönlichen Akte über jeden gesundheitlichen Aspekt des Benutzers" (Sittig 2002).

Wertvolle weitere Informationen finden sich auch beim amerikanischen National Institutes of Health (Healthrecords 2011).

Rechtliche Rahmenbedingungen
Im Fünften Buch des Sozialgesetzbuches (SGB V) heißt es hierzu:

> 〉〉〉 „§ 68 Finanzierung einer persönlichen elektronischen Gesundheitsakte
> Zur Verbesserung der Qualität und der Wirtschaftlichkeit der Versorgung können die Krankenkassen ihren Versicherten zu von Dritten angebotenen Dienstleistungen der elektronischen Speicherung und Übermittlung patientenbezogener Gesundheitsdaten finanzielle Unterstützung gewähren. Das Nähere ist durch die Satzung zu regeln."

In den amtlichen Begründungen wird auch davon ausgegangen, dass die Versorgungsinstitutionen in die Lage versetzt werden, Dokumente direkt elektronisch aus ihrem Informationssystem heraus in eine Gesundheitsakte einzufügen.

Ziele
Die Gesundheitsakte hat prinzipiell die gleichen Ziele wie die eEPA und soll auch zu mehr Patientensouveränität und Selbstbestimmtheit führen. Darüber hinaus soll sie die Patienten beziehungsweise Bürger in die Lage versetzen, wichtige eigene Aufzeichnungen zu führen wie beispielsweise Ernährungs- oder Fitnesstagebücher. Dementsprechend gibt es verschiedenste Zielgruppen – nicht nur Patienten. Zielgruppen sind beispielsweise Senioren, Eltern für ihre Kinder, chronisch Kranke, Studenten, Sportler, Vielreisende, Ärzte (Personal Health Records 2011).

Erläuterungen
Der wichtigste Unterschied zu den einrichtungsübergreifenden elektronischen Patientenakten ist hier die Tatsache, dass der Patient allein bestimmt, welche Inhalte in seiner Gesundheitsakte stehen, und in der Regel diese auch selbst in die Akte einstellt. In einigen wenigen Projekten wurde der Versuch unternommen, dass auch Ärzte direkt Dokumente in die EGA einstellen können, aber zumeist scheiterte dies an der fehlenden Interoperabilität zwischen den iEPA-Systemen und dem EGA-System.

Handelt es sich bei den Benutzern um Patienten, ist es in der Regel also so, dass die Patienten von ihren Ärzten Kopien der Befunde erbitten und diese dann in ihre Akte einstellen. In diesem Fall ist die Vollständigkeit und gegebenenfalls Korrektheit der Inhalte nicht unbedingt gewährleistet, und es wird ärztlicherseits diskutiert, inwiefern es für eine regelhafte Versorgung überhaupt sinnvoll sein kann, sich auf eine solche persönliche Informationssammlung zu verlassen. Letztendlich hat diese einen Charakter wie die mündlichen Ausführungen eines Patienten bei der Anamnese – auch hier kann er Dinge verschweigen beziehungsweise bewusst nicht mitteilen. Im Gegensatz zur eEPA beispielsweise in Verbindung mit der Integrierten Versorgung ist eine EGA nicht eine geschuldete Infrastruktur- und Dokumentationsleistung des Versorgungssystems. Allerdings sieht der Gesetzgeber vor, dass Ärzte elektronisch signierte Informationen und Dokumente, die sie von ihren Patienten mittels einer EGA erhalten, würdigen müssen.

EGAs werden in der Regel als Internet-Anwendungen, die Patienten einfach bedienen können, angeboten. Prinzipiell ist es aber auch denkbar, dass Patienten ihre persönliche EGA auf einem mobilen Speichermedium, das dann auch eine Anwendung für die Pflege und Anzeige der Inhalte beinhalten muss, verwalten und mit sich führen. Hier ergibt sich dann natürlich insbesondere die Frage der Sicherheit und der Konsequenzen des Verlustes des mobilen Speichermediums. Beide Aspekte können aber durch Verschlüsselung und entsprechende Backups im geschützten Rahmen gelöst werden. Andererseits sind es gerade USB-Sticks beziehungsweise mobile Datenträger, die in der Vergangenheit gefährliche Schadsoftware in Umlauf gebracht haben, sodass bei Vorliegen eines guten Sicherheitskonzeptes keine Einrichtung einem Patienten derzeit erlauben dürfte, einen eigenen Stick in die Praxis-/Krankenhausrechner einzustecken.

Funktionalität

Die Funktionen in einer Gesundheitsakte sind vielfältig und variieren von Hersteller zu Hersteller. Während anfangs im Wesentlichen lediglich die Möglichkeit bestand, dass der Patient elektronische Dokumente (meist Scans der vom Arzt erhaltenen Papierdokumente) in seine Akte hochlädt, haben die Hersteller in den letzten Jahren immer mehr Anwendungsfunktionalität realisiert. So gibt es Lösungen, bei denen die Messungen von Aktivitätssensoren oder von Blutdruck- oder Blutzuckermessgeräten unkompliziert in die EGA übernommen werden können. Auch gibt es diverse Module zur Pflege spezieller krankheitsartenbezogener Daten oder beispielsweise zur Verwaltung von Terminen.

Elektronische Akten und Aktensysteme im Gesundheitswesen

Nach Warda (2005) sind folgende Funktionen zu finden:

Funktionen der EGA

> allgemeine Verwaltungsfunktionen
> strukturierte Dokumentation von medizinischen Daten
> Upload von Dokumenten
> Import aus Praxis- und Klinik-EDV-Systemen
> Arzneimitteldokumentation und Interaktionscheck
> Anbindung an Online-Apotheken
> Laborwertverwaltung
> Therapie- und Terminplanung
> Notfallzugriff
> Darstellung vorhandener Funktionen
> rollenbasierte Zugriffsberechtigungsverwaltung
> Erinnerungs- und Nachrichtenfunktionen
> Einbindung von Medizingeräten
> Einbindung von Gesundheitsinformationen

Die folgenden Abbildungen zeigen Einstiegsbildschirme von in Deutschland kommerziell angebotenen Gesundheitsakten, aus denen auch der Funktionsumfang beziehungsweise die Möglichkeiten solcher Akten hervorgehen (Stand Januar 2011).

Abbildung 14: Übersichtsbildschirm der EGA LifeSensor der Firma ICW

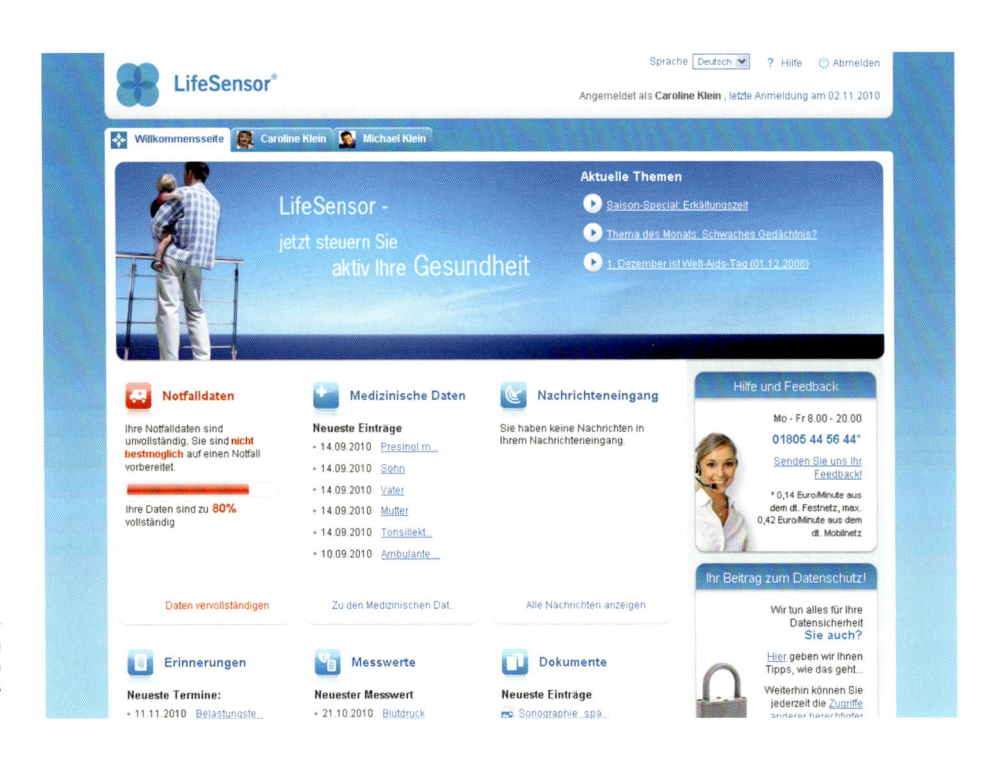

Ablichtung mit freundlicher Genehmigung des entsprechenden Unternehmens

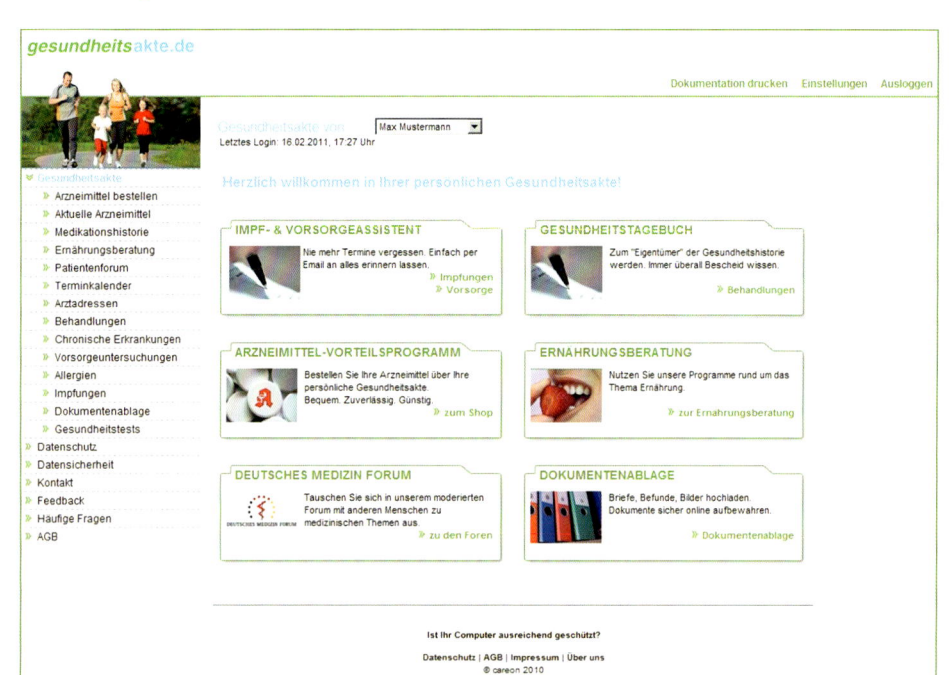

Abbildung 15: Übersichtsbildschirm der EGA der Firma careon

Abbildung 16: Vom Patienten erfasste Blutdruckwerte in CGM Life Home der Firma Compugroup Medical

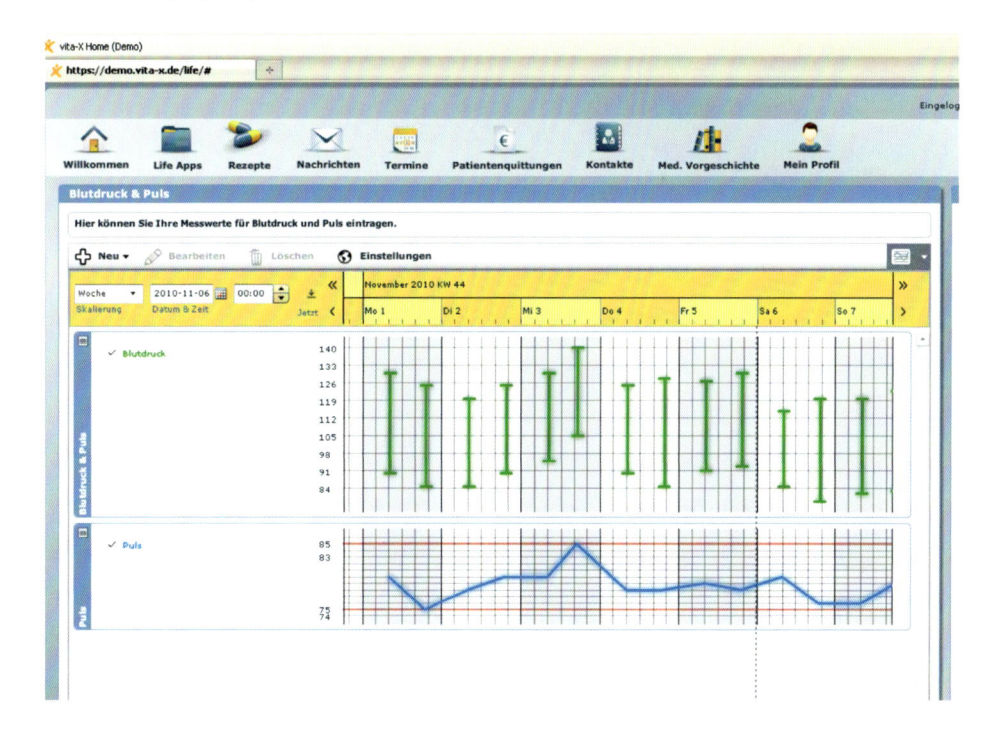

Ablichtungen mit freundlicher Genehmigung der entsprechenden Unternehmen

Der derzeitige Stand und die Perspektive in Deutschland

Derzeit bietet eine Reihe von Softwareherstellern in Deutschland, aber auch internationale Konzerne solche EGA-Lösungen an. Bisher ist aber deren tatsächliche Verwendung und rechtliche Stellung teilweise ungeklärt. Eine Reihe von Pilotprojekten wurden aufgrund des Desinteresses der Patienten beziehungsweise wegen der fehlenden Verknüpfung zu den ärztlichen Daten (siehe dazu auch der Beitrag von Kirchner et al. in diesem Buch) wieder eingestellt.

Der internationale Stand

In vielen Ländern werden ebenso Gesundheitsakten beziehungsweise Personal Health Records angeboten. Auch hier handelt es sich um privatwirtschaftliche Anbieter, die den Patienten die entsprechenden Webanwendungen offerieren. Manche Geschäftsmodelle gehen sogar darüber hinaus und beziehen die Gesundheitseinrichtungen derart mit ein, dass diese ihren Patienten die Führung einer entsprechenden EGA als Dienstleistung anbieten. Oftmals ist aber nicht klar, wie die Privatsphäre des Benutzers geschützt wird.

ePatientenfach

Im Rahmen der Einführung der elektronischen Gesundheitskarte in Deutschland sind verschiedene sogenannte Anwendungen gesetzlich im § 291a des SGB V 2011 festgeschrieben, eine davon ist das sogenannte ePatientenfach. Dabei handelt es sich um eine freiwillige Anwendung, für die der Patient selbst entscheiden muss, ob er diese nutzen möchte, um eigene Aufzeichnungen und Gesundheitsdaten beziehungsweise ihm von Gesundheitsinstitutionen zur Verfügung gestellte Daten auf der Karte oder im Zusammenhang mit der Karte zu verwalten.

Definition

Das ePatientenfach ist eine Anwendung im Zusammenhang mit der eGK, mittels derer es der Patientin beziehungsweise dem Patienten ermöglicht werden soll, selbst erhobene oder ihnen von anderen Stellen zur Verfügung gestellte Daten zu verwalten.

Rechtliche Rahmenbedingungen

Rechtsgrundlage ist der § 291a des SGB V. In Absatz 3 werden die Anwendungen beschrieben, die das ePatientenfach unterstützen sollen:

Rechtsgrundlage Patientenfach

> Die elektronische Gesundheitskarte soll das Erheben, Verarbeiten und Nutzen von durch den Versicherten selbst oder für sie zur Verfügung gestellten Daten unterstützen; so beispielsweise: medizinische Notfalldaten, den elektronischen Arztbrief, die elektronische Patientenakte, Daten zur Prüfung der Arzneimitteltherapiesicherheit und die Patientenquittung.

Elektronische Akten und Aktensysteme im Gesundheitswesen

Ziel
Mittels der Anwendung ePatientenfach soll es also dem Patienten ermöglicht werden, eigene erhobene Gesundheitsdaten wie beispielsweise persönliche Notizen, Selbstmessungen von Blutdruckwerten, Blutzuckerwerten, Einnahme von OTC-Präparaten oder Aufzeichnungen eines Schmerztagebuchs auf der Gesundheitskarte oder im Zusammenhang mit der Gesundheitskarte zu dokumentieren und diese nach eigenem Gutdünken für die behandelnden Ärzte einsehbar zu machen. Durch das ePatientenfach soll die Eigenverantwortlichkeit und Souveränität des Patienten gestärkt und die Zusammenarbeit mit den Ärzten verbessert werden.

〉〉〉 Over The Counter; nicht verschreibungspflichtige Medikamente

Erläuterungen und derzeitiger Stand/Perspektiven
Aufgrund der verzögerten Einführung der eGK sind Strukturen und Bedienungskonzepte dieser Fachanwendung noch nicht weiter spezifiziert worden. Prinzipiell fordert das Gesetz nicht ausdrücklich die Speicherung der Daten auf der eGK selbst, sondern die Formulierung „folgende Anwendungen zu unterstützen" lässt offen, ob diese Daten – dann unter Nutzung der eGK und der damit definierten Sicherheitsanforderungen – auch außerhalb der Karte, beispielsweise in einer persönlichen Gesundheitsakte, oder auf der Karte selbst gespeichert werden.

Prinzipiell gesehen ist also das ePatientenfach, sofern es auf der eGK gespeichert ist, aufgrund des limitierten Speicherplatzes wie eine „Miniatur-EGA" zu sehen. Genau genommen ist eine EGA auch ein großes ePatientenfach, in dem der Patient alle Gesundheits-/Krankheitsinformationen über sich verwaltet, die er für wichtig hält. Es ist daher davon auszugehen, dass es – wenn es beim nationalen Konzept eines ePatientenfaches auf der eGK bleibt – zu einer Koexistenz von ePatientenfach und EGA kommen wird, wobei es sehr wohl sinnvoll ist, diese beiden Anwendungen derart aneinander zu koppeln, dass der Patient in der umfangreichen EGA definieren kann, welche Daten davon in sein ePatientenfach übernommen werden sollen. Auch ist es denkbar, dass Behandlungsinstitutionen direkt aus ihren institutionsinternen elektronischen Aktensystemen ausgewählte Daten – beispielsweise Dauerdiagnosen oder bestimmte Laborwerte – auf Wunsch des Patienten im Rahmen des Arztbesuches in sein ePatientenfach übertragen.

〉 Eingeben und Speichern von persönlichen Gesundheitsaufzeichnungen durch den Versicherten/Patienten
〉 Möglichkeit der Freischaltung der Einsehbarkeit dieser Daten für behandelnde Ärzte und andere berechtigte Heilberufler

Funktionen des ePatientenfachs

Der internationale Stand
Vergleichbare Ansätze finden sich international nicht beziehungsweise nur in Form der umfassender konzipierten Personal Electronic Health Record.

Ausblick und Lessons Learned

Wie bereits erwähnt, sind Strukturen und Anwendungen für das ePatientenfach noch nicht spezifiziert. Dies wird erst nach erfolgreicher Einführung der elektronischen Gesundheitskarte (eGK) und der ersten prioritären Anwendungen geschehen und kann noch einige Jahre dauern.

Bisher ist bei den Erprobungen der ersten Anwendungsszenarien der eGK deutlich geworden, dass an die Bedienbarkeit und Einfachheit der Anwendungen für den Patienten höchste Ansprüche zu stellen sind, sodass es die Versicherten beziehungsweise Patienten, die nicht über besondere Fertigkeiten und Wissen zur Computerbenutzung verfügen, möglich sein muss, die entsprechenden Anwendungen zu nutzen. Dies gilt insbesondere für das ePatientenfach.

Literatur und Online-Quellen

Arbeitskreis (AK) eFA/EPA: Elektronische Akten im Gesundheitswesen. http://www.egesundheit.nrw.de/content/elektronische_akten/downloads/index_ger.html (abgerufen am 10. Januar 2011).

eGesundheit (2011): http://www.egesundheit.nrw.de/content/elektronische_akten/epa_2015/index_ger.html (abgerufen am 10. Januar 2011).

Fallakte (2010): http://www.fallakte.de (abgerufen am 29. Oktober 2010).

GVG (2004): Managementpapier „Elektronische Patientenakte". Eigenverlag. http://ehealth.gvg-koeln.de (abgerufen am 10. Januar 2011).

Haas, P. (2006): Gesundheitstelematik. Verlag Springer, Berlin 2006.

Haas, P. (2009): Medizinische Informationssysteme und Elektronische Krankenakten. Verlag Springer, Berlin 2009.

Health Records (2011): http://www.nlm.nih.gov/medlineplus/personalhealthrecords.html (abgerufen am 10. Januar 2011).

HIMSS (2010): http://www.himss.org/ASP/topics_ehr.asp (abgerufen am 12. August 2010).

ISO (2005): Health informatics – Electronic health record – Definition, scope and context. 22. Januar 2005 http://www.iso.org (abgerufen am 7. Juni 2011).

KVB (2006): KVB CoC Service und Beratung: Informationen zur Integrierten Versorgung nach §§ 140 a-d SGB V, Stand 23. März 2006.

Lowitsch, V. (2010): Die elektronische FallAkte – Status und Ziele. Präsentation vom 7. September 2010. KBV.

Mann, G. (2007): Datenschutzrechtliche Anforderungen an EPA-Systeme mit einrichtungsübergreifenden elektronischen Patientenakten (Überblick), Jahr 2007, Download über http://www.egesundheit.nrw.de/ztg/egesundheit.nrw.de/content/e2571/e3744/e3755/object3756/Proj_EPA.nrw-AP6_Ausarb-DS-Rechtl-Anforderungen_V-0-1-2_20070907_ger.pdf (abgerufen am 10. Januar 2011).

Neuhaus, J. (2006): Die elektronische Fallakte – Eine Definition und Abgrenzung aus fachlicher Sicht. Fraunhofer-Institut für Systemtechnik ISST. Eigenverlag. Mai 2007. http://www.fallakte.de/images/stories/pdf/downloads/0705xx_efa_kurzdarstellung.pdf (abgerufen am 29. Oktober 2010).

Neuhaus, J. (2007): Die elektronische Fallakte – Eine Definition und Abgrenzung aus fachlicher Sicht. ISST. http://www.fallakte.de/images/stories/pdf/downloads/0705xx_efa_kurzdarstellung.pdf (abgerufen am 10. Januar 2011).

Personal Health Records (2011): http://www.myphr.com/StartPHR/what_is_a_phr.asp05 (abgerufen am 10. Januar 2011).

Presseportal (2011): http://www.presseportal.de/pm/74070/1333203/knappschaft (abgerufen am 10. Januar 2011).

SGB V (2011): http://www.sozialgesetzbuch-sgb.de/sgbv/291a.html (abgerufen am 10. Januar 2011).

Sittig, D. F. (2002): Personal health records on the internet: a snapshot of the pioneers at the end of the 20th century. Int Journal Med Inform. 65 (1): 1–6.

Warda, F. (2005): Elektronische Gesundheitsakten – Möglichkeiten für Patienten, Ärzte und Industrie. Aktueller Stand der Entwicklung in Deutschland. rheinware Verlag 2005.

Wellbrock, R. (2008): Einrichtungsübergreifende Elektronische Fallakte – Empfehlungen zur datenschutzrechtlichen Ausgestaltung. In: Deutsches Ärzteblatt 2008, 105, Heft 40, A2094 – A2096.

Bildschirmabdrucke mit freundlicher Genehmigung der entsprechenden Unternehmen.

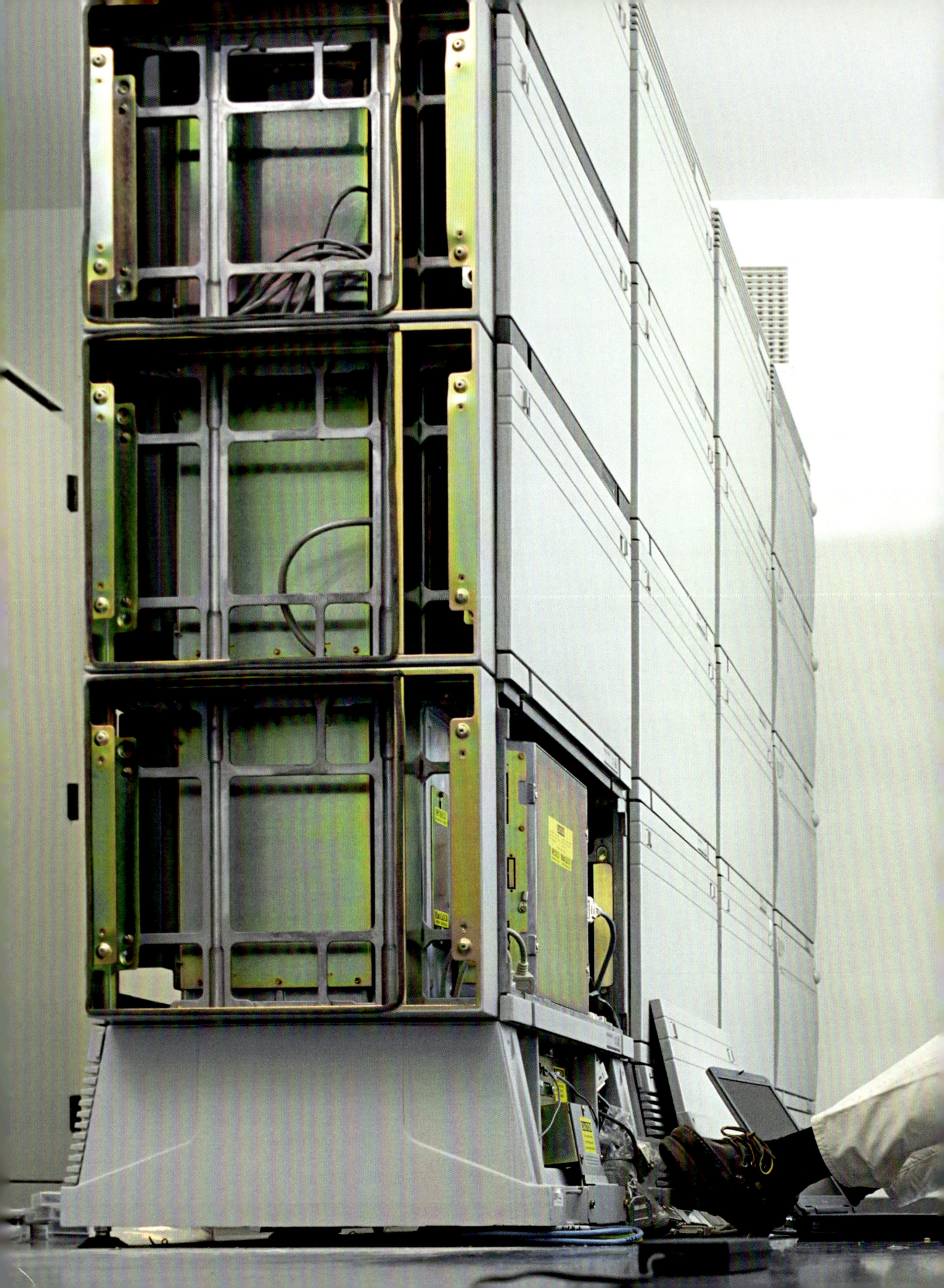

Kapitel II
Datentechnik und Standards

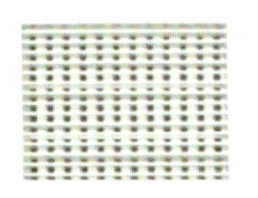

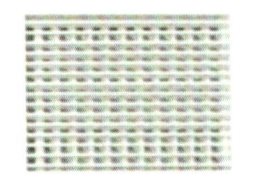

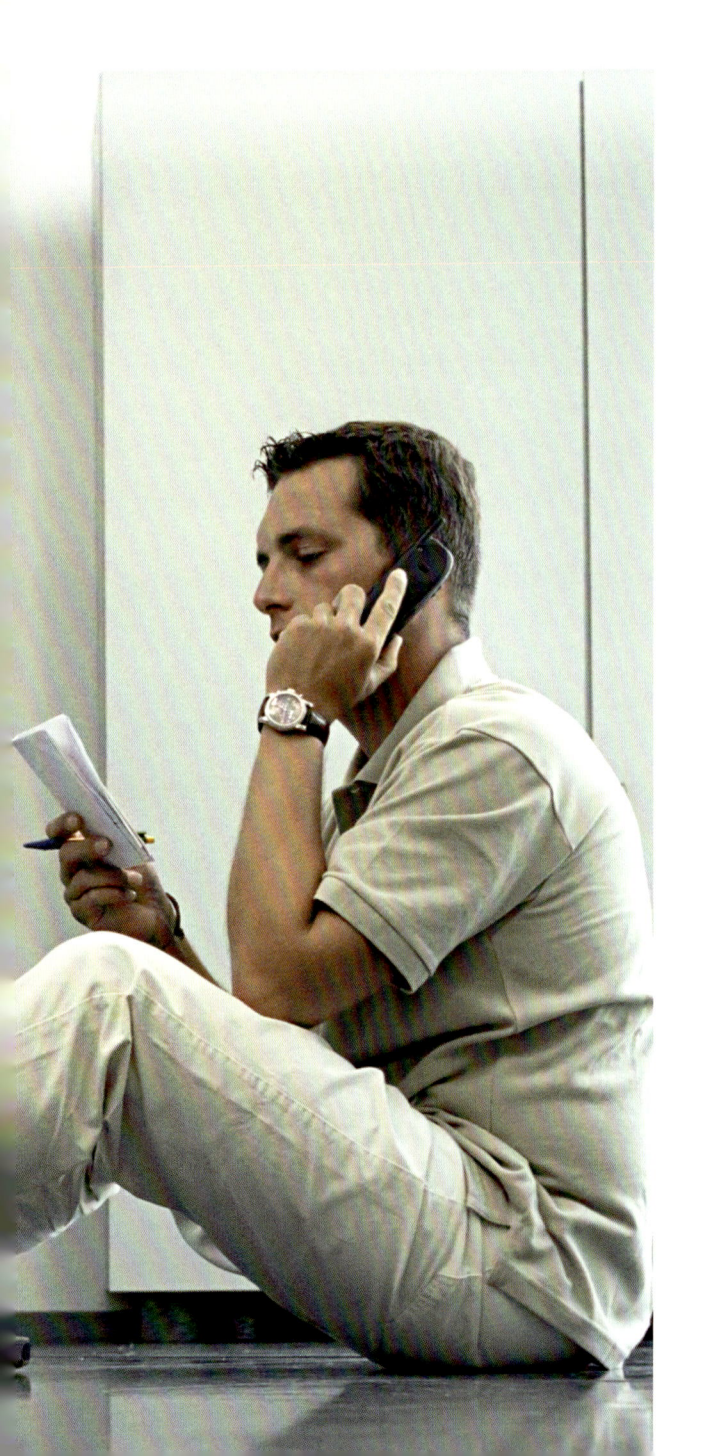

› Interoperabilität in einer heterogenen
  IT-Landschaft   90
› Konnektoren verbinden Welten   104
› Internationale Standards für einen optimalen
  Datenaustausch   110

Hans-Ulrich Prokosch

Interoperabilität in einer heterogenen IT-Landschaft

Das deutsche Gesundheitswesen ist geprägt von einer Vielzahl oftmals sehr unterschiedlicher IT-Anwendungen. Insbesondere über die Sektorengrenzen hinweg findet man trotz zahlreicher Bemühungen im letzten Jahrzehnt noch keinerlei Ansätze, die über Pilotprojekte hinausgehen und als flächendeckende Telematikinfrastruktur eine deutschlandweite Interoperabilitätsplattform bieten können. Das bisher desaströs verlaufene eGK-Projekt hat hierzu seinen Beitrag geleistet.

Kommunikation im Krankenhaus

>>> zentrales EDV-System eines Krankenhauses

Ein Krankenhausinformationssystem (KIS) bezeichnet den Teil der EDV-Struktur eines Krankenhauses, der alle informationsverarbeitenden Prozesse und die an ihnen beteiligten menschlichen und maschinellen Handelnden in ihrer informationsverarbeitenden Rolle umfasst (Winter et al. 1998). Diese Definition ist eher informationstheoretischer Natur und umfasst dabei sowohl den EDV-gestützten als auch den EDV-unabhängigen Bereich der Informationsverarbeitung von Medizin, Pflege und Verwaltung im Krankenhaus.

Da der Begriff eines KIS in der Regel aber nur mit den elektronischen Werkzeugen zur Informationsverarbeitung assoziiert wird, wurde von Prokosch (1997; 2001) eine eher pragmatische Definition eingeführt, die den Begriff eines solchen KIS aus seiner typischen historischen Entwicklung im Krankenhaus ableitet. Diese ist nachfolgend näher ausgeführt.

Die ersten in Krankenhäusern bereits vor mehr als vier Jahrzehnten eingeführten EDV-Anwendungen waren auf die Unterstützung eng abgrenzbarer Aufgabenstellungen in kleineren Bereichen eines Krankenhauses (Abteilungen) zugeschnitten und wurden deshalb als Abteilungssysteme bezeichnet. Der Datenaustausch mit anderen Abteilungssystemen war ursprünglich nicht vorgesehen, wurde dann aber in den 1980er- und 1990er-Jahren schrittweise verwirklicht.

Abteilungssysteme versuchen in unterschiedlicher Form, die Arbeitsprozesse ihrer jeweiligen Abteilungen zu unterstützen. Die bekanntesten Abteilungssysteme sind:

> im administrativen Bereich
> - das Patientendatenverwaltungssystem (PDV)
>   (manchmal auch fälschlicherweise als KIS bezeichnet)
> - das Finanzbuchhaltungssystem
> - das Personaldatenverwaltungssystem
> - das Materialwirtschaftssystem
>
> im medizinischen Bereich
> - das Laborinformationssystem (LIS)
> - das Radiologieinformationssystem (RIS)
> - das Intensivstationssystem (oft auch als intensivmedizinisches Patientendatenmanagementsystem bezeichnet)
> - das OP-System
> - das Klinische Arbeitsplatzsystem (KAS)

Abteilungssysteme im administrativen und medizinischen Bereich

Sowohl aus Sicht der klinischen Anwenderinnen und Anwender, die bevorzugt nur mit einem einzigen EDV-System arbeiten würden, als auch zur Reduktion des Betreuungsaufwands der EDV-Landschaft eines Krankenhauses wird es als wünschenswert angesehen, die Anzahl der Abteilungssysteme innerhalb eines Krankenhauses so klein wie möglich zu halten. Angestrebt wird hierbei oftmals eine Umsetzung in Form des sogenannten monolithischen Architekturkonzepts, bei dem versucht wird, so viele Anwendungssysteme wie möglich aus einer Hand und auf Basis einer Softwaretechnologie bereitzustellen.

Während dies in Deutschland in den 1980er- und 1990er-Jahren fast nur über Eigenentwicklungen großer EDV-Abteilungen der Krankenhäuser realisiert werden konnte, bemühen sich in den letzten zehn Jahren auch große kommerzielle Anbieterunternehmen, ein möglichst umfassendes Spektrum sowohl administrativer als auch klinischer Funktionalitäten innerhalb ihres Produktportfolios anbieten zu können.

Dennoch hat vor allem die immer größer werdende Spezialisierung in der Medizin in den letzten Jahren dazu geführt, dass es mittlerweile neben den großen Abteilungssystemen KAS, OP-Dokumentation, LIS, RIS und PDMS noch eine Vielzahl von Speziallösungen von sogenannten Nischenanbietern für sehr viele Anwendungsbereiche gibt (als Beispiele hierfür seien Herzkatheterarbeitsplatzsysteme, Ultraschallsysteme, Endoskopiesysteme und geburtshilfliche Qualitätssicherungssysteme genannt). Da solche Entwicklungen oft durch Medizinerinnen und Mediziner aus dem jeweiligen klinischen Umfeld initiiert wurden, decken sie die medizinischen Anforderungen in den betroffenen Bereichen meist sehr gut ab und werden in der Fachliteratur auch als Best-of-Breed-Systeme bezeichnet.

In den deutschen Krankenhäusern findet man sehr unterschiedliche Philosophien darüber, inwieweit man dem Konzept heterogener verteilter Best-of-Breed-Systeme oder aber dem eher monolithischen Architekturansatz den Vorzug geben sollte. In der Regel findet man aber in allen deutschen Krankenhäusern KIS-Umgebungen, die in mehr oder weniger großer Zahl Abteilungssysteme neben einem möglichst viele Funktionalitäten umfassenden klinischen Arbeitsplatzsystem einsetzen. In einer solch heterogenen KIS-Landschaft gilt es nun, über die Grenzen vieler einzelner EDV-Anwendungen hinweg die Geschäftsprozesse im Krankenhaus möglichst optimal zu unterstützen und somit eine systemübergreifende Interoperabilität zu erzeugen.

Am Beispiel eines Szenarios der mit der stationären Aufnahme einer Patientin oder eines Patienten verbundenen und im klinischen Kontext sich dann anschließenden Aktivitäten soll nachfolgend dargestellt werden, welche unterschiedlichen EDV-Anwendungen in einem heterogenen KIS-Umfeld in diese Abläufe involviert sein können und welche Kommunikationsbedürfnisse (mit entsprechend unterschiedlichen Nachrichtentypen) daraus erwachsen.

Der erste Schritt zur stationären Aufnahme einer Patientin oder eines Patienten besteht in der administrativen Aufnahme, die das Ziel hat, die Patientin oder den Patienten durch eine eindeutige Identifikationsnummer und eine zugehörige abrechnungstechnisch definierte Fallnummer zu identifizieren. Für alle weiteren Aktivitäten im Krankenhaus müssen im Rahmen dieses Aufnahmeprozesses die demografischen Daten sowie Informationen zu Kostenträgern und einweisenden Ärztinnen und Ärzten dokumentiert werden. Des Weiteren erfolgt in diesem Schritt die Zuordnung der Patientin oder des Patienten zu einer Organisationseinheit des Krankenhauses, in der die geplante stationäre Behandlung erfolgen soll (beispielsweise stationäre Aufnahme auf Station 4 der Chirurgischen Klinik). Diese erste elektronische Dokumentation erfolgt im sogenannten PDV-System.

〉〉〉 System zur Patientendatenverwaltung

Nach diesem administrativen Schritt kommt die Patientin beziehungsweise der Patient auf die Station. Dort erfolgt die erste Informationssammlung sowohl durch pflegerisches als auch durch ärztliches Personal. Diese basiert auf der Erhebung der Krankengeschichte (Anamnese) und der körperlichen Untersuchung. Den pflegerischen und ärztlichen Mitarbeitern eines Krankenhauses präsentiert sich ein KIS in der Regel durch die EDV-Funktionalität, die ihnen an ihrem PC-Arbeitsplatz (sei es auf der Station oder in der Ambulanz) geboten wird. Das in diesem Umfeld genutzte EDV-System wird meist als Klinisches Arbeitsplatzsystem (KAS) bezeichnet (Ingenerf und Stausberg 2002).

Damit in diesem KAS die demografischen Daten einer Patientin oder eines Patienten nicht erneut erfasst werden müssen, ist unmittelbar nach der Dokumentation der Patientenaufnahme im PDV-System ein erster elektronischer Kommunikationsvorgang erforderlich. Dabei werden die demografischen Daten der Patientin oder des Patienten sowie die zugehörigen Aufnahmedaten an das KAS übermittelt. Weitere Kommunikationsbeziehungen, die zwischen dem PDV-System und dem KAS abgewickelt werden, beziehen sich im späteren Behandlungsverlauf auf die Information zur Verlegung und zur abschließenden Entlassung der Patientin beziehungsweise des Patienten. Derartige Bewegungsdaten über die Aufnahme (Admission), die Entlassung (Discharge) und die Verlegung (Transfer) werden aufgrund der englischsprachigen Bezeichnung dieser Prozesse üblicherweise als sogenannte ADT-Nachrichten kommuniziert. Neben diesen

Bewegungsnachrichten beinhaltet die Menge der ADT-Nachrichten aber auch noch die Mitteilung über Stammdatenkorrekturen, Fallstornierungen oder auch Patienten- beziehungsweise Fallzusammenführungen.

In Abhängigkeit von der jeweiligen Ausbaustufe eines KIS nimmt die an einem KAS zur Unterstützung der täglichen Arbeiten verfügbare Funktionalität in der Regel über viele Jahre hinweg schrittweise zu. In den meisten deutschen Krankenhäusern umfasst diese zumindest die Funktionen zur

> Dokumentation der Anamnese,
> Diagnosen- und Prozedurendokumentation,
> Unterstützung der Auftragskommunikation mit den diagnostischen Funktionsbereichen,
> Terminplanung,
> Präsentation der Inhalte der elektronischen Krankenakte und
> elektronischen Arztbrieferstellung.

übliche Funktionen eines KAS

In einzelnen Krankenhäusern findet man darüber hinausgehend noch Funktionen zur

> Pflegeplanung und Pflegedokumentation,
> elektronischen Dokumentation von Medikationsanordnungen,
> Unterstützung der Visitendokumentation,
> ärztlichen Spezialdokumentation und
> Unterstützung klinischer Behandlungspfade.

weiter gehende Funktionen eines KAS

Nach Durchführung eines Anamnesegesprächs und der körperlichen Aufnahmeuntersuchung initiiert die aufnehmende Ärztin beziehungsweise der Arzt in der Regel eine Reihe weiterer diagnostischer Untersuchungen, für die eine Unterstützung der entsprechenden Funktionsbereiche des Krankenhauses in Anspruch genommen wird. Eine Kommunikation im klinischen Bereich bedeutet demgemäß vor allem eine Auftragskommunikation zwischen den Stationen beziehungsweise den Ambulanzen und den diagnostischen Abteilungen. Dies beginnt mit der Untersuchungsanforderung, beispielsweise bei einem Labor oder in der Radiologie, und endet mit der Ergebnis- beziehungsweise Befundrückübermittlung aus diesen Bereichen.

In Bezug auf die schrittweise Migration von der Papier-(Formular-)basierten Auftragskommunikation hin zur elektronischen Auftragskommunikation wurde in den meisten deutschen Krankenhäusern aus Akzeptanzgründen zunächst der Schritt der Befundrückübermittlung elektronisch umgesetzt. Diejenigen Nachrichtentypen, die hierfür beispielsweise von einem Labor- oder Radiologieinformationssystem an das klinische Arbeitsplatzsystem kommuniziert werden, wurden in Anlehnung an den aus dem Englischen übernommenen Begriff als Observation Result Unsolicited oder kurz ORU-Nachrichten bezeichnet. Erst später wurde dann auch die Anforderung von Untersuchungen auf elektronische Verfahren umgestellt. Dazu müssen elektronische Auftragsinformationen vom klinischen Arbeitsplatzsystem an die entsprechenden Abteilungssysteme

Interoperabilität in einer heterogenen IT-Landschaft

››› Order-and-Result-Message

in den diagnostischen Funktionsbereichen übermittelt werden. Diese werden als ORM-Nachrichten bezeichnet.

››› Diagnosis Related Groups; diagnosebezogene Fallgruppen

Innerhalb der diagnostischen Funktionsbereiche werden oft Leistungen erbracht, die zwar nicht unmittelbar als Prozedur in die DRG-Abrechnung eingehen, für die krankenhausinterne Leistungsverrechnung zwischen den Kliniken und Funktionsbereichen aber von Bedeutung sind. Eine derartige interne Leistungsverrechnung wird normalerweise von einem speziellen EDV-System im Finanzdezernat eines Krankenhauses durchgeführt. Für diese Verrechnungen müssen aus den jeweiligen Abteilungssystemen die Informationen über erbrachte Leistungen an das Leistungsverrechnungssystem übermittelt werden. Zu diesem Zweck werden in der Regel die sogenannten DFT-Nachrichten (Details Financial Transactions) verwendet.

Innerhalb mancher Abteilungssysteme werden aber auch unmittelbar abrechnungsrelevante Diagnosen (ICD-Codes) und Prozeduren (OPS-Codes) dokumentiert. Diese müssen dann an das PDV-System übermittelt werden, um in diesem System die Berechnung einer DRG-Fallpauschale und Erstellung der Rechnung an die Kostenträger zu ermöglichen. Der für diesen Zweck genutzte Nachrichtentyp wird als BAR-Nachricht (Billing Account Record) bezeichnet.

Die bisherige Beschreibung illustriert anschaulich, dass das Gesamtgefüge Krankenhaus auf der sehr engen Kooperation zwischen einer Vielzahl von Organisationseinheiten mit jeweils unterschiedlichen Aufgabenstellungen basiert. Eine Kooperation jedoch gründet wiederum auf intensive Kommunikation und eine Vielzahl an Informationsflüssen. Daraus wird deutlich, dass die Datenflüsse zwischen den Organisationseinheiten ganz wesentlicher Bestandteil des täglichen Arbeitens sind und dass somit auch auf die elektronische Unterstützung dieser Kommunikationsbeziehungen großer Wert gelegt werden muss.

››› Server zum Management der Kommunikationsvielfalt

››› Fehlerbehebung

Während diese Kommunikationsbeziehungen in der Frühzeit der KIS-Entwicklung mittels jeweils einzeln abzusprechender, proprietärer Schnittstellen zwischen genau zwei Abteilungssystemen realisiert wurden, kommen hierfür aktuell in vielen Krankenhäusern Kommunikationsserver zum Einsatz, die als zentrale Kommunikationsdrehscheibe für alle zu betreibenden Schnittstellen dienen. Ein derartiger Kommunikationsserver übernimmt die Aufgaben der Datenübersetzung (Mapping) zwischen zwei Abteilungssystemen, des Routings von Nachrichten (falls diese an mehrere Zielsysteme übermittelt werden), des Queuings (Steuerung der zeitlichen Abarbeitung von Nachrichtenflüssen), des Monitorings und (falls notwendig) des Error-Recovery. Dank der Verringerung der Einzelschnittstellen innerhalb eines komplexen KIS nach Einführung eines Kommunikationsservers wird die Schnittstellenlandschaft des Gesamtsystems strukturierter und dadurch leichter zu warten sein.

Vor allem bei dem späteren Austausch eines Systems, das zu vielen anderen Systemen Schnittstellen aufgebaut hat, macht sich dies deutlich bemerkbar. Da die Schnittstellen zwischen dem Kommunikationsserver und den Kommunikationspartnern des auszutauschenden Systems unverändert bleiben, sind lediglich die Schnittstellen für das neu einzuführende System mit dem Administrator des Kommunikationsservers abzusprechen. Zur Vertiefung der technischen Detailaspekte von Kommunikationsservern wird auf Lange, Prokosch und Hasselbring (1999) verwiesen.

Beruhten in der frühen Phase des Aufbaus von Krankenhausinformationssystemen die Kommunikationsschnittstellen lange Zeit auf proprietären Umsetzungen der jeweiligen Softwarelieferanten, so begann sich ab dem Jahr 1993 schrittweise eine Schnittstellenstandardisierung durchzusetzen. Insbesondere Dudeck ist es zu verdanken, dass man in Deutschland in den 1990er-Jahren damit begonnen hat, bezüglich der auszutauschenden Datenformate auf eine standardisierte Kommunikationssyntax (HL7) hinzuarbeiten (Heitmann, Blobel und Dudeck 1999).

Daraus ergab sich eine Reduktion der Schnittstellenproblematik, vor allem dadurch, dass zumindest auf der syntaktischen Ebene weitgehend standardisierte Kommunikationsprotokolle eingesetzt werden konnten. Die Nutzung von Kommunikationsservern als technologischer Middlewareplattform und HL7 als Kommunikationsstandard ist heute in vielen Krankenhäusern als zentrale Komponente der Krankenhaus-EDV nicht mehr wegzudenken. Nichtsdestotrotz stellen beide nur technologische Hilfsmittel dar, die einen (wenn auch wesentlichen) Beitrag zur Interoperabilität leisten. Sie allein sind noch immer keine Allheilmittel gegen die vielen Kommunikationsprobleme in unseren Krankenhäusern, die in der Regel nicht nur technischer Natur sind (Prokosch, Osada und Lange 1997). Gleichzeitig darf die Verbesserung der Kommunikation auf keinen Fall schon als Lösung des Integrationsproblems im Krankenhaus betrachtet werden.

〉〉〉 Health Level Seven – standardsierte Kommunikation

Neben der Schnittstellensyntax spielt bei der Realisierung von Kommunikationsbeziehungen zwischen zwei EDV-Systemen immer auch die korrekte Übertragung des semantischen Kontextes, aus dem die zu übertragenden Informationen entnommen werden, eine große Rolle. Oft lassen sich zwischen zwei Systemen zwar syntaktisch eindeutige Schnittstellen realisieren; die extrem unterschiedliche semantische Abbildung organisatorischer und medizinischer Sachverhalte zwischen den Systemen kann im Extremfall aber zu unüberwindbaren inhaltlichen Problemen führen. An dieser Stelle sei zur Vertiefung der Problematik auf die Arbeiten von Lenz und Kuhn (2001) sowie Lange et al. (2001) verwiesen.

Aus den bisherigen Ausführungen ist klar geworden, dass ein KIS nicht als ein rundum fertig einsatzbereites Produkt gekauft werden kann, sondern eher als ein Rahmen zu sehen ist, in dem die verschiedenen Einzelsysteme der elektronischen Informationsverarbeitung im Krankenhaus zusammengefasst und konsistent integriert werden. Da die verschiedenen Typen medizinischer Informationssysteme im Gesundheitswesen von den Anwendern, Medizininformatikern und Softwareanbietern immer wieder unterschiedlich bezeichnet und charakterisiert wurden, wurden in einem sogenannten „Plädoyer gegen die babylonische Begriffsverwirrung in der Medizinischen Informatik" die Begriffe Abteilungssystem, Krankenhausinformationssystem, elektronische Krankenakte, elektronische Patientenakte und elektronische Gesundheitsakte definiert (Prokosch 2001).

Mittlerweile bieten viele der Hersteller von Softwarelösungen für das Krankenhaus Schnittstellen auf Basis von HL7 an. Jedoch ist vor dem Kauf eines jeden Abteilungssystems stets im Detail zu prüfen, welche in diesem Beitrag bereits dargestellten Nachrichtentypen vom Produkt und Anbieter jeweils unterstützt werden. Der Kommunikationsstandard HL7 unterstützt allerdings lediglich Nachrichten mit textuellen beziehungsweise numerischen Dateninhalten, die in der Regel zwischen verschiedenen Abteilungssystemen im Krankenhaus ausgetauscht werden. Eine Interoperabilität im Krankenhaus muss aber darüber hinaus auch noch den Austausch von Informationen mit Medizingeräten (Modalitäten) unterstützen.

Informationsaustausch mit Medizingeräten

〉〉〉 Digital Imaging and Communication in Medicine – offener Standard für den Informationsaustausch in der Medizin

Für die Übermittlung von Bildern zwischen den Modalitäten, die solche Bilder erzeugen, und den verschiedenen EDV-Systemen eines Krankenhauses wurde – ursprünglich aus der Radiologie kommend – der DICOM-Standard eingeführt. Neben der Übermittlung der reinen Bildinformation ermöglicht der DICOM-Standard auch die Kommunikation von Metainformationen zu den jeweiligen Bildern, etwa den Bezug zur Patientin beziehungsweise zum Patienten, zum Abrechnungsfall und zur Studie, aus der ein zu übermittelndes Bild oder eine Bildsequenz stammt.

Darüber hinaus beinhaltet der DICOM-Standard auch verschiedene Dienste, die im Umfeld der Bilderzeugung, Bildkommunikation und Bildspeicherung von Bedeutung sind. Dies soll nachfolgend in einem vereinfachten Szenario zur Beauftragung einer Röntgenuntersuchung und der Erzeugung beziehungsweise Speicherung des dabei erzeugten digitalen Röntgenbilds illustriert werden.

Es soll von einer Situation ausgegangen werden, bei der die Beauftragung einer Röntgenuntersuchung auf der Station mittels der entsprechenden Funktion eines klinischen Arbeitsplatzsystems erfolgt und dieser Auftrag mit einer ORM-Nachricht (HL7) an das Radiologische Informationssystem (RIS) kommuniziert wurde. Innerhalb der Radiologie erfolgt nun die Zuordnung dieses Untersuchungsauftrages zu einer bestimmten Modalität, also zu einem bestimmten Röntgengerät. An einem solchen Röntgengerät wird an einem Arbeitstag eine Vielzahl von Röntgenuntersuchungen für verschiedene Patienten durchgeführt.

Damit die entsprechend erzeugten Bilder dort auch wieder der richtigen Patientin oder dem richtigen Patienten zugeordnet werden können, müssen zumindest die Namen sowie die Identifikationsnummern der an der Modalität zu untersuchenden Patienten auf diesem Gerät in eine Arbeitsliste eingetragen werden. Diese wird dann im Laufe des

Tages schrittweise abgearbeitet. Damit diese Daten nicht von Hand, mit einem damit verbundenen Risiko von Fehleingaben, an der Modalität eingegeben werden müssen, sollte die elektronische Übertragung dieser Informationen aus dem RIS heraus über das Klinikumsnetzwerk an die entsprechende Modalität ermöglicht werden.

Zu diesem Zweck wurde innerhalb des DICOM-Standards der Service DICOM-Worklist zum Aufbau einer Arbeitsliste an einer Modalität definiert. Die im Laufe eines Arbeitstages an dieser Modalität erzeugten digitalen Bilder werden zunächst temporär an der Modalität zwischengespeichert. Zu bestimmten Zeitpunkten müssen diese Bilder dann sowohl auf einen zentralen Datenspeicher und zusätzlich an eine Befundungs-Workstation in der Radiologie übertragen und dort gespeichert werden. Diese Funktionalität wird von Bilddatenmanagementsystemen (PACS) unterstützt und mit dem Service DICOM-Store umgesetzt. Dieser Vorgang erfordert also eine Kommunikation zwischen Modalität, RIS, PACS und dem betroffenen Speichermedium.

>>> Picture Archiving and Communication Systems

Falls für den untersuchten Patienten aus früheren Aufenthalten bereits Voraufnahmen existieren, sollten diese für die Befundung durch die Radiologin beziehungsweise den Radiologen ebenfalls vom zentralen Speicher geladen und auf die Befundungs-Workstation übermittelt werden. Hierfür kann der DICOM-Query/Retrieve Service verwendet werden. Der von der Radiologin beziehungsweise dem Radiologen etwa mittels digitalen Diktat-Workflows gemeinsam mit einer Schreibkraft oder aber schon unter Verwendung eines Spracherkennungssystems erzeugte Befund wird dann nach Speicherung im RIS und nach Freigabe durch den dazu Berechtigten (eine Oberärztin oder ein Oberarzt) mit einer ORU-Nachricht an das klinische Arbeitsplatzsystem übermittelt. Bestandteil einer solchen ORU-Nachricht ist neben dem eigentlichen schriftlichen Befund in der Regel auch ein Link, der auf den Speicherort des zugehörigen Bildes oder einer zugehörigen Bildserie auf dem zentralen Bilddatenspeicher verweist.

Ruft die Stationsärztin beziehungsweise der Stationsarzt den entsprechenden Textbefund aus der elektronischen Krankenakte des KAS auf, besteht die Möglichkeit, ausgehend vom Textbefund einen sogenannten DICOM-Viewer zu starten, dem dann im Hintergrund der Link zum Bild übergeben wird. Hier wird das zum Befund gehörige Bild geladen und kann mit dem DICOM-Viewer betrachtet werden.

Die für die oben beschriebenen Zwecke Ende der 1990er-Jahre erstmals in deutschen Krankenhäusern eingeführten PACS wurden ursprünglich vor allem in Radiologieabteilungen eingesetzt und mit dem RIS verknüpft. In den letzten zehn Jahren setzte sich die Erkenntnis durch, dass diese Funktionalitäten nicht nur auf die Radiologie begrenzt bleiben dürfen. Vielmehr sollen die vielen weiteren Bildinformationen, die in einem Krankenhaus an einer großen Anzahl weiterer Medizingeräte auch außerhalb der Radiologie erzeugt werden (wie etwa Endoskopiebilder und -bildsequenzen, Ultraschallbilder, Angiografieaufnahmen und vieles mehr) in gleicher Weise digital gespeichert und an das KAS kommuniziert sowie aus der elektronischen Krankenakte heraus verfügbar gemacht werden.

Interoperabilität in einer heterogenen IT-Landschaft

Insbesondere wird dies in den letzten Jahren dadurch verstärkt gefördert, dass Ultraschallgeräte, Endoskopiearbeitsplätze und Herzkatheteranlagen nun auch an das Klinikumsnetzwerk angebunden und somit mit der KIS-Infrastruktur verknüpft werden können. Allerdings unterscheiden sich die Arbeitsabläufe zur Übermittlung von Auftragsdaten an diese Untersuchungsgeräte, zur Erzeugung und Speicherung der entsprechenden Bildinformationen und Bildsequenzen sowie der zugehörige Befundungsprozess meist deutlich von den Abläufen in der Radiologie. Weiterhin kommen beispielsweise Ultraschallgeräte oft mobil zum Einsatz, sodass für die Verbindung dieser Geräte mit dem entsprechenden Abteilungssystem, dem PACS oder auch direkt mit dem KAS, eine flächendeckende Ausstattung des Krankenhauses mit WLAN gefordert wird.

》》》 Wireless Local Area Network; drahtloses lokales Netzwerk

Kommunikation über Institutionsgrenzen hinweg

In den bisherigen Abschnitten dieses Kapitels wurden lediglich die Kommunikationsbeziehungen zwischen den verschiedenen EDV-Systemen und Modalitäten innerhalb eines Krankenhauses beschrieben, die mittels der Kommunikationsstandards HL7 und DICOM gut unterstützt werden. Im letzten Jahrzehnt hat aber zusätzlich auch die sektorübergreifende Vernetzung von Einrichtungen der stationären Versorgung mit dem ambulanten Sektor sowie mit Rehabilitationskliniken deutlich zugenommen. Dieser zunächst organisatorische Prozess musste dann natürlich auch mittels elektronischer Informationsflüsse unterstützt werden. Im Rahmen von Telemedizinprojekten beziehungsweise verbunden mit dem Aufbau sektorübergreifender elektronischer Patienten- oder Gesundheitsakten wurde es erforderlich, Schnittstellen auch zwischen den EDV-Systemen der Krankenhäuser und den Praxis-EDV-Systemen niedergelassener Ärzte zu realisieren.

Die Konzeption der Arztpraxis-EDV hatte sich über Jahrzehnte hinweg völlig unabhängig von der Einführung der EDV-Anwendungen in den Krankenhäusern entwickelt. Dies führte unter anderem auch dazu, dass im Bereich der Arztpraxissysteme ein völlig anderer Kommunikationsstandard entstand als im KIS-Umfeld. Es handelt sich hierbei um eine Familie von Nachrichtentypen, die unter dem Oberbegriff xDT-Standards bekannt wurde. Ein breiter Überblick hierzu ist auf den Internet-Seiten der Kassenärztlichen Bundesvereinigung zu finden.

Die wichtigsten Vertreter dieser Nachrichtenfamilie sind der ADT- (Abrechnungs-Daten-Träger; nicht zu verwechseln mit den ADT-Nachrichten in HL7), der BDT- (Behandlungs-Daten-Träger) und der LDT-Datensatz (Labor-Daten-Träger). Kommerzielle Arztpraxissysteme müssen im Rahmen einer Zertifizierung belegen, dass sie diese xDT-Standards unterstützen (siehe hierzu den Beitrag von Oemig in diesem Buch). Aufgrund dieser unterschiedlichen Entwicklungen war allerdings die Realisierung von Schnittstellen zwischen den im Krankenhaus genutzten EDV-Systemen und den EDV-Systemen in den Praxen niedergelassener Ärzte mit größeren Problemen verbunden. Ansätze, die Unterschiede zwischen den zwei Standards HL7 und xDT zu überbrücken, wurden aus der deutschen HL7-Benutzergruppe heraus entwickelt und setzen auf der Auszeichnungssyntax XML auf.

》》》 erweiterbare Auszeichnungssprache zur Darstellung von Textdaten

Es kam zur Gründung einer Initiative mit dem Namen SCIPHOX (Standardized Communication of Information Systems in Physician Offices and Hospitals using XML). Innerhalb der SCIPHOX-Aktivitäten wurden die inhaltlichen Erfordernisse der Kommunikation zwischen ambulanten und stationären Versorgungseinrichtungen analysiert und neu überdacht, wobei die gewonnenen Erfahrungen der beiden bislang parallel entwickelten Domänen HL7 und xDT berücksichtigt wurden. Die Ansätze von SCIPHOX sind dokumentenzentriert und berücksichtigen ebenfalls die CDA (Clinical Document Architecture), die in der HL7-Version 3 als Standard für medizinische Dokumente zugrunde gelegt wurde (Dolin et al. 2001). Erste zu kommunizierende Dokumente, die in der SCIPHOX-Initiative betrachtet wurden, sind der Entlassbrief, der nach Beendigung eines Krankenhausaufenthaltes an die niedergelassene Ärztin oder den niedergelassenen Arzt geschickt wird, oder aber die Überweisung von Arzt zu Arzt oder eine Krankenhauseinweisung.

Die elektronische Kommunikation zwischen niedergelassenen Ärzten wird in einer Vielzahl von Pilotprojekten erprobt. Dabei lassen sich drei unterschiedliche Kommunikationsszenarien unterscheiden, die auch verschiedene Anforderungen an das elektronische Kommunikationskonzept stellen. Dies sind:

> - die adressierte Kommunikation, bei der zum Zeitpunkt der Versendung eines Informationspaketes die Person des Empfangenden bereits eindeutig feststeht (Versendung an bekannte Adressaten); ein Beispiel hierfür ist die Übertragung eines Laborauftrages aus einer Arztpraxis an ein ganz bestimmtes externes Labor;
> - die gerichtete Kommunikation, bei der zum Zeitpunkt der Versendung einer Nachricht zwar schon feststeht, an welche Zielgruppe und für welchen Zweck die Nachricht versendet wird, die Person des Adressaten selbst aber eventuell noch unbekannt ist. Beispiele hierfür sind die Ausstellung einer Überweisung, wenn noch offen ist, zu welcher Fachärztin oder zu welchem Facharzt die Patientin oder der Patient geht, und die Ausstellung eines Rezeptes, da die Ärztin oder der Arzt in der Regel nicht weiß, in welcher Apotheke dies eingelöst wird;
> - die ungerichtete Kommunikation, bei der eine Information für eine unbekannte Zahl möglicher Adressaten – und ohne genaue Kenntnis der zukünftigen Verwendung dieser Information in verschiedenen Situationen – bereitgestellt wird. Als Beispiel hierfür wird meist die Übertragung der Information in eine institutions- und sektorübergreifende elektronische Patientenakte genannt.

Szenarien für eine elektronische Kommunikation

Parallel zur SCIPHOX-Initiative entwickelten die kassenärztlichen Vereinigungen in Deutschland aufsetzend auf dem vom Fraunhofer-Institut IBMT realisierten PaDok-Konzept das D2D-Konzept (Doctor to Doctor) als sogenannte Telematikplattform der Kassenärztlichen Vereinigungen, die den sicheren und unkomplizierten Transfer der im deutschen Gesundheitswesen gängigen Dokumentenarten unterstützen soll. D2D beherrscht die drei im deutschen Gesundheitssystem benötigten elektronischen Versandarten:

>>> patientenbegleitende Dokumentation

Interoperabilität in einer heterogenen IT-Landschaft

elektronische Versandarten

> adressiert (Arztbrief, DMP-Bericht, Abrechnung etc.),
> gerichtet (Überweisung, Rezept etc.) und
> ungerichtet (Patienten- oder Fallakte).

Im D2D-Ansatz muss das Ziel für eine Arzt-zu-Arzt-Kommunikation nicht von vornherein festgelegt werden, sodass nicht – wie bisher – implizit die Selbstbestimmung der Patientin oder des Patienten und die freie Arztwahl eingeschränkt werden. Ein elektronischer Arztbrief wird beispielsweise lediglich beim Ersteller verschlüsselt, signiert, mit einer eindeutigen Kennnummer versehen und an einen zentralen D2D-Server versendet. Die Patientin beziehungsweise der Patient erhält einen Papierausdruck mit einer Barcode-Nummer, die der festgelegten Kennnummer entspricht. Er kann nun selbst zu einem beliebigen Zeitpunkt entscheiden, an welche Ärztin oder welchen Arzt des Vertrauens er oder sie sich nach Entlassung aus einem Krankenhaus wendet, und dieser oder diesem dann später den Zugriff auf den Entlassbrief des Krankenhauses ermöglichen. Dazu wird dem ausgewählten Empfänger des Arztbriefes der Ausdruck mit dem Barcode vorgelegt. Nach dem Einlesen des Barcodes und dem Anmelden am zentralen D2D-Server kann nun der zugehörige Arztbrief von diesem Server abgerufen werden und ist dann für den weiterbetreuenden Arzt verfügbar.

Unter Einsatz von D2D wurden elektronische Kommunikationsverbindungen für die folgenden Anwendungen umgesetzt:

Anwendungen, für die elektronische Kommunikationsverbindungen umgesetzt wurden

> der elektronische Arztbrief,
> elektronische Disease-Management-Programme,
> die elektronische Dokumentation zur Früherkennungskoloskopie,
> die KV-Abrechnung,
> der DALE-UV (Datenaustausch mit Leistungserbringern in der Gesetzlichen Unfallversicherung),
> die privatärztliche Abrechnung mit der PVS,
> der Labordatentransfer LDT,
> die elektronische Dokumentation zum Hautkrebsscreening (eHKS) sowie
> die elektronische Dialyse-Dokumentation.

Das D2D-/PaDok-Konzept geht allerdings nicht von einer langfristigen Möglichkeit eines Datenzugriffs im Sinne einer zentralen elektronischen Patientenakte aus, sondern erlaubt die einmalige, sichere und zweckbestimmte Bereitstellung von Daten, beispielsweise im Zusammenhang mit einer Überweisung zu einer Spezialistin oder einem Spezialisten. Damit hat dieser Ansatz den Nachteil, dass diese Daten, nachdem sie einmal an einen Nachbehandler weitergegeben wurden, weder für die Patientin oder den Patienten selbst noch für eine andere Ärztin oder einen anderen Arzt unmittelbar noch einmal zugänglich sind.

Geht man über den reinen Kommunikationsgedanken hinaus und möchte eine Plattform zur sektorübergreifenden Langzeitspeicherung medizinischer Behandlungsdaten bereitstellen, so sind andere IT-Konzepte notwendig. Für derartige Ansätze unterscheidet man wiederum zwischen arztgeführten Patientenakten – wie etwa im nordrhein-westfälischen Projekt EPA 2005 und im eFA-Projekt – und patientengeführten Patientenakten, auch elektronische Gesundheitsakten genannt (siehe hierzu den Beitrag von Haas in diesem Buch).

Verfolgt man die angelsächsische Literatur, so ist zu erkennen, dass in den USA und Großbritannien schon vor Längerem begonnen wurde, die Beziehung zwischen Ärzten und Patienten neu zu definieren und auch entsprechend zu gestalten. Ball und Lillis schreiben hierzu: „With its capacity for inexpensively retrieving information when, where, and how it is needed, the Internet is already transforming the physician/patient encounters. In fact, the word 'patient' is being slowly replaced, at least implicitly, by 'consumer'. As increasing numbers of healthcare consumers demand a more active role in their own care, the two sides of the power scale are edging towards balance" (2001:5).

Die Autoren beschreiben damit ein Umdenken, das neue Beziehungen zwischen Arzt und Patient einleitet und darauf hinweist, welche Rolle der mündige Bürger zukünftig in unserem Gesundheitssystem einnehmen wird. Vor diesem Hintergrund ist die Entwicklung (persönlicher) elektronischer Gesundheitsakten zu sehen, die die Integration der medizinischen Daten einer Patientin oder eines Patienten über Institutionsgrenzen hinweg vorsieht, dabei aber gezielt die Kontrolle des mündigen Bürgers über die zu seinem Gesundheitsbefinden erhobenen Daten in den Vordergrund stellt, einschließlich der Möglichkeit, durch den Bürger selbst Inhalte in diese Akte einzupflegen.

Im deutschsprachigen Raum werden diese Ansätze als patientengeführte elektronische Gesundheitsakte (EGA) bezeichnet. Auch wenn es hierfür in Deutschland bereits eine Reihe von Angeboten gibt, so ist doch das Befüllen dieser webbasierten Gesundheitsakten derzeit noch relativ umständlich und zeitaufwendig. Standardisierte Schnittstellen, die eine Datenübertragung aus Krankenhausinformations- und Praxisverwaltungssystemen in EGA-Systeme ermöglichen, könnten hier Abhilfe schaffen. Die Notwendigkeit derartiger Schnittstellen vor allem zu den Arztpraxissystemen niedergelassener Ärztinnen und Ärzte bestätigte auch eine Umfrage unter den Versicherten der BARMER GEK, bei der 92 Prozent der Befragten die Anbindung der Leistungserbringer an eine elektronische Gesundheitsakte und die Befüllung der Akte durch Ärztinnen und Ärzte als unbedingt notwendig ansahen (Kirchner et al. 2010).

Neben kleineren, eher wissenschaftlich geprägten Entwicklungen (beispielsweise Avetana und Akte-Online) sind auf dem deutschen Markt vor allem die folgenden Produkte bekannt: die Careon Gesundheitsakte (http://www.careon.de) und die LifeSensor Gesundheitsakte (http://www.lifesensor.de).

Die Zielsetzung der Anbindung an Primärsysteme verfolgte die als Forschungsprojekt initiierte EGA Akte-Online (Ückert et al. 2001), die bereits von Anfang an Schnittstellen zum Primärsystem KIS vorsah. Zusätzlich zur Langzeitspeicherung von Gesundheits- und Krankheitsdaten soll die Akteonline auch als Medium dienen, über das die Patientin beziehungsweise der Patient ausgewählte Teilbereiche seiner Gesundheitsinformationen elektronisch an die Gesundheitsbetreuer weitergeben kann, womit letztendlich auch wieder eine Kommunikation unter Ärztinnen und Ärzten, aber unter Kontrolle der Betroffenen auf Seiten der Patienten ermöglicht wird. Beispielhaft wurden hierzu Schnittstellen realisiert, über die der Austausch elektronischer Dokumente – etwa die sogenannte U-Untersuchungsdokumentation bei Kindern oder Arztbriefe – zwischen einem KAS, der EGA Akte-Online und einem Arztpraxissystem ermöglicht wurde.

Wichtig für die eher langfristig zu erwartende und umfassendere Nutzung elektronischer Gesundheitsakten durch Bürger, Patienten oder die Versicherten selbst ist, dass in den nächsten Jahren die wahren Bedürfnisse, Erwartungen und Ängste der Bürger in Bezug auf solche Systeme in Forschungsprojekten evaluiert werden. Insbesondere die Aspekte des Datenschutzes müssen dabei berücksichtigt werden. Nur so kann es gelingen, zukünftige EGA-Entwicklungen noch besser auf die realen Wünsche der anvisierten Nutzer zuzuschneiden. Das von der BARMER GEK durchgeführte dreijährige Forschungsprojekt und die Ergebnisse dazu (siehe dazu den Beitrag von Kirchner et al. in diesem Buch) kann hier nur als erster Schritt betrachtet werden.

Literatur

Ball, M.; Lillis, J. (2001): E-Health transforming the physician/patient relationship. In: International Journal of Medical Informatics 61. S. 1–10.

Dolin, R. H. et al. (2001): The HL7 Clinical Document Architecture. In: Journal of the American Medical Informatics Association 8. S. 552–569.

Heitmann, K. U.; Schweiger, R.; Dudeck, J. (2001): Das SCIPHOX-Projekt: Kommunikation zwischen Arztpraxis und Krankenhaus – ein Schritt weiter. In: Informatik, Biometrie und Epidemiologie in Medizin und Biologie (2-3). S. 169–170.

Ingenerf, J.; Stausberg, J. (2002): Klinische Arbeitsplatzsysteme. In: Lehmann T.; Meyer zu Bexten, E. (Hrsg.). Handbuch der Medizinischen Informatik. Hanser Verlag. S. 625–644.

Prokosch, H.-U. (2001): KAS, KIS, EKA, EPA, EGA, E-Health: Ein Plädoyer gegen die babylonische Begriffsverwirrung in der Medizinischen Informatik. In: Informatik, Biometrie und Epidemiologie in Medizin und Biologie 32 (4). S. 371–382.

Prokosch, H.-U.; Osada, N.; Lange, M. (1997): Ein Kommunikationsserver macht noch kein Krankenhaus-Kommunikationssystem: Von den Höhen und Tiefen auf dem Weg zum KKS. In: Dudeck, J.; Walter-Jung B.; Köhler C. O. (Hrsg.): Dokumentation und Qualitätsmanagement 5. Jahrestagung des DVMD. S. 123-133.

Ückert, F. et al. (2001): Akteonline – Die elektronische Gesundheitsakte als Informations- und Kommunikationsmedium für den Bürger. Proceedings of the Telemed 2001. Berlin. S. 30-37.

Literatur zum Weiterlesen

Dudeck, J. (1997): Communication Standards: Problems and Future Trends. In: Dudeck, J.; Blobel, B.; Lordieck, W.; Bürkle, T. (Hrsg.): New Technologies in Hospital Information Systems. S. 148–155.

Heitmann, K. U.; Blobel, B.; Dudeck, J. (1999): HL7 – Kommunikationsstandard in der Medizin. Kurzeinführung und Information. Verlag Alexander Mönch, Köln.

Kirchner, H. et al. (2010): Die BARMER Gesundheitsakte – Erste Erfahrungen mit einer patientengeführten Gesundheitsakte. In: Duesberg, F. (Hrsg.): eHealth 2010, Solingen.

Lange, M. et al. (2001): Zur Kooperation konkurrierender Systeme: Probleme und Lösungen abseits von HL7. In: Informatik, Biometrie und Epidemiologie in Medizin und Biologie 32 (2-3). S. 212–213.

Lange, M.; Prokosch, H.-U.; Hasselbring, W. (1999): Eine Taxonomie für Kommunikationsserver im Krankenhaus. In: Informatik, Biometrie und Epidemiologie in Medizin und Biologie 30 (1). S. 21–34.

Lenz, R.; Kuhn, K. (2001): Intranet meets Hospital Information System: The Solution to the Integration Problem? Methods of Information in Medicine 40. S. 99–105.

Winter, A. F. et al. (1998): Das Management von Krankenhausinformationssystemen: Eine Begriffsdefinition. In: Informatik, Biometrie und Epidemiologie in Medizin und Biologie 29 (2). S. 93–105.

Online-Quellen zum Vertiefen

http://padok.ibmt.fhg.de/ (abgerufen am 15. März 2011).
http://de.wikipedia.org/wiki/HL7 (abgerufen am 15. März 2011).
http://www.d2d.de/ (abgerufen am 15. März 2011).
http://www.egesundheit.nrw.de/content/elektronische_akten/index_ger.html (abgerufen am 15. März 2011).
http://www.fallakte.de/ (abgerufen am 15. März 2011).
http://www.kbv.de/ita/4274.html (abgerufen am 15. März 2011).

Joerg Stadler, Thorsten Tänzer

Konnektoren verbinden Welten
Brücken für die Datenflüsse

Im Zuge der Einführung der elektronischen Gesundheitskarte (eGK) besteht der Bedarf nach einer zuverlässigen Telematikinfrastruktur, die eine sichere und datenschutzkonforme Übermittlung von Gesundheitsinformationen garantiert. Über diese Telematikinfrastruktur sollen mit Unterstützung der elektronischen eGK und dem Heilberufsausweis (HBA) – einem elektronischen Berufsausweis für Ärzte und Zahnärzte mit elektronischer Signaturfunktion – Anwendungen wie beispielsweise die elektronische Übermittlung von Arztbriefen oder die Speicherung der Notfalldaten laufen.

>>> Verknüpfung von Telekommunikation und Telematik
>>> Bezeichnung für die Systemelemente des Unterbaus in der IT

Die IT-Systeme der Leistungserbringer sind heute vor allem auf die Abläufe im direkten Wirkungskreis der Leistungserbringer ausgerichtet; Anforderungen an die Sicherheit bei Vernetzung mit dem Internet sind dabei nicht berücksichtigt. Der Konnektor wurde als eine intelligente Brücke zwischen der bisherigen Offline-Welt der Leistungserbringer und den zentralen Anwendungen der Telematik definiert. Er garantiert Netzwerksicherheit und unter Einbindung der eGK und des HBA Anwendungssicherheit. Somit ist der Konnektor auch für die notwendigen Sicherheitsprüfungen für Zugriffe auf die Backend-Systeme der Telematikinfrastruktur zuständig. Die Umsetzung der Anwendungslogik im Konnektor vereinfacht die Integration der Leistungserbringersysteme erheblich, da große Teile der Anwendung nicht von den vielen Herstellern der Praxissoftwaresysteme (PVS), sondern nur von wenigen Konnektorherstellern umgesetzt werden müssen. Das PVS liefert über moderne Web-Schnittstellen Rohdaten zur Weiterverarbeitung an den Konnektor. Der Konnektor verarbeitet diese Daten unter Einbeziehung weiterer Dienste aus der Telematikinfrastruktur und gibt dem System des Leistungserbringers aufbereitete Daten zurück. Diese Komplexitätsreduktion garantiert einen zuverlässigen Betrieb der gesamten Telematikinfrastruktur. Als lokale Anwendung (Appliance) ermöglicht der Konnektor also vor allem zwei Grundziele der Telematik: Effizienz bei der Datenübertragung und Sicherheit.

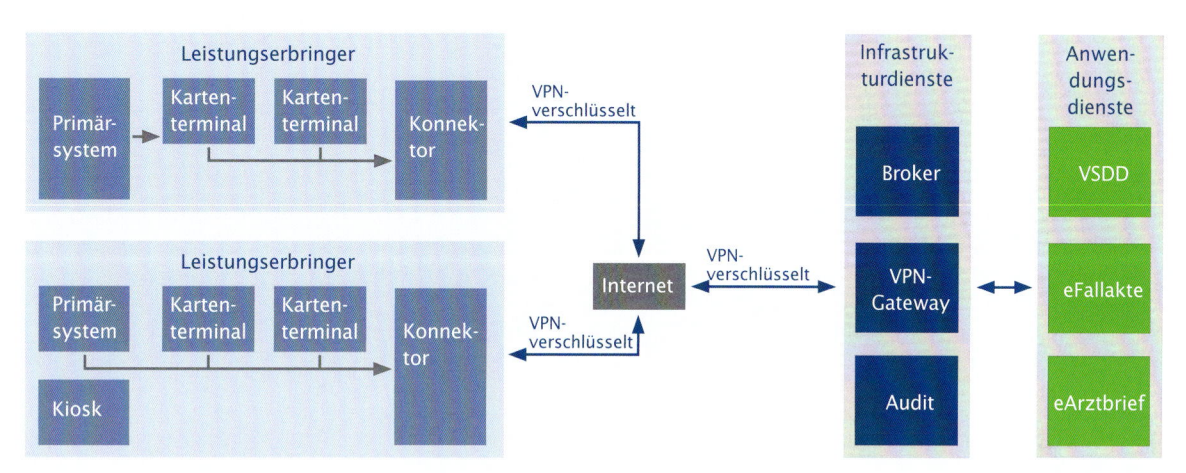

Abbildung 1: Übersicht Telematikinfrastruktur

Wie funktioniert der Konnektor?

Der Konnektor als zentraler Zugang der Ärzte ist zunächst einmal eine Netzwerkkomponente: Die Teilkomponente Netzkonnektor baut als WAN-Interface eine gesicherte VPN-Leitung in ein Zugangsrechenzentrum der Telematik auf. Die Technik beruht hier im Wesentlichen auf einer IPSEC-Verschlüsselung und einer Geräteauthentisierung, diese benutzt die Konnektoridentität, die im Sicherheitsmodul des Konnektors (SM-K) – etwa in Form einer Smartcard (Secure Module Card – SMC-K) hochgeschützt hinterlegt ist. Der Netzkonnektor lenkt zudem die Kommunikation. Er stellt sicher, dass die Anwendung nur IP-Pakete in das Internet sendet, die in der Abbildung 1 beschriebenen Weise verschlüsselt und in den Rechenzentren geroutet werden, wo eine weitere Verteilung der Kommunikation stattfinden kann. Jede andere Kommunikation in das Internet wird damit wirksam unterbunden. Kommunikation aus dem freien Internet in das lokale Netzwerk der Leistungserbringer wird ebenfalls über die im Netzkonnektor verankerte Firewall verhindert. Nur durch den VPN-Tunnel (und damit aus der sicheren Telematikinfrastruktur) können Datenströme über den Konnektor in das Softwaresystem des Leistungserbringers gelangen.

〉〉〉 Wide Area Network; Virtual Private Network
〉〉〉 Internet Protocol Security, Sicherheitsstandard unter anderem zum Aufbau eines VPN
〉〉〉 Grundelement der Internet-Datenkommunikation

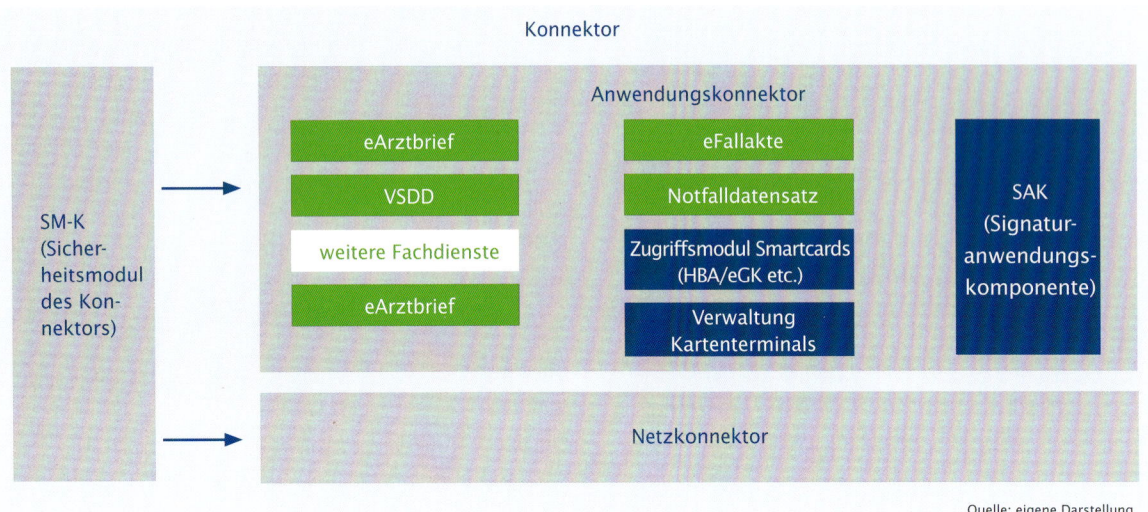

Abbildung 2: Aufbau des Konnektors

```
Konnektor
├── Anwendungskonnektor
│   ├── eArztbrief
│   ├── VSDD
│   ├── weitere Fachdienste
│   ├── eArztbrief
│   ├── eFallakte
│   ├── Notfalldatensatz
│   ├── Zugriffsmodul Smartcards (HBA/eGK etc.)
│   ├── Verwaltung Kartenterminals
│   └── SAK (Signaturanwendungskomponente)
└── Netzkonnektor

SM-K (Sicherheitsmodul des Konnektors) →
```

Quelle: eigene Darstellung

Der Anwendungskonnektor bietet darüber hinaus Dienste zur Integration der Telematikanwendungen in modularer Form an. So sind die Ansteuerung und die Verwaltung von Kartenterminals im Anwendungskonnektor gekapselt. Auch die Ansteuerung der elektronischen Gesundheitskarte, der Institutionenkarte (SMC-B), des Heilberufsausweises beziehungsweise der Karte für unterstützendes Personal (SMC-A) erfolgt durch Module des Anwendungskonnektors. Ebenso wie der Netzkonnektor kann der Anwendungskonnektor auf das SM-K zugreifen, um gegenüber den Fachdiensten beziehungsweise dem Broker einer zentralen Telematik seine Identität nachzuweisen. Mit der Integration einer Signaturanwendungskomponente (SAK) stehen damit umfangreiche Basisdienste zur Verfügung. Die Fachmodule des Konnektors – etwa das Kartenupdate im Rahmen des Versichertenstammdatenmanagements (VSDM) – greifen auf diese Basisdienste des Konnektors zurück.

Des Weiteren enthält der Konnektor gemäß der aktuellen Spezifikationen der gematik für jede dieser Anwendungen ein Fachanwendungsmodul. Von seiner Konzeption ist der Anwendungskonnektor hochflexibel und offen für weitere Anwendungen, dabei können sowohl die herkömmlichen Basisdienste genutzt als auch ganz eigene Module auf der Anwendungsschicht ergänzt werden.

>>> Nachweis zur Übertragung elektronischer Dokumente

Der Konnektor verfügt über eine passive Komponente, die auf Nachrichten aus dem IT-System – etwa aus dem Arztinformationssystem – reagiert. Je nach Nachrichtentyp wird der Konnektor diese Anfrage entweder selbstständig beantworten (wie zum Beispiel Auslesen der Notfalldaten), aufbereiten beziehungsweise hinsichtlich Sicherheitsvorgaben prüfen und an die zentralen Dienste der Fachanwendung weiterleiten. Sollte die Nachricht einer qualifizierten Signatur bedürfen, wird das zu signierende Dokument nach Anzeige in einem zertifizierten Anzeigedialog durch den Leistungserbringer bestätigt. Anschließend wird die Signatur durch die SAK des Konnektors erstellt.

Zur Vereinfachung der Arbeitsabläufe sind eine Stapelverarbeitung (mehrere Dokumente werden in einem Arbeitsschritt signiert) und eine Komfortsignatur im Konnektor vorgesehen. Bei der Komfortsignatur handelt es sich um ein vereinfachtes Verfahren, bei dem Ärzte durch eine Schnellautorisierung die aufwendige Eingabe einer mindestens sechsstelligen Signatur-PIN vermeiden können. Eine solche Koppelung – etwa mithilfe eines kontaktlosen Chips – ist für eine Signaturanwendung aufgrund ihres Angriffspotenzials nur im Zusammenspiel mit einem Konnektor umsetzbar.

>>> persönliche Identifikationsnummer

Welche Anforderungen gelten für die Hardware des Konnektors?

Die äußere Erscheinungsform des Konnektors unterscheidet sich je nach Einsatzgebiet: Als One-Box-Konnektor ist er als integriertes Gerät vorkonfiguriert und kann durch die Eingabe weniger Netzadressen in die lokalen Netzwerke von niedergelassenen Leistungserbringern oder kleineren Verbünden, wie beispielsweise in ein medizinisches Versorgungszentrum (MVZ), eingebracht werden. Der Konnektor wird dabei vom Hersteller mit dem Beschriebenen bestückt und für den Fall, in dem das SM-K als Chipkarte ausgeführt ist, wird auch diese im Gerät verbaut. Dabei werden ebenfalls die notwendigen Telematikzertifikate eingebracht. Abschließend wird das Gehäuse wirksam versiegelt, um eine Manipulation des Gerätes auf dem Transportweg zu den Leistungserbringern zu verhindern.

>>> Einrichtung zur ambulanten Patientenversorgung

Für größere Netzwerke in Krankenhäusern oder Krankenhausketten ist eine höhere Leistung des Konnektors notwendig; zudem sind die Sicherheitsanforderungen – wie etwa eine separate Aufstellung in Server-Räumen – hier anders erfüllbar. In diesem Fall können die Komponenten Netzkonnektor, Anwendungskonnektor und SM-K physisch getrennt werden und auf leistungsfähigere Hardware aufsetzen.

Der Konnektor steht für die Sicherheit der Telematikinfrastruktur. Dies wird sowohl durch eine umfangreiche Zertifizierung aller seiner Teilbausteine als auch deren Integration nachgewiesen. Ein entsprechender Sicherheitslevel durch andere Systeme wäre bei der derzeitigen Vielzahl von Arztinformationssystemen nicht realistisch umsetzbar beziehungsweise nachweisbar. Die Absetzung von großen Teilen der lokalen Anwendungslogik im Konnektor erlaubt zudem eine Entkoppelung von den Releasezyklen dieser Systeme und dient damit der Stabilität der gesamten Telematikinfrastruktur.

Vergleicht man das technische Konzept zur Vernetzung des Gesundheitswesens mittels des Konnektors mit den heute gängigen Konzepten, so stehen wir vor einem technischen Durchbruch, der an die Industrialisierung durch die Eisenbahn erinnert und in anderen Bereichen unserer Wirtschaft längst stattgefunden hat.

Welche Einsatzmöglichkeiten bietet der Konnektor?

Trotz der noch ausstehenden flächendeckenden Einführung der Telematikinfrastruktur konnte die Praxistauglichkeit des Konnektors bereits nachgewiesen werden.

An dieser Stelle sind zunächst die gematik-Flächentests aufzuführen. Hier wird beziehungsweise wurde in den heute sechs Testregionen Bochum/Essen, Flensburg, Ingolstadt, Löbau/Zittau, Trier, Wolfsburg sowie der ehemaligen Testregion Heilbronn bei etwa 300 Leistungserbringern die Telematik seit dem Jahr 2007 getestet. Die Erfahrung der Testregionen war im Hinblick auf den Konnektor gut – nach anfänglichen Problemen in der Interoperabilität des Gesamtsystems liefen die Konnektoren der unterschiedlichen Hersteller (Siemens, MAK Data beziehungsweise ICW) in der Summe zuverlässig. Die dauerhafte Kritik, die aus den Ergebnissen der Testregionen abgeleitet wurde, bezog sich auf die Architektur der Fachanwendungen – etwa die Umsetzung des eRezeptes auf der Gesundheitskarte und die damit verbundene Wartezeit bei Schreib- und Lesevorgängen.

>>> vom Gesundheitsministerium benannte Regionen zur Erprobung der eGK

Ein weiterer großer Meilenstein in den Tests der gematik wurde in zwei Stufen in den Jahren 2008 und 2009 durch das Projekt „proOnline VSSD" erreicht. War in den Testregionen bis dahin keine Online-Anbindung vorgesehen, wurde hier nachgewiesen, dass die Aktualisierung der Versichertenstammdaten auf der eGK tatsächlich möglich ist. Auf dieser Grundlage sind nach den derzeit bekannten Plänen der Selbstverwaltung – nach Neufassung der Lasten- und Pflichtenhefte – umfangreichere Feldtests geplant, bevor der Konnektor anschließend flächendeckend ausgerollt wird.

Der Konnektor in der täglichen Praxis

Außerhalb der gematik-Tests gibt es zwei weitere größere Szenarien, in denen Konnektoren seit mehreren Jahren im Einsatz sind.

Die Knappschaft-Bahn-See hat mit der Einführung der elektronischen Patientenakte prospeGKT 50 Ärzte eingebunden, die nur durch Konnektoren, Heilberufsausweise und Gesundheitskarten einen Zugang zu den Patientendaten erhalten. Das Projekt hat dazu eine Infrastruktur errichtet, die den Vorgaben der gematik entspricht (prospeGKT 2011).

Das bisher größte Projekt mit einer an den gematik-Vorgaben ausgerichteten Infrastruktur ist in Baden-Württemberg entstanden. Im Jahr 2008 begann dort mit der Umsetzung des Selektivvertrages zur hausarztzentrierten Versorgung der Aufbau eines konnektorgestützten Zugangsnetzes. Dieses umfasst bis heute über 1.600 Haus- und Fachärzte – Tendenz weiter steigend. Ist der Fokus des Szenarios hier zunächst die Online-Abrechnung der Leistungen im Selektivvertrag, erlaubt dieses Netz schon heute die Einführung weiterer Mehrwertdienste. Die Stabilität des Netzes in Baden-Württemberg zeigt eindrucksvoll, dass Technik und Betrieb des Konnektors ausgereift sind und jederzeit flächendeckend eingeführt werden können.

>>> individuell geschlossener Versorgungsvertrag zwischen Krankenkassen und Leistungserbringern

Online-Quellen

Bundesärztekammer 2010: http://www.bundesaerztekammer.de/downloads/Empfehlung_Schweigepflicht_Datenschutz.pdf (abgerufen am 26. November 2010).

ProspeGKT 2011: http://www.prosper-netz.de (abgerufen am 10. Mai 2011).

Sachstand: Dezember 2010

Frank Oemig

Internationale Standards für einen optimalen Datenaustausch

Für die technische Verzahnung der Leistungserbringer untereinander gilt es nicht nur, die Systeme innerhalb eines Hauses (innerhalb eines Krankenhauses oder innerhalb einer Praxis) miteinander technisch zu vernetzen, sondern auch über die verschiedenen Versorgungsbereiche hinweg.

Um die Schnittstellen zwischen den einzelnen Systemen nicht jedes Mal neu konzipieren zu müssen, sind allgemeine Standards zum Austausch der Daten erforderlich, die die inhaltliche Aufbereitung und Darstellung allgemeinverständlich regeln und vorschreiben. So ist beispielsweise klarzustellen, dass die Information „weiblich" nicht durch den Text selbst, sondern durch ein Kürzel zu übermitteln ist, zum Beispiel „F" für „female (weiblich)" und eben nicht „w" oder sogar die Ziffer „1".

Da der Datenaustausch zwischen den Systemen nicht nur innerhalb eines Landes wie Deutschland erfolgt, sondern auch grenzüberschreitend konzipiert wird, wie das wohl bekannteste europäische Projekt epSOS (Smart Open Services for European Patients, www.epSOS.eu) mit zwölf teilnehmenden Ländern zeigt, sind hier sogar international akzeptierte Standards eine zwingende Voraussetzung. Damit scheiden dann vermeintlich nationale Standards wie beispielsweise xDT – ein Austauschformat für die deutschen Praxissysteme – oder immer wieder neue projektspezifische Eigenentwicklungen konsequenterweise aus.

>>> eine Gruppe von Datenaustauschformaten im Bereich niedergelassener Ärzte

An dieser Stelle kommen die beiden Organisationen HL7 und IHE ins Spiel. HL7 ist eine Organisation, die Standards entwickelt, während IHE (Integrating the Healthcare Enterprise®) eine Initiative ist, die existierende Standards zur konkreten Realisierung von realen Arbeitsabläufen einsetzt. Ein weiterer wichtiger Standard in diesem Zusammenhang ist DICOM zur Übertragung medizinischer Bilddaten, auf den aber hier nicht weiter eingegangen werden soll.

HL7

HL7 ist ein Akronym und steht für Health Level Seven®. Der erste Teil des Namens deutet auf den Einsatz im Gesundheitswesen hin, während der zweite auf die oberste Ebene des ISO/OSI-Modells verweist. Die oberste siebte Ebene repräsentiert die Semantik, die sich mit den inhaltlichen Vorgaben (beispielsweise: „Aus welchen Teilen besteht ein Name, oder was gehört zu einer Diagnose?") auf einer abstrakten Ebene beschäftigt, ohne sich über die konkrete Realisierung zur Übertragung der Daten mit Computerprogrammen Gedanken machen zu müssen (im Folgenden dazu mehr).

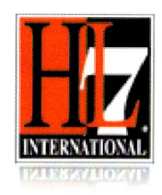

Die Organisation wurde im Jahr 1987 durch einen Zusammenschluss mehrerer Firmen gegründet, als man wieder einmal ein neues Austauschformat für administrative und medizinische Daten definieren wollte. Nur wählte man diesmal einen umfassenderen, offenen Ansatz. Zum einen sollte mit ASTM ein Format als Grundlage dienen, das offen für zukünftige Erweiterungen war, zum anderen war die Organisation offen für eine Mitarbeit weiterer Firmen. Mit dieser Offenheit war die Grundlage zu einer allgemeinen Akzeptanz gelegt, die ihresgleichen sucht.

>>> American Society for Testing and Materials

Inzwischen ist aus diesem ursprünglich rein amerikanischen Zusammenschluss eine globale Organisation geworden, die Standards entwickelt, die in mehr als 30 verschiedenen Ländern (jeweils als Affiliates bezeichnet) eingesetzt werden. In Deutschland wird HL7 von der HL7-Benutzergruppe in Deutschland e.V. (www.hl7.de) mit derzeit etwa 300 Mitgliedern vertreten.

Die Standards

Begonnen haben die Standardisierungsbemühungen mit der ersten Version von HL7 als reinem Kommunikationsstandard, die als Version 1.0 im Jahr 1988 erschienen ist. Relativ schnell wurde im Jahr 1989 die Version 2.0 als Weiterentwicklung veröffentlicht. In Deutschland wurde HL7 aber erst im Jahr 1993 mit der Version 2.1 einem größeren Kreis bekannt gemacht. Inzwischen gibt es unter dem Oberbegriff HL7 eine Reihe von Standards, die nachfolgend im Einzelnen etwas ausführlicher vorgestellt werden.

Abbildung 1: Geschichte von HL7

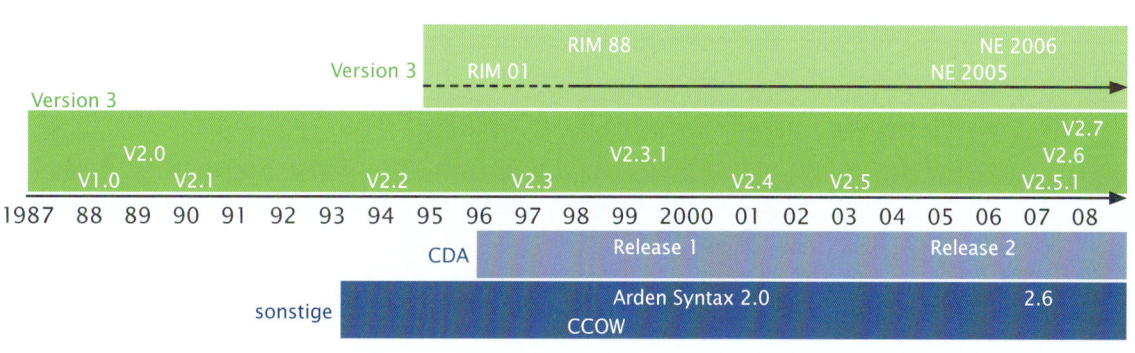

Quelle: eigene Darstellung

Version 2.x

Wenn in Deutschland von HL7 gesprochen wird, so ist gemeinhin eine der Versionen aus der 2er-Familie gemeint. Diese kommt primär im stationären Bereich (das heißt in Krankenhäusern) zum Einsatz, um eines der folgenden Szenarien abzudecken:

Szenarien im stationären Bereich, die von HL7 abgedeckt werden

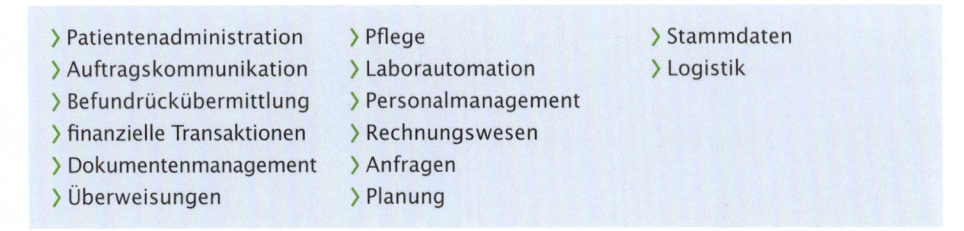

- Patientenadministration
- Auftragskommunikation
- Befundrückübermittlung
- finanzielle Transaktionen
- Dokumentenmanagement
- Überweisungen
- Pflege
- Laborautomation
- Personalmanagement
- Rechnungswesen
- Anfragen
- Planung
- Stammdaten
- Logistik

Wie bereits einleitend erwähnt wurde, versucht diese Version auf einer abstrakten Ebene die für einen Datenaustausch notwendigen Strukturen zu beschreiben. Hierzu gehören im Einzelnen:

für den Datenaustausch notwendige Strukturen

- Ereignisse
- Nachrichten mit den dazugehörigen Strukturen (Segmente)
- Segmente mit Feldern/Attributen (Datenelemente)
- Datentypen für die Datenelemente
- Tabellen mit Tabellenwerten

Dies geschieht nach einem relativ einfachen Schema (siehe Abbildung 2). Die realen Ereignisse sind die Auslöser für einen gezielten Nachrichtenaustausch. So wird beispielsweise bei der Aufnahme einer Patientin beziehungsweise eines Patienten in ein Krankenhaus vom Hauptsystem eine Nachricht mit den wichtigen Patientendaten an alle anderen Systeme geschickt, damit diese ebenfalls über diese Daten verfügen und somit eine Doppelerfassung überflüssig wird und Fehler vermieden werden. Für jede dieser Nachrichten ist die konkrete Struktur dann im Standard genau festgelegt. So ist geregelt, dass eine Aufnahmenachricht neben den rein administrativen Daten wie Name, Adresse, Identifikation, Zuordnung zu den Fachbereichen beziehungsweise Stationen etc. auch Diagnosen, Maßnahmen, Informationen über Behinderungen sowie eventuelle Unfall- und Versichertendaten enthalten kann. All diese Details werden in speziellen Segmenten geordnet, aus denen die Nachrichten aufgebaut werden.

Eine weitere wichtige Festlegung für einen allgemein einsetzbaren Datenaustausch sind die Vokabularien, also die Begriffe, mit denen bestimmte Informationen ausgedrückt oder dargestellt werden, damit diese von allen Systemen in gleicher Art verstanden werden – unabhängig davon, wie diese softwaretechnisch intern implementiert sind. So enthalten die 2er-Versionen von HL7 eine Reihe von Tabellen mit solchen Werten. Auf diese Weise ist festgelegt, dass beispielsweise „männlich" mit „M" für „male" und „weiblich" mit „F" für „female" und nicht anders auszudrücken ist.

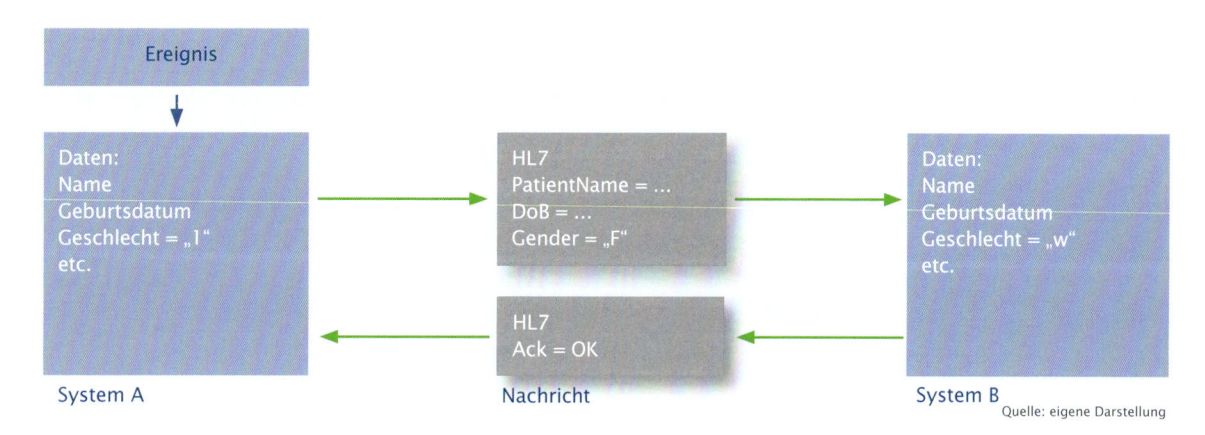

Internationale Standards für einen optimalen Datenaustausch

Abbildung 2: Ereignisgesteuerter Nachrichtenaustausch

```
          Ereignis
             ↓
┌──────────────┐      ┌──────────────┐      ┌──────────────┐
│ Daten:       │      │ HL7          │      │ Daten:       │
│ Name         │─────▶│ PatientName=…│─────▶│ Name         │
│ Geburtsdatum │      │ DoB = …      │      │ Geburtsdatum │
│ Geschlecht="1"│     │ Gender = "F" │      │ Geschlecht="w"│
│ etc.         │      │              │      │ etc.         │
│              │      ├──────────────┤      │              │
│              │◀─────│ HL7          │◀─────│              │
│              │      │ Ack = OK     │      │              │
└──────────────┘      └──────────────┘      └──────────────┘
   System A              Nachricht             System B
                                          Quelle: eigene Darstellung
```

Für einen Austausch der Daten zwischen zwei Systemen müssen diese abstrakten hierarchischen Strukturen dann in eine Form gebracht werden, die eine Übertragung über eine sequenzielle Verbindung zwischen den Systemen zulässt. Für HL7 in der Version 2.x wurden hier sogar zwei Varianten definiert: zum einen das ER7-Format mit einer Reihe von speziellen Trennsymbolen (Delimiter), zum anderen XML (eXtensible Markup Language), die aus historischen Gründen aber so gut wie nicht zur Anwendung kommt.

>>> erweiterbare Auszeichnungssprache zur Darstellung von Textdaten

Eine Reihe der originär in Version 2.x vorhandenen Schwächen wurden mit der inzwischen erfolgten Weiterentwicklung ausgeräumt. So sind die Datentypen – nicht zuletzt durch die Einflussnahme durch die deutsche Benutzergruppe – weiterentwickelt worden, um sie in allen Ländern – hierbei insbesondere in Deutschland – einsetzbar zu machen. Dazu gehören dann beispielsweise Personennamen und Adressen sowie kodierte Informationen und Identifikatoren. So befindet sich derzeit die Version 2.8 im Freigabeprozess, für die danach erscheinende Version 2.9 gibt es bereits erste Vorschläge für notwendige Erweiterungen.

Version 3

Um den in der 2er-Version vorhandenen Nachteil einer nicht vorhandenen Methodologie – darunter ist die Vorgehensweise zur Weiterentwicklung zu verstehen – auszugleichen, wurde im Jahr 1995 begonnen, ein umfassendes Referenzinformationsmodell für das Gesundheitswesen allgemein zu entwickeln, das weltweit Gültigkeit haben sollte. Im Jahr 1998 musste dieses Vorhaben aber aufgegeben werden, als man erkannte, dass die Anforderungen aus den einzelnen Ländern derart unterschiedlich waren, dass man sich nicht auf ein derartiges Modell einigen konnte. Stattdessen wurde ein Baukastensystem entwickelt, aus dessen Teilen man sich bedienen kann, um spezifische Datenmodelle für konkrete Anwendungsbereiche (auch als Domänen bezeichnet) zu definieren. Dieser Baukasten ist unter dem Namen HL7 V3 Reference Information Model (HL7 RIM) bekannt.

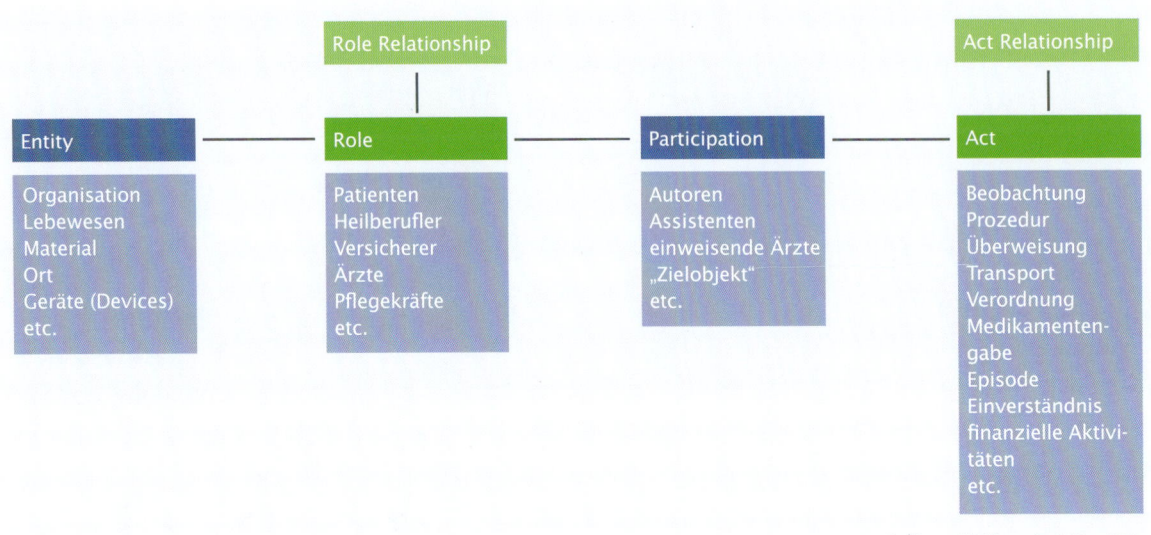

Abbildung 3: HL7-V3-Basisbausteine des RIM

Entity	Role Relationship — Role	Participation	Act Relationship — Act
Organisation, Lebewesen, Material, Ort, Geräte (Devices) etc.	Patienten, Heilberufler, Versicherer, Ärzte, Pflegekräfte etc.	Autoren, Assistenten, einweisende Ärzte, „Zielobjekt" etc.	Beobachtung, Prozedur, Überweisung, Transport, Verordnung, Medikamentengabe, Episode, Einverständnis, finanzielle Aktivitäten etc.

Quelle: aus HL7 Normative Edition 2010

>>> unified modeling language; vereinheitlichte Modellierungssprache

Aus diesen Grundelementen und deren Spezialisierungen werden dann in den verschiedenen Fachdomänen die speziellen Modelle aufgebaut, die in einer UML-ähnlichen Notation dargestellt werden. Bei der Erläuterung von CDA ist ein solches Modell dargestellt (siehe dazu Abbildung 5). Die HL7-V3-Methodologie gibt vor, wie aus diesen einzelnen Modellen die Nachrichten abgeleitet werden, die dann zwischen den Anwendungen ausgetauscht werden. Dies geschieht durch stufenweise Einschränkungen auf den einzelnen Modellebenen. So wird beispielsweise die Domäne „Patient Administration" (Patientenverwaltung) spezialisiert in Ambulatory Encounter (ambulanter Bereich), Inpatient Encounter (stationärer Bereich), Emergency Encounter (Notaufnahme), Home Health Encounter (Pflege zu Hause) und Short Stay Encounter (Tageseinweisung), die dann jeweils eine eigene spezielle Nachricht für Patientenaufnahme enthalten.

HL7 Version 3 (V3) ist wie Version 2.x (v2.x) auch auf einer abstrakten Ebene ohne einen Implementierungsbezug spezifiziert worden. Daher müssen die mitunter komplexen Modelle auf einer Technologie abgebildet werden, die eine lineare (vereinfachte) Darstellung zur Übertragung der Daten ermöglicht. Hier bietet sich XML aufgrund der Universalität des Einsatzes sowie der mannigfaltig vorhandenen Werkzeuge an.

HL7 V3 stellt entgegen vieler Annahmen keine neue Version von 2.x dar. Vielmehr ist es eine komplett neue Weiterentwicklung, die parallel zu v2.x fortgeführt wird. Aufgrund der Verbreitung von v2.x ist auch nicht zu erwarten, dass diese durch V3 in Kürze abgelöst wird. V3 bietet wegen der zugrunde liegenden Methodologie vielmehr Vorteile in anderen Bereichen: So eignet sie sich beispielsweise durch die erweiterten Identifikationsmechanismen für die intersektorale Kommunikation.

CDA

Recht früh hat sich die Arbeitsgruppe Structured Documents Gedanken darüber gemacht, ob man nicht ein generisches Modell für beliebige klinische/medizinische Dokumente (Clinical Document Architecture) definieren kann. Mit dem Aufkommen von XML hat man im Jahr 1999 mit dem sogenannten Release 1 eine erste Fassung konzipiert und als Standard veröffentlicht, auch wenn man damals noch nicht genau wusste, wie man die strukturierten Informationen später ausdrücken soll. Von daher kam die Weiterentwicklung von HL7 V3 gerade recht, um durch eine Migration auf das HL7 RIM sowohl dieses Problem zu beheben als auch eine Angleichung mit den HL7-V3-Grundprinzipien durchzuführen. Im Jahr 2005 wurde Release 2 als ANSI-Norm verabschiedet; inzwischen ist CDA ein ISO-Standard.

>>> International Organization for Standardization

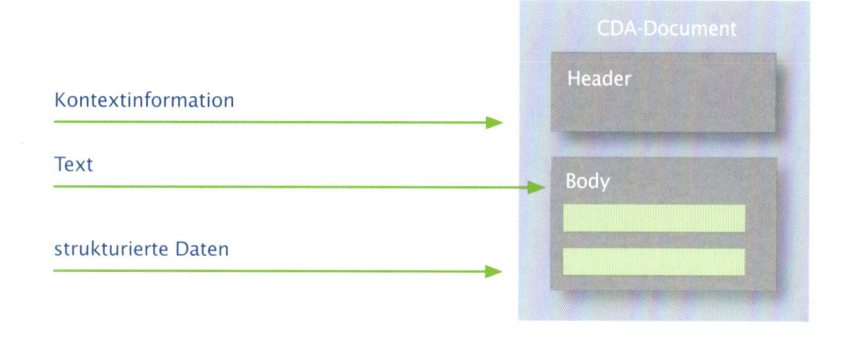

Abbildung 4: Vereinfachte CDA-Grundstruktur

Quelle: eigene Darstellung

Der Grundaufbau von CDA sieht eine Zweiteilung vor, wobei in der Kontextinformation (Header) alle kontextrelevanten Informationen (Metadaten) untergebracht sind wie beispielsweise Patient, Autor, beabsichtigter Empfänger sowie Typ, Version, Titel und Erstellungsdatum des Dokumentes. Im Hauptteil (Rumpf beziehungsweise Body) werden die zu übermittelnden Inhalte dargestellt. Da es sich primär um Dokumente handelt, die von Menschen gelesen werden sollen, stehen die aus Text bestehenden Informationen im Vordergrund und müssen immer vorhanden sein. Umgekehrt heißt dies aber nicht, dass die Inhalte per Hand erstellt worden sind beziehungsweise nicht auch Daten enthalten sein können, die der maschinellen Interpretation zugänglich sind. Hierzu ist der Bereich mit den sogenannten Clinical Statements gedacht, der mit den Textinformationen intern (für den Menschen unsichtbar) verknüpft ist. Darüber hinaus besteht die Möglichkeit, auf andere Objekte wie Dokumente und Bilder zu verweisen.

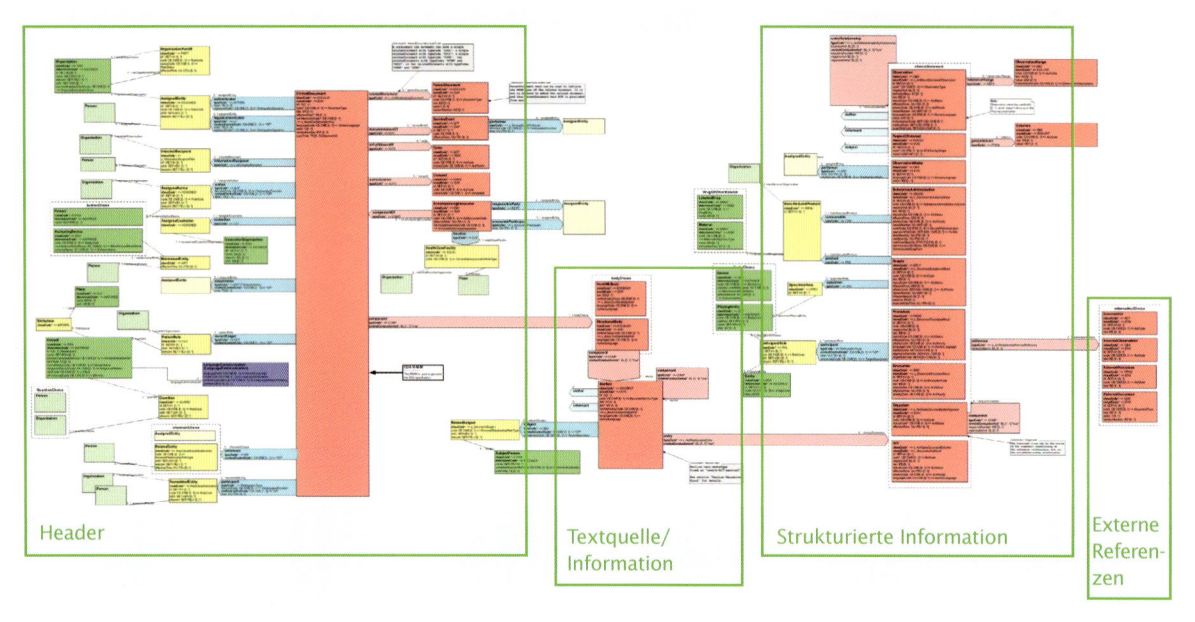

Internationale Standards für einen optimalen Datenaustausch

Abbildung 5: Grundaufbau von Clinical Document Architecture (CDA)

Header | Textquelle/Information | Strukturierte Information | Externe Referenzen

Quelle: HL7 CDA Release 2, 2005

Diese auf HL7 V3 basierende Grundstruktur ist so universell einsetzbar, dass sie in vielen Ländern für die unterschiedlichsten Zwecke genutzt wird. So hat man sich beim größten europäischen Projekt epSOS für CDA entschieden, um Medical Summaries (Arztbriefe) und ePrescription (Medikation) darüber auszudrücken. Auch bei IHE gibt es eine Reihe von Profilen, die auf CDA basieren.

〉〉〉 Initiative: Integrating the Healthcare Enterprise

Der VHitG hat ebenfalls einen Leitfaden erstellt, der unter der Bezeichnung VHitG-Arztbrief verfügbar ist und die Nutzung von CDA in Deutschland beschreibt. CDA muss aber nicht nur für komplexe Dokumente genutzt werden, es ist durchaus möglich, auch nur eine einzige Information mit dem notwendigen Kontext in einem solchen Dokument unterzubringen – beispielsweise Diagnosen – und damit die strukturellen Informationen als generischen Container zu nutzen.

Inzwischen wird diese Grundlage unter dem Titel Structured Document Architecture aber weiter abstrahiert, um beliebige Dokumente – also auch ohne Patientenbezug – abbilden zu können. Dies wird dann unter anderem für die Beipackzettel bei den Medikamenten („Waschzettel") als Structured Product Labeling genutzt.

CDA selbst wird derzeit als Release 3 vorbereitet, um eine Reihe von neuen Eigenschaften umsetzen zu können. Dazu gehören beispielsweise die Mehrsprachigkeit in Form von parallelen Übersetzungen, die neuen Datentypen sowie die vollständige Ausdrucksmöglichkeit des HL7 RIM. Das CDA Release 3 wird für das Jahr 2013 erwartet.

CCOW

Die Seekuh (sprich C-Cow für Clinical Context Object Working Group) befasst sich mit der visuellen Integration von Anwendungen auf einem Rechner. So werden über einen separaten Kontextmanager die unterschiedlichen, aber gleichzeitig laufenden Anwendungen miteinander synchronisiert, um einen sogenannten User-Link herzustellen. Hierbei braucht sich eine Nutzerin beziehungsweise ein Nutzer nur an einer Anwendung anzumelden, um dann automatisch bei der anderen angemeldet zu sein – das ist das sogenannte Single Sign-On-Prinzip. Eine Abmeldung funktioniert dann nach dem gleichen Prinzip.

Die zweite Synchronisationsbeziehung ist der Patient-Link, in dem die ausgewählten Patienten in den Anwendungen abgeglichen werden. So braucht der Anwender nur in einer Anwendung einen Patienten zur Bearbeitung auszuwählen, nach der Umschaltung in die andere Anwendung ist dann dort automatisch derselbe Patient zur Weiterbearbeitung eingestellt. Eine wiederholte, zeitaufwendige Suche entfällt.

Damit ist eine erhöhte Verarbeitungsgeschwindigkeit der verschiedenen Anwendungen möglich. Selbstverständlich ist bei CCOW auch vorgesehen, temporär einen solchen Kontext zu verlassen, um höher priorisierte Vorgänge zu bearbeiten und später den vorher gebrochenen Kontext wieder aufzunehmen, um beispielsweise das begonnene Dokument zu vollenden.

Arden Syntax

Ein anderer Aspekt ist der Austausch medizinischen Wissens zwischen den verschiedenen Anwendungen, das heißt die Fragestellung, wie ein Regelwerk von einer Anwendung in eine andere übertragen werden kann. Zu diesem Zweck ist Arden Syntax entwickelt worden. Hier werden Regeln in Form sogenannter Medical Logic Modules ausgedrückt, die von einem Interpreter auf die Daten der entsprechenden Anwendungen angewendet werden, um daraus Schlussfolgerungen zu ziehen. Der primäre Einsatzzweck ist die Überprüfung von Randbedingungen zur Entscheidungsunterstützung von Ärzten, das heißt, diese werden auf bestimmte Fakten aufmerksam gemacht, um geeignete Aktivitäten auszulösen.

GLIF

Das Guideline Interchange Format ist eine Sprache, um medizinische Behandlungspfade von einer Anwendung auf eine andere übertragen zu können. Behandlungspfade stellen hier komplexe Anweisungen an die Ärzte dar, wie die Patienten bei bestimmten Erkrankungen zu behandeln und welche Untersuchungen beziehungsweise Maßnahmen durchzuführen sind.

Internationale Standards für einen optimalen Datenaustausch

EHR Functional Models

Die meisten der im klinischen Bereich eingesetzten Anwendungen bezeichnen sich als EHR-Systeme – Electronic Health Records – oder auch elektronische Krankenakten. Nur ist es relativ schwer, diese verschiedenen Anwendungen miteinander zu vergleichen. Zu diesem Zweck sind die sogenannten EHR Functional Models entwickelt worden, um eine Aufstellung über konkrete Funktionalitäten zu bekommen, anhand derer die Anwendungen gegeneinander bewertet werden können.

Detailed Clinical Models (DCM)

Für detaillierte klinische Informationen ist eine ganz andere Art von Modellen notwendig, die auch die internen Strukturen und Beziehungen medizinischer Sachverhalte explizit machen. So ist ein Blutdruck nicht nur ein Pärchen aus zwei Werten, es gehören vielmehr weitere Informationen hinzu, um diese Daten zu bewerten. So kann ein Blutdruck von 140/180 durchaus als „normal" angesehen werden, wenn bekannt ist, dass die Messung unter einer Belastung von 400 Watt auf einem Ergometer vorgenommen wurde.

Einsatz von (HL7-)Standards: Profilierung

Jeder einzelne der hier vorgestellten Standards ist komplex und relativ umfangreich. Das hier Gesagte gilt aber auch für andere Standards, die verschiedene Optionen der Realisierung zulassen. Für die meisten Anwendungsbereiche ist eine vollständige Umsetzung aber auch nicht gefordert, sodass nur die relevanten Teile realisiert werden. Es gibt dabei Kernbereiche, die von allen Anwendungen umgesetzt werden müssen, damit eine gemeinsame Nutzung des Standards überhaupt erst ermöglicht wird.

Damit feststellbar wird, ob zwei unterschiedliche Anwendungen auf Basis desselben Standards Daten miteinander austauschen können, müssen diese angeben, welche Teile in welcher Form genutzt werden. Man spricht hierbei von der Profilierung. Hierbei kann durchaus auch herauskommen, dass zwei Anwendungen nicht miteinander kompatibel sind, obwohl sich beide an den Standard halten. Ein Beispiel ist, wenn das sendende System nicht die Daten übermittelt, auf die das empfangende zwecks seiner Bestimmung angewiesen ist. Eine Profilierung wird auch von der nachfolgend beschriebenen Initiative betrieben, weshalb diese auch in die Kategorie der PEOs (Profiling Enforcement Organisations) fällt.

IHE

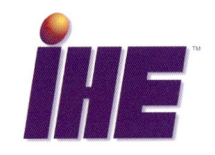

Das Kürzel IHE steht für Integrating the Healthcare Enterprise® und bezeichnet eine Initiative, die gemeinsam von Anwendern und der Industrie ins Leben gerufen wurde, um bereits vorhandene Kommunikationsstandards leichter anwendbar zu machen, das heißt in ganz konkreten Situationen einzusetzen. Der Ursprung dieser Initiative geht dabei in das Jahr 1998 zurück, als man im Bereich Radiologie versucht hat, den allgemeinen Kommunikationsstandard im Krankenhaus HL7 v2.x mit dem Kommunikationsstandard für bildgebende Geräte DICOM zusammenzubringen.

〉〉〉 Digital Imaging and Communications in Medicine

Der Grundansatz besteht bei IHE darin, eine Gleichberechtigung zwischen Anwendern – Ärzten, Schwestern, Verwaltungspersonal, Versicherungen etc. – und den Softwarelieferanten – den Herstellern – zu etablieren. Inwieweit dies eine Rolle spielt, wird nachfolgend im IHE-Prozess näher beschrieben. IHE ist wie HL7 ebenfalls eine globale Organisation, die insbesondere in Nordamerika, Europa und Asien Fuß gefasst hat. Seit Kurzem zählt auch Australien dazu. In diesen Kontinenten werden auch die Connectathons durchgeführt. Dieser Begriff ist ein Kunstwort aus der Kombination von Connect und Marathon. Der erste Teil soll andeuten, dass es dabei um die Verbindung verschiedener Anwendungen geht. Der zweite Teil steht quasi für den sportlichen Teil des intensiven Testens. In Summe wird darunter eine einwöchige Veranstaltung verstanden, in der die Anwendungen der verschiedenen Hersteller gegen- und miteinander getestet werden. Am Ende dieser Veranstaltung haben dann typischerweise 80 Hersteller mit 120 Systemen über 1.500 Tests durchgeführt. Welche Systeme welche Tests dabei erfolgreich absolviert haben, lässt sich auf der Website von IHE öffentlich nachlesen. Damit wird sichergestellt, dass interoperablen Systemen beim Kauf der Vorzug geben wird, wenn es um den Datenaustausch untereinander geht. (Die unterschiedliche interne Funktionalität der einzelnen Anwendungen wird bei diesen Tests nicht berücksichtigt.)

〉〉〉 Testveranstaltung für Softwareentwickler

Organisatorisch sind für jede der später noch aufgelisteten Domänen jeweils ein Planungskomitee und ein technisches Komitee eingerichtet. Ersteres ist für die erfolgreiche Durchführung des IHE-Prozesses zuständig, das zweite für die inhaltlich notwendige technische Spezifikation.

Der IHE-Prozess

Wie bereits angedeutet, sind die Anwender zunächst aufgefordert, ihre Arbeitsabläufe genau zu beschreiben. An dieser Stelle sollen die Anforderungen aus den einzelnen Bereichen dargestellt werden, ohne dabei direkt einen Kommunikationsstandard zur Umsetzung auszuwählen. Diese Vorgaben werden dann als sogenannte Integrationsprofile beschrieben, in denen Akteure in einer bestimmten Form miteinander kommunizieren. Die Anwendungen der verschiedenen Hersteller nehmen dann jeweils die Rolle eines dieser Akteure ein, sodass später exakt nachvollzogen werden kann, wer welche Rolle – insbesondere in den vorab genannten Connectathons – gespielt hat. So überträgt beispielsweise ein Auftraggeber (Order Placer) Aufträge (Order) an einen Auftragnehmer (Order Filler), der diese Aufträge bearbeitet und anschließend das Ergebnis an einen Beobachter (Order Tracker) übermittelt.

Nachdem die konkreten Anforderungen formuliert worden sind, wird der bestmögliche Standard zur Abbildung dieser Szenarien ausgewählt und die Umsetzung des Szenarios damit genau beschrieben. Eine solche Spezifikation wird dann von den Herstellern implementiert und in einem Connectathon getestet, sodass die Korrektheit der Spezifikation und das Funktionieren direkt bewiesen werden. Hierbei werden die Anwendungen der verschiedenen Hersteller in den jeweiligen Rollen gemäß des Integrationsprofils miteinander kombiniert. Wenn dabei nachgewiesen werden konnte, dass ein Hersteller mit unterschiedlichen Partnern eine derartige Transaktion ausführen konnte, so darf dies auf einer entsprechenden Demonstration (beispielsweise dem deutschen Röntgenkongress) später vorgeführt werden. Ein solcher Zyklus wird einmal pro Jahr durchlaufen, sodass die daraus resultierenden Dokumente, die Technical Frameworks, jährlich aktualisiert und ergänzt werden.

Bestandteile der technischen Rahmenwerke

> die Integrationsprofile
> die dazugehörigen Transaktionen und
> eventuell zusätzlicher Inhalt

Technische Rahmenwerke

Die technischen Rahmenwerke spezifizieren die von den Anwendern beschriebenen Vorgaben und bestehen bei allen Domänen aus folgenden Teilen:

Volume 1: Actors and Transactions
Volume 2: Messaging Details

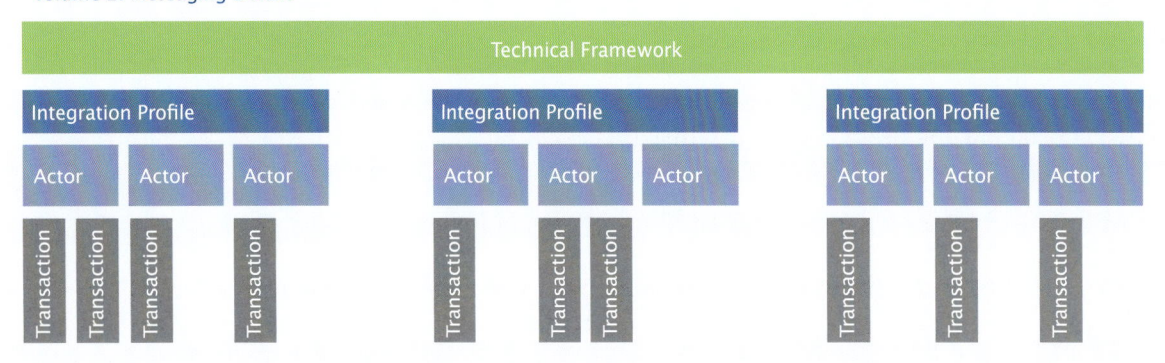

Integration Profile solves an Integration Problem: A collection of real world information exchange capabilities supported by a set of specific Actors using Standards-based Transactions.

Quelle: IHE 2000

Die Domänen

Zu Beginn der Initiative hat man sich mit dem Bereich Radiologie auseinandergesetzt. Seitdem ist die Anzahl der Domänen aber kontinuierlich gewachsen. Derzeit gibt es Vorgaben für aktuell unterstützte Domänen, die alphabetisch mit ihrem englischen Namen aufgelistet sind und nachfolgend exemplarisch vorgestellt werden:

›››　Anwendungsbereich

- Anatomic Pathology
- Cardiology
- Eye Care
- IT Infrastructure
- Laboratory
- Patient Care Coordination
- Patient Care Devices (Geräteanbindung)
- Pharmacy
- Quality, Research and Public Health
- Radiation Oncology
- Radiology (inklusive Mammografie und Nuklearmedizin)
- Surgery (in Vorbereitung)

Vorgaben für die Domänen

Radiologie

Die Radiologie war die erste Domäne, für die konkrete Vorgaben erstellt wurden. Das bekannteste Integrationsprofil ist hier SWF, ein Akronym für Scheduled Workflow, der den Kommunikationsablauf zwischen Krankenhausinformationssystem, dem Radiologie-IS und den einzelnen bildgebenden Geräten und dem Archiv (PACS) beschreibt. Hierbei ist der Titel Scheduled Workflow genaugenommen unpassend gewählt, da es sich nicht um die Planung der Aktivitäten handelt, sondern der komplette Kreislauf des Informationsflusses festgeschrieben wird. Er beginnt mit der Aufnahme des Patienten im Krankenhaus, der Anforderung von radiologischen Untersuchungen und führt über die eigentliche Durchführung der Untersuchung an bildgebenden Geräten (Röntgenapparat, CT, NMR, PET, Ultraschall etc.) mit gleichzeitiger Fortschreibung der Statusinformationen bis hin zur Rückübermittlung der Befunde sowie der Archivierung der Bilder.

›››　Picture Archiving and Communication System

IT-Infrastruktur

Nachdem im Bereich Radiologie die primären Schwierigkeiten zwischen HL7 und DICOM eliminiert worden sind, hat man sich infrastrukturellen Fragen allgemein gewidmet. Dazu gehören unter anderem folgende Integrationsprofile:

- Patient Demographics Query (PQD): Frage nach Patientendaten
- Patient Information Reconciliation (PIR): Auflösung eventuell doppelt vorhandener Patientendaten
- Patient Identifier Cross-Referencing (PIX): Zusammenführung von Patientendaten über unterschiedliche Identifikatoren
- Consistent Time (CT): Zur Protokollierung sollten alle Anwendungen dieselbe Zeitinformation haben.
- Patient Administration Management (PAM): Verwaltung der Patientendaten
- Cross-Enterprise Document Sharing (XDS): Austausch von Dokumenten über Institutsgrenzen hinweg

Integrationsprofile

Internationale Standards für einen optimalen Datenaustausch

Anhand von XDS – des Austauschs von Dokumenten – soll nachfolgend ausführlicher beschrieben werden, wie Integrationsprofile funktionieren.

Abbildung 7: Actors und Transactions

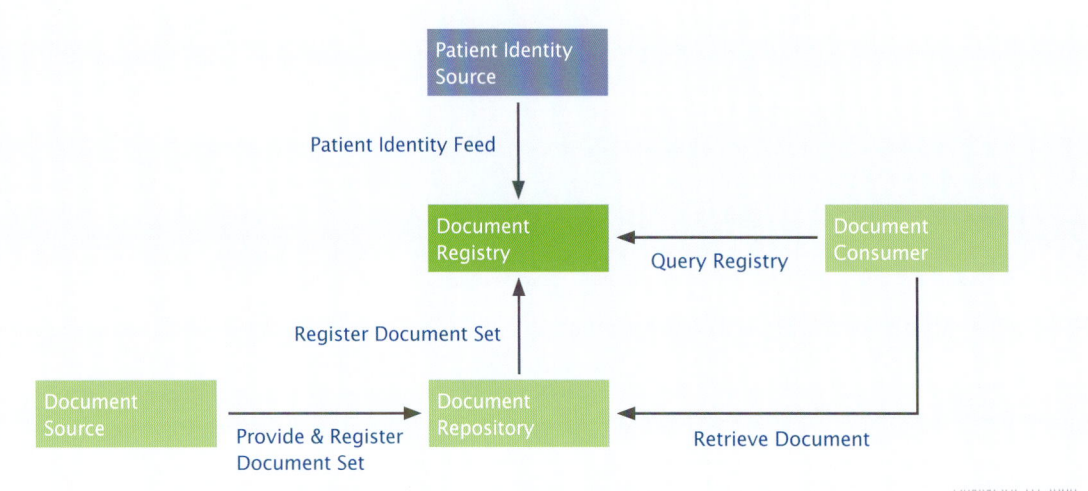

Quelle: IHE ITI 2000

> > > Verzeichnis zur Speicherung der Dokumente

Die Kästchen stellen die verschiedenen Akteure dar. Die Pfeile dazwischen symbolisieren die einzelnen Interaktionen. So sorgt der Akteur Patient Identity Source beispielsweise dafür, dass alle über die notwendigen Patientendaten verfügen. Insgesamt sind für XDS die beiden mittleren Akteure am wichtigsten. So enthält das Document Repository die eigentlichen Dokumente, während die Document Registry nur über die Metadaten verfügt. Das Repository muss nun bei der Registry die Metadaten zu den verwalteten Dokumenten über die Transaktion Register Document Set anmelden. Damit werden zwei elementare Grundprinzipien dieses Profils deutlich: Zum einen werden die Dokumente von den beschreibenden Eigenschaften (Autor, Typ des Dokuments etc.) getrennt. Zum anderen kann es mehrere Repositories in einer konkreten Situation geben, während alle Metadaten in einer Registry zusammengeführt werden. Wichtig ist in diesem Zusammenhang nur die Identifikation eines Patienten, die für alle Repositories in gleicher Art und Weise erfolgen muss, ohne dabei die Bedeutung konkret vorzuschreiben. Die nachfolgende Tabelle gibt einen Überblick über die damit verbundenen Möglichkeiten. Damit regelt die Verwaltung die Patientenidentifikation (Patient Identity Feed), also die Systematik der Identifikation, das heißt, wofür dieses Integrationsprofil konkret genutzt wird.

Tabelle 1: Einsatzmöglichkeiten von XDS

Kürzel	Bedeutung	Patientenidentifikation über	Anzahl	Gültigkeit
eFA	Fallakte	den medizinischen Fall	mehrere	kurz
EPA	Patientenakte	den Patienten	wenige	mittel
EGA	Gesundheitsakte	die Person	eine	lebenslang

Auf der anderen Seite steht die Frage im Raum, woher die einzelnen Dokumente kommen. Im Profil ist dafür der Akteur Document Source vorgesehen, der die Dokumente an das Repository mit den dazugehörigen Metadaten übermittelt. Andererseits kann ein Informationssystem auch selbst die Rolle eines dieser Repositories übernehmen, sodass nur die Metadaten an die Registry übermittelt werden müssen und die Dokumente intern verbleiben.

Auf der anderen Seite gibt es den Document Consumer, der an bestimmten Dokumenten interessiert ist. Um die infrage kommenden Dokumente zu erhalten, wird eine entsprechende Anfrage an die Registry gestellt, die mit einer Liste von möglichen Dokumenten beantwortet wird. Der Document Consumer muss sich nach der Auswahl an das entsprechende Repository zwecks Erhalts des eigentlichen Dokumentes wenden. Ob dies dann eine separate Anwendung oder jedes individuelle Informationssystem je nach Möglichkeit ist, lässt dieses Integrationsprofil offen.

Eine andere bisher nicht weiter betrachtete Frage ist die nach der Definition, was ein Dokument in diesem Zusammenhang ist. Auch das ist im Integrationsprofil nicht konkret festgelegt. Daher kann ein Dokument etwa ein Arztbrief, ein Röntgenbild, eine Videosequenz oder ein Diktat sein. Hierfür gibt es dann weitere Integrationsprofile wie beispielsweise XDS-SD für eingescannte und digital signierte Dokumente.

〉〉〉 Cross Enterprise Sharing of Scanned Documents

Wie mehrere solcher Registries über Grenzen hinweg miteinander kombiniert werden, ist ebenfalls Bestandteil eines weiteren Integrationsprofils. Genauso werden oftmals unterschiedliche Akteure gruppiert, um ein bestimmtes Ziel zu erreichen. Damit wird das Grundprinzip von IHE deutlich, in dem modulare Integrationsprofile je nach Anwendungszweck geeignet zusammengefasst werden. Daher sind möglichst einfach aufgebaute Profile die Voraussetzung, um komplizierte Szenarien nachstellen zu können.

Vokabularien

Wie bereits bei der Erläuterung der verschiedenen Standards erwähnt, gehören zu einer Standardisierung auch die verwendeten Begrifflichkeiten dazu. Die Standards beschäftigen sich primär mit den Datenelementen und Strukturen, die für einen Datenaustausch benötigt werden. Die Tabellen und die darin enthaltenen Werte werden teilweise in anderen Organisationen erarbeitet und zur Verfügung gestellt. Deshalb soll an dieser

Stelle nur ein kurzer Ausschnitt präsentiert werden. Einige dieser Vokabularien wie ICD und LOINC sind frei verfüg- und einsetzbar, andere wie Snomed CT unterliegen Einschränkungen, die einen Einsatz in Deutschland noch verhindern.

Tabelle 2: Häufig eingesetzte Kodiersysteme

Standard	Name	Bedeutung	Herausgeber
ICD	International Classification of Diseases	Krankheiten und Diagnosen	World Health Organization (WHO)
Snomed CT	Systemized Nomenclature in MEDicine	medizinisches Wissen als Ontologie	International Health Terminology Standards Development Organisation (IHTSDO)
LOINC	Logical Observation Identifiers Names and Codes	Kennungen für Untersuchungen	Regenstrief Institute
UCUM	Unified Codes for Units of Measurement	Maßeinheiten	Regenstrief Institute
Länder, Sprachen etc.			International Organization for Standardization (ISO)

Quelle: eigene Darstellung

Fazit

Es sollte hier gezeigt werden, dass Standards zum Datenaustausch eine unabdingbare Voraussetzung sind. Damit diese Standards in bestimmten Szenarien einsetzbar sind, müssen Grundvoraussetzungen geschaffen werden, die aber in diesen internationalen Gremien nicht völlig aus dem Leeren kommen. Hier ist ein intensives Engagement von allen Beteiligten gefordert, indem Anforderungen und Umsetzungsvorschläge an die zuständigen Organisationen gerichtet und direkt mit ihnen diskutiert werden. Das betrifft auch das größte nationale Projekt zur elektronischen Gesundheitskarte in Deutschland. So ist beispielsweise die Frage zu stellen, nach welchen Prinzipien die Telematikinfrastruktur funktioniert und nach welchen Standards die Daten auf der elektronischen Gesundheitskarte gespeichert werden, die in Kürze die bisherige KV-Karte ablösen soll, und ob hier beispielsweise die Integrationsprofile von IHE helfen können.

Online-Quellen

ASTM: www.astm.org (abgerufen am 1. November 2010).

DICOM: Digital Imaging and Communication in Medicine, www.rsna.org (abgerufen am 1. November 2010).

epSOS: European Patients – Smart Open Services, www.epSOS.eu (abgerufen am 1. November 2010).

HL7: Health Level Seven, www.hl7.org, www.hl7.de, www.hl7.eu, www.oemig.de/hl7 (abgerufen am 1. November 2010).

IHE: Integrating the Healthcare Enterprise, www.ihe.net, ftp.ihe.net (abgerufen am 1. November 2010).

Snomed CT: Systemized Nomenclature in Medicine – Clinical Terms, www.ihtsdo.org (abgerufen am 1. November 2010).

VHitG: Verband der Hersteller von IT im Gesundheitswesen, www.vhitg.de (abgerufen am 1. November 2010).

xDT: allgemeiner Datenträger, www.kbv.de (abgerufen am 1. November 2010).

HL7 und IHE sind geschützte Marken der entsprechenden Organisationen (Copyright und Trademark).

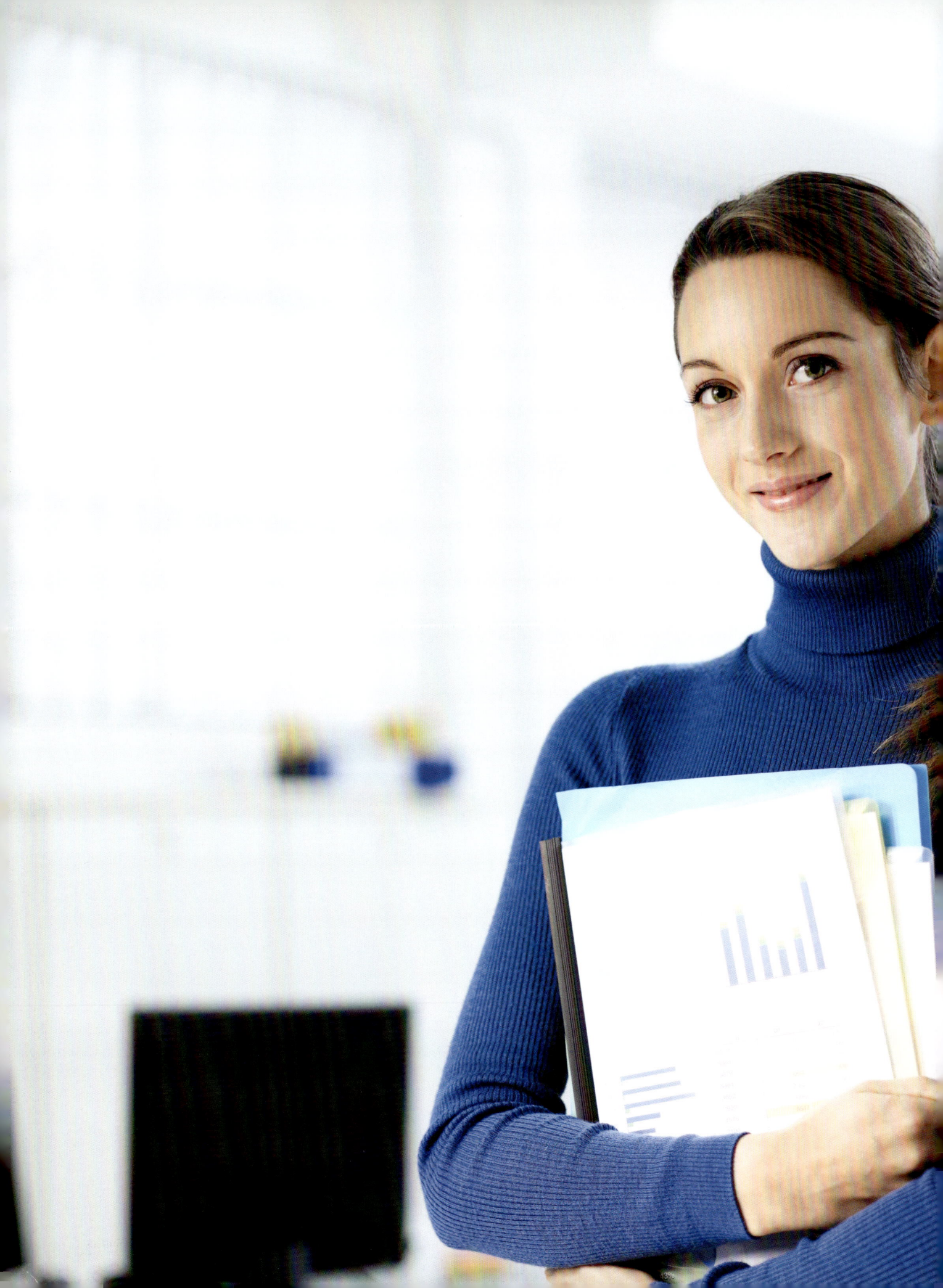

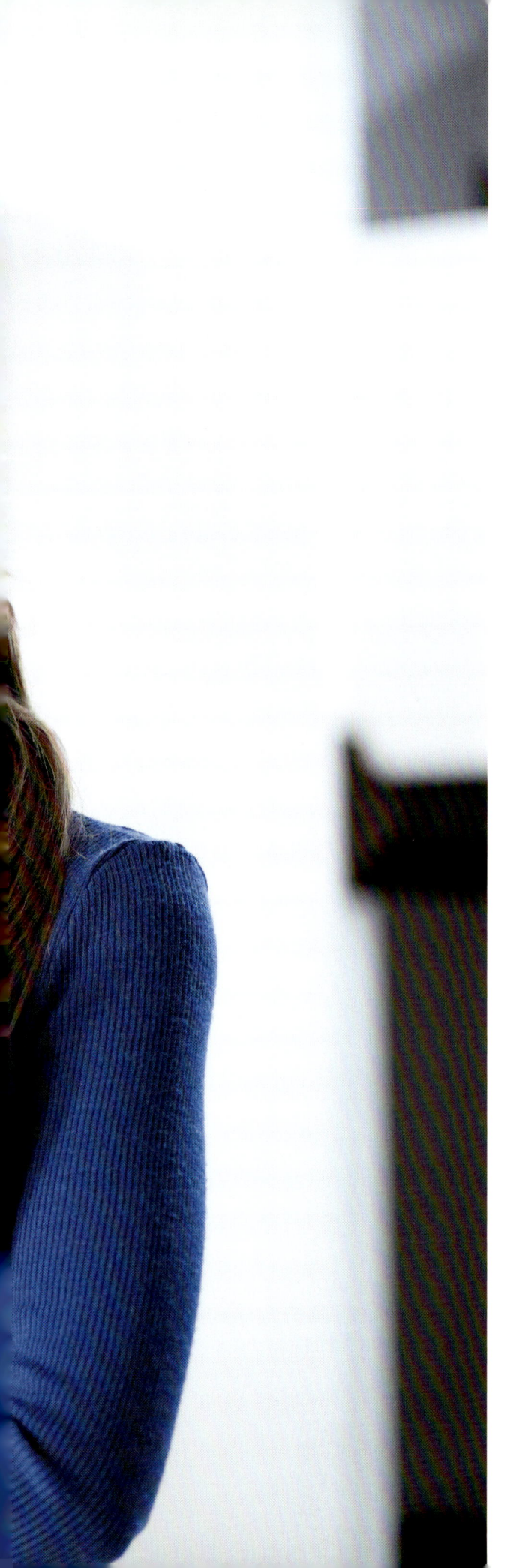

Kapitel III
Rechtliche und qualitative Anforderungen

› Rechtliche Grundlagen für Krankenkassen   128
› Datenschutz und Datensicherheit   136
› Zertifizierung von elektronischen Gesundheits- und Patienteninformationen   144

Ernst Stauch

Rechtliche Grundlagen für Krankenkassen

Dieser Beitrag behandelt die rechtlichen Grundlagen der elektronischen Vernetzung, die der Gesetzgeber im Zusammenhang mit der Umsetzung der elektronischen Dokumentation und Kommunikation formuliert hat. Für das Aufgabenfeld der Krankenversicherung trifft § 30 Absatz 1 SGB IV die Kernaussage. Hier ist ausgeführt, dass Krankenkassen Geschäfte nur zur Erfüllung ihrer gesetzlich vorgeschriebenen oder zugelassenen Aufgaben durchführen und ihre Finanzmittel auch nur für diese Aufgaben verwenden dürfen.

Vereinfacht ausgedrückt: Krankenkassen dürfen nur husten, wenn es im Gesetz steht; und umgekehrt gilt: Ist im Gesetz das Husten gar nicht geregelt, ist es der Krankenkasse verboten, zu husten. Zu untersuchen ist also, inwieweit der Gesetzgeber Gesetzesvorschriften geschaffen hat, in denen ein Tätigkeitsfeld für die Krankenkassen auf dem Gebiet der elektronischen Gesundheit umgrenzt wurde.

Elektronische Kommunikation zwischen den Leistungserbringern

>>> Sozialgesetzbuch

Nach dem Willen des Gesetzgebers sollen aufbauend auf der elektronischen Gesundheitskarte nach § 291a SGB V die elektronische Kommunikation zwischen den Leistungserbringern aufgebaut werden.

>>> „Zur Verbesserung der Qualität und Wirtschaftlichkeit der Versorgung soll die papiergebundene Kommunikation unter den Leistungserbringern so bald und so umfassend wie möglich durch die elektronische und maschinell verwertbare Übermittlung von Befunden, Diagnosen, Therapieempfehlungen und Behandlungsberichten, die sich auch für eine einrichtungsübergreifende, fallbezogene Zusammenarbeit eignet, ersetzt werden."

Nach der Konzeption des Gesetzgebers ist dies insbesondere zur Durchführung von Disease-Management-Programmen (DMP) und für die Integrierte Versorgung (IV) erforderlich (Hauck und Haines, Rz. 7 zu § 67 SGB V).

Die Regelung steht in engem Zusammenhang mit § 291a SGB V, der zum zentralen Bestandteil der elektronischen Datenübermittlung werden soll (Kasseler Kommentar, Rz. 4 zu § 67 SGB V). Er regelt die Verknüpfung der elektronischen Patientenakten der Behandler untereinander. Die Kompatibilität der Patientenakten mit der elektronischen Gesundheitskarte ist zudem in § 291a Absatz 3, Nummer 4 SGB V geregelt.

Der § 67 SGB V räumt den Krankenkassen das Recht ein, für diesen Zweck Finanzmittel zur Verfügung zu stellen. Nach dem Wortlaut der Vorschrift ist damit nicht gemeint, dass die Krankenkassen selbst Instrumente entwickeln oder anbieten dürfen, die die vorbeschriebene Qualitätsverbesserung ermöglichen. Die Rolle der Krankenkasse ist auf eine Art „Mäzenatentum" beschränkt. Eine direkte inhaltliche Einflussnahme der Krankenkassen hat der Gesetzgeber an dieser Stelle nämlich nicht vorgesehen. Es wurde im Übrigen keine direkte Pflicht der Krankenkassen geschaffen, Geld zu geben, die Krankenkassen „sollen" es nur. Es ist also in das Ermessen der Krankenkasse gestellt, ob sie Geldzahlungen leistet oder nicht. Ermessen darf aber nicht mit Willkür verwechselt werden. Was unter Ermessen zu verstehen ist, hat der Gesetzgeber in § 39 SGB I geregelt:

> >>> „Sind die Leistungsträger ermächtigt, bei der Entscheidung über Sozialleistungen nach ihrem Ermessen zu handeln, haben sie ihr Ermessen entsprechend dem Zweck der Ermächtigung auszuüben und die gesetzlichen Grenzen des Ermessens einzuhalten. Auf pflichtgemäße Ausübung des Ermessens besteht ein Anspruch."

Dabei wird unterschieden zwischen sogenannten Kann- und Soll-Vorschriften. Bei einer Soll-Vorschrift ist grundsätzlich von einem geringeren Ermessensspielraum auszugehen als bei einer Kann-Vorschrift. Im Regelfall bedeutet Ermessen im Sinne einer Soll-Vorschrift, dass nur beim Vorliegen eines atypischen Falles von der Leistung abgesehen werden kann (Rz. 7 zu § 39 SGB I, Peter Mrzozynski, Kommentar zum Sozialgesetzbuch – Allgemeiner Teil –, 3. Auflage).

Der vom Gesetzgeber vorgesehene Einfluss der Krankenkassen auf Entwicklung und Inhalt solcher elektronischer Instrumente ist nur sehr indirekt. Der Gesetzgeber hatte primär die Schaffung von finanziellen Anreizen zur Förderung der elektronischen Kommunikation im Auge (Kasseler Kommentar, Rz. 5 zu § 67 SGB V). Die Krankenkassen können eine finanzielle Beteiligung nur ablehnen, indem sie darauf verweisen, dass das konkret zu bezuschussende Instrument einen untypischen Fall darstellt. Die elektronischen Akten, Karten etc. dürften sich formell im Prinzip nicht groß unterscheiden. Eine Möglichkeit, Einflussnahme auf die Inhalte auszuüben, ist, eine Bezuschussung wegen fachlicher Mängel abzulehnen, also darzulegen, dass die im Gesetz genannte „Verbesserung der Qualität und Wirtschaftlichkeit der Versorgung" durch das konkrete elektronische Instrument nicht oder nicht in ausreichendem Maße erreicht wird.

Elektronische Kommunikation zwischen Patienten und Leistungserbringern

Während im § 67 die elektronische Kommunikation zwischen den Leistungserbringern geregelt wurde, wird in § 68 SGB V das Tätigkeitsfeld der Krankenkassen bezüglich der sogenannten elektronischen Gesundheitsakte beschrieben, die vom Versicherten geführt wird.

Mit dieser Regelung verband der Gesetzgeber die Vorstellung, dass in die elektronische Gesundheitsakte unabhängig von bestehenden Dokumentationspflichten der Behandler Kopien wichtiger medizinischer Daten von Patienten gespeichert werden. Durch die elektronische Gesundheitsakte soll der Versicherte in die Lage versetzt werden, sektorenübergreifend den Leistungserbringern relevante medizinische Informationen einschließlich vorheriger Befunde zur Verfügung stellen zu können und dadurch die Behandlungsqualität und -sicherheit zu erhöhen und unwirtschaftliche Doppeluntersuchungen zu vermeiden. Elektronische Gesundheitsakten sollen so auch die Zielsetzungen unterstützen, die mit der Integrierten Versorgung (§§ 140 a ff. SGB V) und der Verzahnung der Kommunikation von Hausärzten und Fachärzten (§ 73 Absatz 1b SGB V) verbunden sind (Hauck und Haines, Rz. 7 zu § 68 SGB V). Auch hier sieht der Gesetzgeber die Krankenkasse zumindest vordergrundig lediglich in der Rolle des Sponsors. Die Maßnahme kann – folgt man dem Willen des Gesetzgebers – sogar in der vollständigen Übernahme der Kosten bestehen, muss es aber nicht (Kasseler Kommentar, Rz. 5 zu § 68 SGB V).

Allerdings wird auch kein konkreter Anspruch des Versicherten auf finanzielle Unterstützung geregelt (Hauck und Haines, Rz. 3 zu § 68 SGB V). Insbesondere sind die Leistungen der Krankenkasse beschränkt auf die von Dritten (also den diversen Privatanbietern von elektronischen Gesundheitsakten) angebotenen Dienstleistungen der elektronischen Speicherung. Im Umkehrschluss bedeutet dies, dass keine Mittel für den Kauf von elektronischen Geräten von der Krankenkasse aufgewendet werden dürfen.

Die elektronische Gesundheitsakte – eine Satzungsleistung

Die Gesundheitsakte darf nach dieser Vorschrift von medizinischen Laien geführt werden. Das bedeutet, dass sie daher weder Anspruch auf Vollständigkeit noch auf medizinisch-fachliche Richtigkeit hat. Die Anforderungen an die Leistungsgewährung und die Qualität der Dienstleistungen sind in den Satzungen der Krankenkassen zu regeln. Die Anforderung kann sich beispielsweise auch darauf beziehen, dass Dienstleister sicherstellen, die Daten mit einer elektronischen Signatur zu versehen. So kann gewährleistet werden, dass die gespeicherten Gesundheitsdaten vor Veränderung geschützt sind. Damit können Leistungserbringer auf die Richtigkeit vertrauen und Gesundheitsakten als Informationsquelle für die Behandlung zugrunde legen (Kasseler Kommentar, Rz. 5 zu § 68 SGB V). Die Krankenkassen haben somit zumindest eine beschränkte indirekte inhaltliche Einflussnahme auf den Inhalt der Gesundheitsakten. Fraglich ist, wie weit eine solche Regelung praktikabel ist und inwieweit tatsächlich auf dem Satzungswege die Qualität der Akte so weit sichergestellt werden kann, dass Behandler sie ihren Maßnahmen zugrunde legen können.

Die Störfaktoren, denen eine solche Gesundheitsakte ausgesetzt ist, sind zahlreich:

> ❯ Inwieweit ist nachvollziehbar, dass sich die gespeicherten Daten tatsächlich auf die angegebene Person beziehen und dass nicht versehentlich Daten einem falschen Familienmitglied zugeordnet wurden?
> ❯ Wurden alle wichtigen Daten gespeichert, oder wurden vermeintlich unangenehme oder ungünstige Diagnosen erst gar nicht gespeichert?
> ❯ Ist es dem Halter der Akte trotz Sicherheitsmaßnahmen gelungen, gespeicherte Daten zu löschen oder zu fälschen?

mögliche Störfaktoren

Es darf nicht aus dem Auge verloren werden, dass der Besitzer einer solchen Gesundheitsakte ein wirtschaftliches Interesse an einem bestimmten Gesundheitszustand haben kann. Einerseits gibt es Leistungen wie Krankengeld, Erwerbsunfähigkeitsrente etc., für die ein gewisses Krankheitsbild finanzielle Vorteile mit sich bringt. Andererseits kann es beispielsweise für ein Gesundheitszeugnis, das als Nachweis für die Eignung zu verschiedenen Berufen benötigt wird, von Nutzen sein, wenn gewisse Diagnosen oder medizinische Werte nicht beziehungsweise mit anderem Inhalt erscheinen.

Erinnert werden soll in diesem Kontext auch an das sogenannte Ärzte-Hopping. Patienten gehen dabei so lange von Arzt zu Arzt, bis sie eine Sammlung von Daten erhalten, die ihre individuellen Vorstellungen erfüllt. Entspricht es unter diesen Umständen den Regeln der ärztlichen Kunst, wenn sich ein Arzt unkritisch – gewissermaßen blind – auf die Daten der Gesundheitsakte verlässt? Eine Frage, die jeder für sich selbst beantworten muss. Feststehen dürfte hingegen, dass diese Frage auch von Ärzten zu beantworten sein wird, die Gefahr laufen, für einen Behandlungsfehler juristisch zu haften oder unter Umständen hohen Schmerzensgeld- und Schadensersatzansprüchen ausgesetzt zu sein. Eine gewisse Skepsis, dass die hier skizzierte Problematik auf dem Satzungswege in den Griff zu bekommen ist, erscheint nachvollziehbar.

❯❯❯ auch doctor hopping; das wiederholte Inanspruchnehmen von Ärzten (gleicher Fachrichtung) ohne Überweisung durch Hausärzte

Fraglich ist daher derzeit noch, inwieweit es unter wirtschaftlichen Gesichtspunkten sinnvoll ist, eine Akte zu finanzieren, die zwar zu dem Zweck geschaffen wurde, von den Ärzten als Grundlage ihrer Maßnahmen genommen zu werden, die aber in der Praxis wegen des Haftungsrisikos nicht beachtet wird, sodass die einzusparenden Untersuchungen dennoch wiederholt durchgeführt werden. Dies ist keine juristische Frage, sondern eine ganz praktische Problematik.

Sollte die Antwort jedoch lauten, dass es unter wirtschaftlichen Gesichtspunkten wenig Sinn ergibt, die Akte finanziell zu unterstützen, stellt dies auch ein juristisches Hindernis dar, da die Krankenkasse nur verpflichtet und berechtigt ist, eine solche Akte finanziell zu unterstützen, wenn der vom Gesetzgeber vorgegebene Gesetzeszweck erreicht wird.

Rechtliche Grundlagen für Krankenkassen

Die elektronische Patientenakte

Ein weiteres Instrument der sogenannten eGesundheit stellt die elektronische Patientenakte dar. Sie hat hier zweimal Erwähnung gefunden: einmal im Zusammenhang mit § 67 SGB V, das andere Mal mit dem Hinweis auf § 291a Absatz 3, Nummer 4 SGB V. Die elektronische Patientenakte ist ein Instrument und Ausfluss der ärztlichen Dokumentationspflicht. Den Krankenkassen wurden diesbezüglich vom Gesetzgeber keine weiter gehenden rechtlichen Gestaltungsmöglichkeiten eingeräumt.

Gesundheitskarte

Durch die Einfügung des § 291a SGB V und mehrere zeitgleich in Kraft getretene Änderungen und Ergänzungen des § 291 SGB V wurden die Voraussetzungen für die Weiterentwicklung der Krankenversichertenkarte zur elektronischen Gesundheitskarte (eGK) und für den Aufbau der dafür erforderlichen Infrastruktur geschaffen. Der Gesetzgeber verfolgt damit den Zweck, die Wirtschaftlichkeit, Qualität und Transparenz der Behandlung zu verbessern.

Die Wirtschaftlichkeit der Behandlung soll vor allem durch die Anwendungen verbessert werden, die durch Absatz 2 der Vorschrift ermöglicht werden:

Anwendungen der eGK zur Verbesserung der Wirtschaftlichkeit der Behandlung

1. die Übermittlung ärztlicher Verordnungen in elektronischer und maschinell verwertbarer Form sowie
2. den Berechtigungsnachweis zur Inanspruchnahme von Leistungen im Geltungsbereich der Verordnung (EWG) Nummer 1408/71 des Rates vom 14. Juni 1971 zur Anwendung der Systeme der sozialen Sicherheit auf Arbeitnehmer und deren Familien, die innerhalb der Gemeinschaft zu- und abwandern (ABl. EG Nummer L 149 S. 2), und der Verordnung (EWG) Nr. 574/72 des Rates vom 21. März 1972 über die Durchführung der Verordnung (EWG) Nummer 1408/71 zur Anwendung der Systeme der sozialen Sicherheit auf Arbeitnehmer und deren Familien, die innerhalb der Gemeinschaft zu- und abwandern (ABl. EG Nummer L 74 S. 1) in den jeweils geltenden Fassungen.

Nach § 291 Absatz 2a SGB V war die Krankenkasse verpflichtet, bis zum 1. Januar 2006 die Krankenversichertenkarte zu einer eGK zu erweitern.

Mit der Neufassung des § 4 Absatz 6 SGB V hat der Gesetzgeber weiteren Druck bezüglich dieser Umsetzung auf die Krankenkassen ausgeübt: „Bei Krankenkassen, die bis zum 31. Dezember 2011 nicht an mindestens zehn Prozent ihrer Versicherten elektronische Gesundheitskarten nach § 291a SGB V ausgegeben haben, reduzieren sich abweichend von Absatz 4 Satz 2 (des § 4 SGB V) die Verwaltungsausgaben im Jahr 2012 gegenüber dem Jahr 2010 um zwei Prozent."

§ 291 und § 291a SGB V normieren umfangreich und unübersichtlich (so zumindest Kasseler Kommentar Rz. 4 zu § 291a SGB V) die Anforderungen, die die eGK zu erfüllen hat. Nach § 291 Absatz 2 SGB V hat sie zunächst folgende Angaben zu enthalten:

1. Bezeichnung der ausstellenden Krankenkasse, einschließlich eines Kennzeichens für die Kassenärztliche Vereinigung, in deren Bezirk das Mitglied seinen Wohnsitz hat
2. Familienname und Vorname des Versicherten
3. Geburtsdatum
4. Geschlecht
5. Anschrift
6. Krankenversichertennummer
7. Versichertenstatus, für Versichertengruppen nach § 267 Absatz 2 Satz 4 in einer verschlüsselten Form
8. Zuzahlungsstatus
9. Tag des Beginns des Versicherungsschutzes
10. bei befristeter Gültigkeit der Karte das Datum des Fristablaufs

Angaben gemäß § 291 Absatz 2 SGB V

Weiterhin hatte bis zum 1. Januar 2006 eine Erweiterung der Krankenversichertenkarte um das Lichtbild zu erfolgen; Versicherte bis zur Vollendung des 15. Lebensjahres sowie Versicherte, deren Mitwirkung bei der Erstellung des Lichtbildes nicht möglich ist, erhalten eine Krankenversichertenkarte ohne Lichtbild.

Nach § 291a Absatz 3 SGB V muss die Karte geeignet sein, folgende Anwendungen zu unterstützen, insbesondere das Erheben, Verarbeiten und Nutzen von:

1. medizinischen Daten, soweit sie für die Notfallversorgung erforderlich sind
2. Befunden, Diagnosen, Therapieempfehlungen sowie Behandlungsberichten in elektronischer und maschinell verwertbarer Form für eine einrichtungsübergreifende, fallbezogene Kooperation (elektronischer Arztbrief)
3. Daten zur Prüfung der Arzneimitteltherapiesicherheit
4. Daten über Befunde, Diagnosen, Therapiemaßnahmen, Behandlungsberichte sowie Impfungen für eine fall- und einrichtungsübergreifende Dokumentation über den Patienten (die elektronische Patientenakte)
5. den Versicherten selbst oder den für sie zur Verfügung gestellten Daten sowie
6. Daten über in Anspruch genommene Leistungen und deren vorläufige Kosten für die Versicherten (§ 305 Absatz 2)

nach § 291a Absatz 3 SGB V zu unterstützende Anwendungen

Der Gesetzgeber hat somit den Inhalt der Krankenversichertenkarte bereits recht detailliert geregelt. Je detailreicher die vom Gesetzgeber vorgenommene Ausgestaltung ist, desto geringer wird allerdings der Spielraum für die Krankenkassen, diesen Rahmen zu verlassen, sprich eigene Ideen zu verwirklichen.

Fazit

Insgesamt ist festzustellen, dass der Gesetzgeber die Entwicklung der Instrumente der elektronischen Gesundheit stetig vorantreibt, den Krankenkassen hat er dabei aber in der Regel eher die Funktion des Finanziers als die des Entwicklers zugedacht.

Rainer Hilbert

Datenschutz und Datensicherheit
Zu den Rahmenbedingungen zur Wahrung des informationellen Selbstbestimmungsrechts im Gesundheitswesen

Bei der Untersuchung datenschutzrechtlicher Aspekte im Zusammenhang mit der fortschreitenden Digitalisierung im Gesundheitswesen müssen zunächst die grundlegenden rechtlichen Rahmenbedingungen betrachtet werden. So ist bereits im Grundgesetz (GG) Artikel 2 Absatz 1 in Verbindung mit dem Artikel 1 Absatz 1 das sogenannte informationelle Selbstbestimmungsrecht verankert.

Hiermit wird das Recht des Einzelnen gewährleistet, grundsätzlich selbst über die Preisgabe und Verwendung seiner persönlichen Daten zu bestimmen. Einschränkungen dieses Rechts sind nur zulässig, wenn sie im überwiegenden Allgemeininteresse erforderlich sind und eine gesetzliche Grundlage herangezogen werden kann. Daraus folgt, dass jegliche Nutzung von personenbezogenen Daten einer entsprechenden gesetzlichen Bestimmung bedarf. Alternativ dazu kann auf eine freiwillige Einwilligung des Betroffenen zurückgegriffen werden.

> >> Einzelangaben über persönliche oder sachliche Verhältnisse einer Person

> >> nicht explizit im Grundgesetz verankertes Datenschutzgrundrecht

Diese Maßgabe ist insbesondere im Hinblick auf den Bereich eGesundheit zu beachten, da hier vielfach höchst sensible und somit besonders schutzwürdige Daten verarbeitet werden. Mit einem Urteil des Bundesverfassungsgerichts aus dem Jahr 2008 wurde das informationelle Selbstbestimmungsrecht um das Grundrecht auf Gewährung der Integrität und Vertraulichkeit informationstechnischer Systeme erweitert.

Dieses Grundrecht findet Anwendung, wenn Systeme personenbezogene Daten der Bürgerinnen und Bürger in einem Umfang und in einer solchen Vielfalt enthalten, dass ein Einblick in wesentliche Teile der Lebensgestaltung einer Person gewonnen oder gar ein aussagekräftiges Bild der Persönlichkeit generiert werden kann. Im Gesundheitswesen ist hiervon in der Regel auszugehen.

> **Nutzung personenbezogener Daten**
>
> Es kann also festgehalten werden, dass jedwede Nutzung personenbezogener Daten verboten ist, soweit diese nicht durch eine explizite gesetzliche Regelung legitimiert wird.

Diese Grundrechtsansprüche finden in den deutschen gesetzlichen Regelungen Niederschlag, deren Ziel darin besteht, die Persönlichkeitsrechte des Einzelnen zu schützen und eine unkontrollierte Nutzung personenbezogener Daten zu unterbinden.

Rechtliche Rahmenbedingungen

Der rechtliche Rahmen für die Verarbeitung von personenbezogenen Daten hängt im Wesentlichen davon ab, ob sie im privatwirtschaftlichen Bereich, im privaten Bereich oder von einer Sozialverwaltung vorgenommen wird. Handelt es sich um Produkte der freien Wirtschaft, die die Verarbeitung von personenbezogenen Daten vorsehen, sind diese nach Maßgabe des Bundesdatenschutzgesetzes (BDSG) zu prüfen. Werden hingegen personenbezogene Daten in der Sozialverwaltung, wie beispielsweise der Gesetzlichen Krankenversicherung, verarbeitet, spricht der Gesetzgeber hier von Sozialdaten, deren Verarbeitung im Sozialgesetzbuch (SGB) geregelt ist. Das SGB stellt eine Spezialgesetzgebung dar und hat Vorrang gegenüber dem BDSG. Ärztinnen und Ärzte sowie ärztliches und sonstiges medizinisches Hilfspersonal haben darüber hinaus noch die ärztliche Schweigepflicht zu beachten, die im Strafgesetzbuch (StGB) und weiteren Spezialgesetzen definiert ist.

>>> Bundesgesetz; regelt den Umgang mit personenbezogenen Daten

Ein besonderer rechtlicher Aspekt liegt in der Einwilligung der Betroffenen, die eine konkrete Ausübung des informationellen Selbstbestimmungsrechts darstellt. Die Einwilligung dokumentiert auf der einen Seite die freie Entscheidung jeder einzelnen Person, der Nutzung ihrer persönlichen Daten zuzustimmen, auf der anderen Seite steigt die Verantwortung im Umgang mit diesem Instrument. Nicht selten werden Einwilligungen unbewusst und ungewollt erteilt – teilweise mit einschneidenden Folgen für die Einwilligenden. Wird unachtsam in die Nutzung der eigenen Gesundheitsdaten eingewilligt und somit ein eigentlich unzulässiger Gebrauch durch Dritte legitimiert, kann dies erhebliche Eingriffe in die Persönlichkeitsrechte der Menschen nach sich ziehen.

Auch wenn jede Person für eine erteilte Einwilligung zunächst einmal selbst verantwortlich scheint, haben Gerichte bis in die höchsten Instanzen die Nutznießer solcher Erklärungen, wie beispielsweise Krankenversicherungen, vielfach mit in die Pflicht genommen. Insbesondere das Einholen von Einwilligungen durch diese wird stets kritisch betrachtet. Dies trifft besonders dann zu, wenn in eine Datenverarbeitung eingewilligt werden soll, die nicht einer im Gesetz beschriebenen Aufgabenerfüllung dient. Aber auch privatwirtschaftliche Unternehmen dürfen sich durch eine Einwilligung keinen unangemessenen Zugang zur Privatsphäre eines Kunden verschaffen.

Datenschutz und Datensicherheit

Privatwirtschaftlicher Bereich

Da das Bundesdatenschutzgesetz eine gesetzlich vorgeschriebene Verarbeitung von Gesundheitsdaten nicht vorsieht, ist hierfür die Einwilligung der Bürgerinnen und Bürger erforderlich. Jegliche Nutzung entsprechender privatwirtschaftlicher Angebote und die damit einhergehende Speicherung sensibler Daten kann nur freiwillig erfolgen. Bereits heute bieten verschiedene Unternehmen Produkte an, mit denen sich Gesundheitsdaten verwalten lassen. Es obliegt der Entscheidung jedes Einzelnen, ob ein solches Angebot in Anspruch genommen wird (Freiwilligkeit). Benutzerinnen und Benutzer müssen sich darüber bewusst sein, dass in diesem Zusammenhang alle Daten, die zu ihrer Person erfasst werden (etwa Arztbesuche, Medikamentenverordnung, Krankenhausaufenthalte), auf Servern des jeweiligen Anbieters gespeichert werden, soweit es sich um Online-Angebote handelt. Dies stellt besondere Anforderungen an die Sicherheit der Datenverarbeitung. Werden die Daten unbefugt entschlüsselt, sind sie im schlimmsten Fall im Internet frei verfügbar. Insofern empfiehlt es sich, sowohl die erforderliche Einwilligungserklärung als auch die allgemeinen Geschäftsbedingungen sowie weitere verbindliche Informationen des Anbieters auf implementierte Sicherheitsmaßnahmen zu sichten und zu prüfen.

>>> zentrale Computer oder Programme als Diensteanbieter

Der Zugang zu den Informationen muss ausreichend gesichert sein. Eine starke Authentifizierung ist hierfür Grundvoraussetzung. Komplexe Zugangspasswörter müssen möglich sein und sollten auch eingesetzt werden. Die Daten auf den Servern des Anbieters müssen ausreichend verschlüsselt sein. Angaben hierzu sollten aus den Informationen des Unternehmens deutlich und verständlich hervorgehen. Besonders kritisch sind kostenfreie Angebote zu betrachten. Da die Anbieter derartige Plattformen bereitstellen, um Gewinne zu erwirtschaften, muss der sicheren Datenhaltung und -verarbeitung besondere Aufmerksamkeit geschenkt werden. Die Nutzung der sensiblen Gesundheitsdaten durch Dritte – auch durch den jeweiligen Anbieter – muss in jedem Fall ausgeschlossen sein.

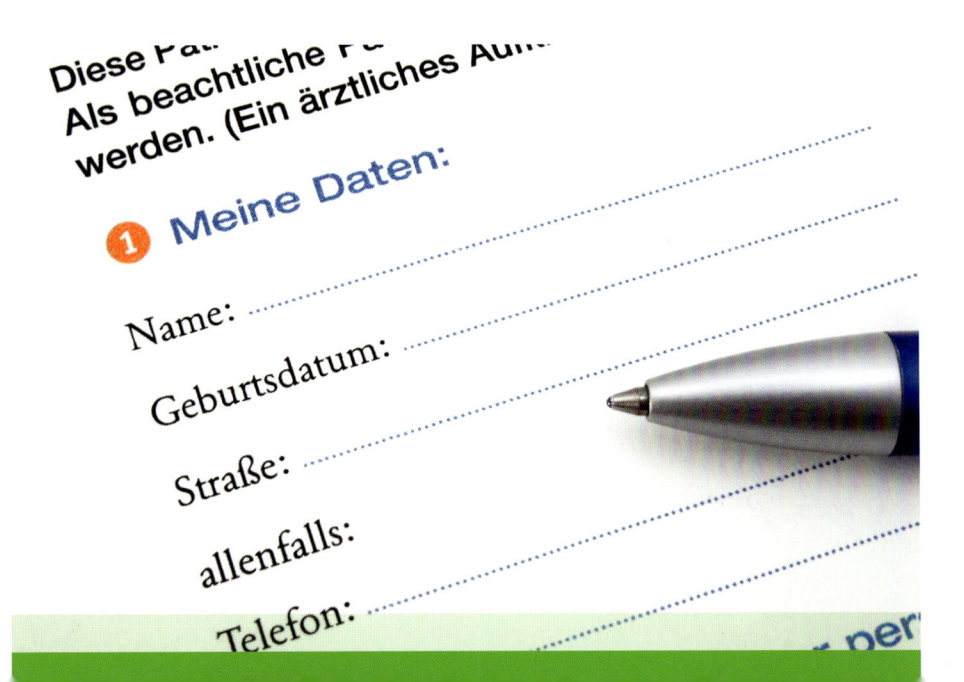

Datensicherheit im privaten Bereich

Auch wenn Produkte zur Verwaltung der eigenen Gesundheitsdaten auf dem heimischen Computer in Eigenregie verwaltet werden, sollten doch grundlegende Sicherungsmaßnahmen ergriffen werden. So sollte dieser Computer mit einer sogenannten Firewall und einer aktuellen Virenschutz-Software ausgestattet sein. Nach Möglichkeit sollten die Gesundheitsdaten auch im privaten Bereich verschlüsselt werden.

〉〉〉 Software zur Überwachung des Datenverkehrs

> **〉 Informationen zu Sicherungsmaßnahmen**
>
> Über Sicherungsmaßnahmen können Informationen bei den jeweiligen Softwareherstellern eingeholt werden. Unabhängige Informationen zum Thema Sicherheit bietet auch das Bundesamt für Sicherheit in der Informationstechnik (BSI) auf seiner Internet-Seite (www.bsi.bund.de).

Datensicherheit im Bereich der Sozialverwaltung

Das Sozialgesetzbuch (Zehntes Buch) liefert unter § 67 Absatz 1 eine genaue Definition dessen, was unter Sozialdaten zu verstehen ist:

> **〉〉〉 Definition Sozialdaten**
>
> Einzelangaben über persönliche oder sachliche Verhältnisse einer bestimmten oder bestimmbaren natürlichen Person

Es handelt sich hierbei also nicht nur um den Namen und die Anschrift. Vielmehr sind auch alle Daten, die eine natürliche Person bestimmbar machen, als Sozialdaten zu sehen. Dies kann bereits die Versichertennummer sein, da diese mittlerweile im Rahmen der jeweiligen Aufgabenerfüllung einer Vielzahl von Stellen bekannt ist (etwa Arbeitgeber, Sozialleistungsträger, Leistungserbringer).

Datenverarbeitung der Sozialleistungsträger

Auch die Sozialleistungsträger (beispielsweise die Krankenkassen) setzen digitale Medien ein. Keine Krankenkasse und kein Rentenversicherungs- oder Unfallversicherungsträger erfüllt seine Aufgabe ohne IT-Unterstützung. Durch die Bestimmungen des SGB liegen umfassende Ermächtigungen zur Speicherung, Verarbeitung und Übermittlung sensibler personenbezogener Daten vor. Diese Rechte sind jedoch im Zusammenhang mit den ebenfalls umfassenden Bestimmungen zum Schutz der Daten zu sehen. Ferner hat der Gesetzgeber Aufsichtsinstanzen geschaffen, die im Rahmen ihrer Aufgabenstellung auch auf die Einhaltung der restriktiven datenschutzrechtlichen Bestimmungen achten. Letztlich hat jeder Sozialleistungsträger auch einen Datenschutzbeauftragten zu bestellen, der eine Hinwirkungspflicht auf den ordnungsgemäßen Umgang mit den gespeicherten Daten wahrnimmt.

Datenschutz und Datensicherheit

Ob elektronische Gesundheitskarte, Versorgungsforschung oder Bezuschussung elektronischer Gesundheitsakten: Sobald Daten der Versicherten gespeichert, verarbeitet oder übermittelt werden, greifen die besonderen Schutzbestimmungen des SGB. Die datenschutzrechtlichen Grundlagen sind dort im Zehnten Buch (SGB X) geregelt.

Nutzung für Forschungszwecke

Im Rahmen der Versorgungsforschung – oftmals in Verbindung mit neuen Medien der eGesundheit – engagieren sich Krankenkassen, um ihrem Auftrag einer optimalen Versorgung ihrer Versicherten auch in Zukunft gerecht zu werden. Die mögliche Nutzung der Sozialdaten zu Forschungszwecken ist im SGB geregelt. So dürfen beispielsweise im Rahmen von Modellvorhaben Sozialdaten genutzt werden. Wie bei jeder Nutzung von Sozialdaten ist die Befugnis auf den – für den jeweiligen Zweck – zwingend erforderlichen Umfang begrenzt.

>>> Entfernen des Personenbezugs

Für Zwecke der wissenschaftlichen Forschung dürfen Sozialdaten nur für ein bestimmtes Vorhaben genutzt werden. Grundsätzlich sind die Daten zu anonymisieren, wenn sich auch ohne den Personenbezug das angestrebte Forschungsziel erreichen lässt. Im Übrigen sind diejenigen Merkmale gesondert zu speichern, mit denen Einzelangaben über persönliche Verhältnisse einer bestimmten oder bestimmbaren Person zugeordnet werden können. Die Angaben dürfen nur zusammengeführt werden, soweit der Forschungszweck dies erfordert.

Übermittlung von Sozialdaten für Forschungszwecke

Führt etwa eine Krankenkasse als verantwortliche Stelle für die Verarbeitung und Nutzung der Sozialdaten ein Forschungsvorhaben nicht selbst durch, richtet sich auch die Übermittlung von Daten an den Forschungspartner nach dem Sozialgesetzbuch. Mit solchen Rechtsgrundlagen hat der Gesetzgeber eine abschließende Abwägung über das Verhältnis des Sozialgeheimnisses zu den Belangen der Forschung und Planung getroffen. Die Übermittlungsbefugnis von Sozialdaten für die wissenschaftliche Forschung wird abschließend geregelt.

Die Vorschrift schafft zudem Klarheit hinsichtlich der konkurrierenden Verfassungsgrundsätze des informationellen Selbstbestimmungsrechts (Artikel 2 Absatz 1 in Verbindung mit Artikel 1 GG) und des Grundrechts auf Freiheit der Forschung (Artikel 5 Absatz 3 GG). Die Forschungsfreiheit hat dabei jedoch keinen Vorrang. Daraus folgt, dass aufgrund datenschutzrechtlicher Restriktionen auch in der Gesundheitsforschung Beeinträchtigungen hinzunehmen sind. So ist eine Übermittlung von Sozialdaten nur für Forschungsvorhaben zulässig, mit denen Zwecke des Sozialleistungsbereichs erfüllt werden sollen. Ferner muss die Übermittlung auf Basis einer vorherigen Genehmigung durch die zuständige oberste Bundes- oder Landesbehörde erfolgen.

Datenschutz und Datensicherheit

Einwilligung der Betroffenen

Nach den Bestimmungen des SGB X ist die Verarbeitung (einschließlich der Übermittlung) und Nutzung von Sozialdaten auch zulässig, soweit der Betroffene eingewilligt hat. Diese vom Gesetzgeber vorgesehene Möglichkeit trägt dem bereits erwähnten informationellen Selbstbestimmungsrecht Rechnung. Diese Alternative kann auch bei Forschungsvorhaben für den Sozialleistungsbereich genutzt werden. Da die Teilnahme an dem Forschungsvorhaben in der Regel mit einer entsprechenden Erklärung der Betroffenen einhergeht, bietet es sich an, die Einwilligung im zeitlichen Zusammenhang mit der Teilnahmeerklärung einzuholen.

Eine Einwilligung stellt jedoch auch für Sozialleistungsträger keinen Freibrief für die Nutzung von Sozialdaten dar. Vielmehr sind hier enge gesetzgeberische Grenzen zu beachten. So muss es sich um eine Aufgabenerfüllung nach dem SGB handeln. Die Datenverarbeitung beispielsweise durch eine Krankenkasse für andere – ihr somit nicht obliegende – Aufgaben ist auch über das Einholen einer Einwilligung nicht zulässig. Die Einwilligung bedarf grundsätzlich der Schriftform. Es muss ein Hinweis darauf erfolgen, dass die Einwilligung freiwillig erteilt wird und dass ein jederzeitiges Widerspruchsrecht besteht. Ferner muss der Zweck der beabsichtigten Datenverarbeitung detailliert und für die Versicherten verständlich dargelegt werden. Auch die Verarbeitung der personenbezogenen Daten ist umfassend und abschließend zu beschreiben. Den Betroffenen muss durch diese Informationen unzweifelhaft verständlich sein, in was sie einwilligen. Sind Dritte – etwa ein Forschungsinstitut oder ein Rechenzentrum – in die Datenverarbeitung involviert, muss auch hierüber eine entsprechende Information erfolgen. Wird die Einwilligung mit der Teilnahmeerklärung zusammen eingeholt, muss sie als solche deutlich hervorgehoben sein. Der Inhalt der Einwilligungserklärung muss letztlich eine umfassende Transparenz über die Datennutzung herstellen.

>>> keine Nutzung von personenbezogenen Sozialdaten ohne eine ausdrückliche und schriftliche Erlaubnis

Löschen von Daten

Für Sozialdaten, die für Forschungszwecke gespeichert und genutzt werden, gibt es keine explizite Löschfrist. Insofern finden die generellen Regelungen des SGB X Anwendung. Das bedeutet, die Daten sind unverzüglich zu löschen, wenn ihre Speicherung nicht mehr erforderlich ist. Für andere Zwecke dürfen die Daten nur genutzt werden, wenn zuvor der Personenbezug dauerhaft und nicht wiederherstellbar gelöscht wird (Anonymisierung).

>>> Daten müssen unverzüglich gelöscht werden, wenn deren Nutzung nicht länger erforderlich ist

Beschlagnahme von Daten

Gerade im Bereich der eGesundheit stellt sich die Frage, inwieweit Strafverfolgungsbehörden Zugriff auf die sensiblen Gesundheitsdaten erhalten können. Die Strafprozessordnung (StPO) regelt das sogenannte Beschlagnahmeverbot. Der Gesetzgeber hat den Beschlagnahmeschutz für medizinische Daten vor einiger Zeit erweitert.

Datenschutz und Datensicherheit

>>> Transferdokument für die Kommunikation zwischen Ärzten

Nach altem Recht bestand ein Beschlagnahmeschutz für medizinische Daten nur, solange sich diese Daten im Gewahrsam eines Zeugnisverweigerungsberechtigten befanden – also beispielsweise einer Ärztin oder eines Arztes. Arztbriefe, Röntgenbilder oder andere medizinische Daten, die einer Patientin beziehungsweise einem Patienten ausgehändigt wurden, konnten auf richterliche Anordnung beschlagnahmt werden. Dies galt auch dann, wenn die medizinischen Daten auf der neuen elektronischen Gesundheitskarte oder in einer persönlichen Gesundheitsakte aufbewahrt wurden, da sie – definitionsgemäß – nicht einer Ärztin oder einem Arzt, sondern den Patienten selbst gehören.

Die neue Regelung zum Beschlagnahmeschutz für medizinische Daten schließt elektronische Gesundheitskarten und ihre Anwendungen nach § 97 StPO in Verbindung mit § 291a SGB V explizit in das Beschlagnahmeverbot mit ein. Eine elektronische Gesundheitsakte gilt jedoch nach Ansicht von Experten – im Gegensatz zur elektronischen Patientenakte im Sinne des SGB – noch nicht automatisch als Teil der elektronischen Gesundheitskarte. Da der erweiterte Beschlagnahmeschutz für medizinische Daten noch recht neu ist, gibt es derzeit noch keine Rechtsprechung zu dieser neuen Regelung. Daher empfiehlt es sich, die Interessenten für Medien der eGesundheit deutlich darauf hinzuweisen, dass ein Beschlagnahmeschutz für medizinische Daten, die in diesen Medien gespeichert werden, noch nicht eindeutig gesichert ist.

Fazit

Im Vergleich zu anderen Ländern sind in Deutschland die gesetzlichen Anforderungen an den Datenschutz und die Datensicherheit sehr hoch. Allerdings gilt vor dem Hintergrund einer immer stärkeren Globalisierung im Bereich der Produktanbieter auch hier eine alte und noch immer aktuelle Redewendung aus dem 19. Jahrhundert: Trau! Schau! Wem?

David Klemperer

Zertifizierung von elektronischen Gesundheits- und Patienteninformationen

Elektronische Gesundheitsinformationstechnologien können die medizinische Versorgung verbessern. Belegt ist dies beispielsweise für die Befolgung von evidenzbasierten Leitlinien durch elektronische Entscheidungsunterstützung (Decision Support), ebenfalls für die Minderung von Fehlern durch elektronische Arzneimittelverschreibung sowie – unter den Bedingungen des amerikanischen Gesundheitssystems – die Verbesserung der Versorgung armer Patienten.

Diese Technologien bieten auch Möglichkeiten, den Bürgern und Patienten Gesundheitsinformationen gezielt zur Verfügung zu stellen, die sich auf ihre aktuellen und chronischen Gesundheitsprobleme beziehen. Informationen beispielsweise über Krankheitsbilder, Arzneimittel oder Aspekte, die für zu treffende Entscheidungen wichtig sind, können passgenau und just in time angeboten werden. Diese, teils noch zu entwickelnden, technischen Möglichkeiten stehen in Zeiten erhöhter Autonomiebestrebungen aufseiten von Bürgern und Patienten zur Verfügung.

Im Folgenden soll die gewandelte Position der Patienten im Gesundheitssystem, die Auswirkungen auf die Gesundheitspolitik und die damit in Verbindung stehende weitreichende Bedeutung von qualitätsgesicherten Gesundheitsinformationen dargelegt werden. Abschließend wird das Erfordernis der Sicherstellung von Qualitätsanforderungen an Gesundheitsinformationen beschrieben, wie sie beispielsweise durch Verfahren der Zertifizierung erfolgen kann. Die Form, in der Gesundheits- und Patienteninformationen vorliegen (elektronisch beziehungsweise nicht elektronisch) ist für deren Zertifizierung unerheblich.

Gewandelte Informationsbedürfnisse als Ausdruck veränderter Rollen

„Die Patienten sind erwachsen geworden, es gibt keinen Weg zurück. [...] Paternalismus ist endemisch [...] und auch wenn er gut gemeint sein mag, schafft und erhält er doch eine ungesunde Abhängigkeit, die mit anderen Strömungen in der Gesellschaft nicht mehr im Einklang steht" (Coulter 1999).

Auch mehr als zehn Jahre nach dieser vehementen Äußerung ist der Paternalismus zwar noch weit verbreitet, befindet sich jedoch als vorherrschende Form der Arzt-Patienten-Beziehung eher auf dem Rückzug. Dem Paternalismus liegt eine Reihe von Annahmen zugrunde, von denen einige durchaus attraktiv erscheinen. Die Ärztin beziehungsweise der Arzt könne aufgrund des Wissensvorsprungs Entscheidungen für die Patienten – unter Einbeziehung des jeweils aktuellen Wissensstandes – anwaltschaftlich, gut und klug treffen. Dabei wahre sie beziehungsweise er die Interessen seiner Patienten und stelle etwaige Eigeninteressen zurück. Die Nerven der Patienten würden geschont, indem Ärzte beunruhigende Informationen nicht mitteilten (Wennberg und Gittelsohn 1973).

》》》 vormundschaftliche Arzt-Patienten-Beziehung

Geprägt ist die paternalistische Arzt-Patienten-Beziehung durch eine biomedizinische Perspektive, in der Abweichungen von den als normal definierten Strukturen und Funktionen des Organismus im Vordergrund stehen und subjektive Aspekte wie Gefühle, Erwartungen, Befürchtungen und Deutungsmuster eher nicht hineinpassen und von der Ärztin beziehungsweise vom Arzt möglicherweise als störend angesehen werden. Dieses aus dem 19. Jahrhundert stammende Konzept passt zunehmend weniger in eine Zeit, die durch verstärkte Autonomiebestrebungen und verbesserte Informationsmöglichkeiten für Patienten geprägt ist. Auch wurde deutlich, dass die geschilderten Grundannahmen nicht sehr realistisch waren. So befinden sich Ärzte beispielsweise durch die Anreize, die Vergütungssysteme immer setzen, stets in einem Interessenkonflikt, den sie nicht immer im Sinne ihrer Patienten lösen (Hartzband und Groopman 2009). Auch hat sich gezeigt, dass Ärzte nicht besonders gut darin sind, neue Erkenntnisse zum Nutzen ihrer Patienten aufzugreifen und anzuwenden, vielmehr lässt sich nicht selten beobachten, dass sie zum Beispiel zu neuen Medikamenten greifen, die weniger wirksam und sicher sind als die bis dahin gebräuchlichen (Anonymous 2008).

In die Zeit der zunehmenden Erosion des Paternalismus in den 1980er-Jahren fällt die Entstehung patientenorientierter Modelle wie beispielsweise evidenzbasierte Medizin oder Shared Decision Making:

> **› Evidenzbasierte Medizin (EbM)**
> Das Konzept der Evidenzbasierten Medizin unterstützt die Generierung und Anwendung medizinischen Wissens mit dem Ziel der Verbesserung von Behandlungsentscheidungen.
>
> **› Shared Decision Making (SDM)**
> Das Konzept Shared Decision Making (SDM) bietet eine Struktur zur Unterstützung von Entscheidungen, die auf (möglichst) objektiver Evidenz und auf subjektiver Präferenz gründen.

Für viele Menschen ist die untergeordnete und passive Rolle in der Arzt-Patienten-Beziehung nicht mehr vorstellbar. Bürger und Patienten haben ein hohes Informationsbedürfnis, sie schätzen ihre Ärzte als kompetente und vertrauenswürdige Informationsquelle, suchen jedoch regelhaft auch Informationen in zumeist mehreren weiteren Quellen

(Prognos AG 2009) und wollen sich an Behandlungsentscheidungen beteiligen (Coulter und Magee 2003).

Patientenorientierung im Gesundheitswesen

Die Gesundheitspolitik ab dem Ende der 1990er-Jahre hat der geschilderten Tendenz Rechnung getragen und sie dadurch zugleich verstärkt. Zu nennen sind hier insbesondere folgende Ergebnisse:

Ergebnisse der Gesundheitspolitik ab dem Ende der 1990er-Jahre in Hinsicht auf Patientenorientierung

> › unabhängige Patientenberatung als Regelleistung ab 1. Januar 2011 (§ 65 b SGB V)
> › evidenzbasierte Patienteninformationen für Bürger und Patienten als Auftrag des Instituts für Qualität und Wirtschaftlichkeit im Gesundheitswesen (§ 139 a Absatz 2 Ziffer 6 SGB V)
> › Patientenbeauftragter der Bundesregierung (§§ 140 h, 139 b SGB V)
> › Patientenbeteiligung im Gemeinsamen Bundesausschuss (G-BA)

››› *vom Bundesgesundheitsministerium berufenes Gremium zur Begutachtung der Entwicklung im Gesundheitswesen*

Diesen Neuerungen gingen Analysen und Empfehlungen des Sachverständigenrates Gesundheit (SVR) voraus (SVR 2001; SVR 2003). Der SVR erklärte die Nutzer neben Ärzten und Krankenkassen zur dritten Kraft im Gesundheitswesen, die dazu beitragen soll, die Anbieterdominanz zu brechen, den Reformstau zu lösen und die Zielorientierung des Gesundheitssystems zu ermöglichen. Die Nutzerkompetenz, definiert unter anderem über erzieherische, kommunikative und informative Faktoren, soll gestärkt werden. Die Kompetenz der Nutzerinnen und Nutzer wirke sich auf eine sachgerechte Inanspruchnahme von Leistungen aus, auf einen selbstständigeren Umgang insbesondere mit chronischer Krankheit und eine Minderung der Abhängigkeit vom Gesundheitssystem. Die Bedarfswahrnehmung für die Inanspruchnahme und auch für die Inhalte und den Umfang der Gesundheitsversorgung hänge stark vom Ausmaß der Patienten-Partizipation auf der Mikro-, Meso- und Makroebene ab. Daher empfahl der SVR die obligatorische Einbeziehung des Patienten in medizinische Entscheidungen (Shared Decision Making) (Mikroebene) sowie umfassende Verbesserungen der Informationslage und Verfahrens-, Beratungs- und Entscheidungsbeteiligung von Patientenvertretern in den Gremien und Strukturen des Gesundheitsversorgungssystems (Mesoebene).

Im Ergebnis erhofft sich der SVR davon ein transparenteres, reagibleres, sichereres und an Zielen orientiertes Versorgungssystem, das die Nutzer in den Mittelpunkt stellt. Als Hindernisse benennt er unter anderem eine Reihe von Leitbildern und Verhaltensmustern bei Organisationen, Institutionen und Professionen des Gesundheitswesens, die im Widerspruch zu Nutzerorientierung und Partizipation stehen. Er weist auf die Dominanz der Ärzte hin, die Informationsasymmetrie sowie die den Ärzten zugesprochene Definitionsmacht in Bezug auf Krankheit. Patientenorientierung wird hier als ein essenzielles Element zur Qualitätsentwicklung in der Versorgung ausgewiesen.

> > > **Definition: Versorgungsqualität**
>
> In einer wegweisenden Definition von Versorgungsqualität entspricht die Patientenorientierung dem Kern von Qualität: „Qualität der Gesundheitsversorgung ist das Ausmaß, in dem die gesundheitliche Versorgung von Individuen oder Gruppen die Wahrscheinlichkeit erwünschter gesundheitlicher Behandlungsergebnisse erhöht und mit dem aktuellen professionellen Wissensstand übereinstimmt" (Lohr 1990).

Diese Definition enthält eine Reihe von wesentlichen Annahmen:

> Qualität ist messbar.
> Alle Elemente der Versorgung sind einzubeziehen.
> Qualität bezieht sich auf den individuellen Patienten wie auf die Bevölkerung.
> Ergebnisse sind mit Wahrscheinlichkeit zu erwarten.
> In der Abwägung von Nutzenwahrscheinlichkeit und Schadensrisiko muss der Nutzen überwiegen, und zwar auch aus der Patientenperspektive. Nutzen entspricht somit nur dann guter Qualität, wenn er vom Patienten gewünscht wird.
> Qualität orientiert sich an Ergebnissen, die mit Strukturen und Prozessen verbunden sind.
> Qualität setzt den aktuellen Stand des medizinischen Wissens voraus. Dies entspricht dem Konzept einer Evidenzbasierten Medizin.

Annahmen zur Definition der Versorgungsqualität

Erwünschte Behandlungsergebnisse setzen also eine auf evidenzbasierten Informationen beruhende Entscheidung voraus.

Evidenzbasiertes Shared Decision Making

Patientenorientierung auf der Mikroebene der Arzt-Patient-Beziehung ist zu verstehen als eine Kommunikation, die es den Patienten ermöglicht, ihr Gesundheitsproblem zu verstehen sowie Nutzen-Schaden-Bilanzen für Handlungsoptionen auch im Vergleich zum Nichthandeln durchzuführen. Nutzenaspekte beziehen sich (im Sinne des § 35b SGB V) auf die Verbesserung des Gesundheitszustandes, eine Verkürzung der Krankheitsdauer, eine Verlängerung der Lebensdauer, eine Verringerung der Nebenwirkungen sowie eine Verbesserung der Lebensqualität (patientenrelevante Outcomes). Die Informationen müssen sich auf die kritisch gewürdigte aktuelle Studienlage gründen (Evidenz).

Der Begriff Evidenz bedeutet in Zusammenhang mit Evidenzbasierter Medizin „Beweis, Nachweis, Beleg", entsprechend dem englischen Wort Evidence („facts or signs that show clearly that something exists or is true" [Longman Dictionary of Contemporary English, 2005]). Evidenz ist letztlich jedes Ergebnis wissenschaftlicher Forschung, das zur Klärung kausaler Zusammenhänge oder zum Verstehen von Aspekten der Versorgung beiträgt.

> > > auf wissenschaftlichem Nachweis beruhende Erkenntnis

Welche wissenschaftliche Methode am besten geeignet ist, richtet sich nach der Fragestellung. Im medizinischen Alltag werden Behandlungsverfahren bisweilen als evidenzbasiert beziehungsweise nicht evidenzbasiert bezeichnet. Dieser Sprachregelung liegt die falsche Vorstellung zugrunde, Evidenz sei entweder vorhanden oder nicht. Richtig ist hingegen, dass für die jeweilige Fragestellung die vorhandene Evidenz zu bewerten ist. Liegt keine Evidenz höherer Stufe vor, kann die Expertenmeinung die beste verfügbare Evidenz und somit eine rationale Grundlage für eine Behandlungsentscheidung sein. Jede empirische Beobachtung stellt einen potenziellen Beweis dar, jedoch mit unterschiedlich hoher Irrtumswahrscheinlichkeit. Im Folgenden sind einige Beispiele für Fragestellungen und die am besten geeigneten Untersuchungsmethoden aufgeführt (Klemperer 2010):

> **Therapieverfahren**

Zur Untersuchung der Wirksamkeit von Therapieverfahren ist der faire Vergleich durch eine randomisierte kontrollierte Studie am besten geeignet. Liegen bereits mehrere Untersuchungen vor, können diese in einer systematischen Übersichtsarbeit zusammengefasst werden.

> **Umweltexpositionen**

Die Effekte von Tabakrauch, Lärm oder elektromagnetischer Strahlung sind am besten mithilfe von Beobachtungsstudien wie Kohortenstudien und Fall-Kontrollstudien zu erfassen. Randomisierte kontrollierte Studien sind nicht praktikabel und wären auch aus ethischen Gründen nicht zulässig.

> **Komplikationen**

Wie groß beispielsweise das Risiko für die Durchstoßung der Darmwand bei einer Darmspiegelung ist, lässt sich am besten in einer Fallserie feststellen.

> **Diagnostik**

Für die Fragen nach der Genauigkeit und dem Nutzen diagnostischer Tests stehen unterschiedliche Methoden zur Verfügung. Genauigkeit bedeutet, dass der Test sicher zwischen Gesunden und Kranken unterscheidet, der Test also eine hohe Sensitivität und Spezifität aufweist. Dazu kann der Vergleich der Testmethode mit einem Goldstandard dienen – wie beispielsweise der Vergleich von Belastungs-EKG und Koronarangiografie in der Diagnose der koronaren Herzkrankheit, bei der die direkte Betrachtung der Koronargefäße in der Angiografie den Goldstandard darstellt. Die Überlegenheit eines neuen diagnostischen Tests sollte im Vergleich zum bisherigen Standard in einer randomisierten kontrollierten Studie im Hinblick auf patientenrelevante Outcomes geprüft werden.

> **Die Frage nach dem Warum**

Lautet die Frage „Warum?", sind befragende Methoden einzusetzen. Um zu verstehen, warum die einen Patienten das vom Arzt verschriebene Medikament einnehmen und andere es in den Müll werfen, müssen die Patienten interviewt werden. Befragende Methoden sind erforderlich für die Gewinnung von Wissen über die praktischen, subjektiven und emotionalen Erfahrungen, die Patienten mit bestimmten Krankheiten gemacht haben (siehe beispielsweise www.healthtalkonline.org).

> > > **Definition: Shared Decision Making (SDM)**
>
> Shared Decision Making ist ein Modell der partnerschaftlichen Arzt-Patienten-Beziehung, das durch einen gemeinsamen und gleichberechtigten Entscheidungsfindungsprozess gekennzeichnet ist.

Die Kommunikation soll sowohl die Sachinformation (Evidenz) als auch eine explizit subjektive Bewertung dieser Sachinformation durch die Patientin beziehungsweise den Patienten sicherstellen. Die Entscheidung soll folglich auf Evidenz beruhen und den subjektiven Bedürfnissen des Patienten entsprechen. Inwieweit aus Sicht der Patientin beziehungsweise des Patienten Shared Decision Making stattgefunden hat, misst der kürzlich vorgestellte Fragebogen zur partizipativen Entscheidungsfindung (Kriston et al. 2010).

Abbildung 1: Fragebogen zur partizipativen Entscheidungsfindung (revidierte Neun-Item-Fassung in der Version vom 19. Juli 2010)

Mein Arzt/meine Ärztin ...

1. ... hat mir ausdrücklich mitgeteilt, dass eine Entscheidung getroffen werden muss.
2. ... wollte genau von mir wissen, wie ich mich an der Entscheidung beteiligen möchte.
3. ... hat mir mitgeteilt, dass es bei meinen Beschwerden unterschiedliche Behandlungsmöglichkeiten gibt.
4. ... hat mir die Vor- und Nachteile der Behandlungsmöglichkeiten genau erläutert.
5. ... hat mir geholfen, alle Informationen zu verstehen.
6. ... hat mich gefragt, welche Behandlungsmöglichkeit ich bevorzuge.
7. ... und ich haben die unterschiedlichen Behandlungsmöglichkeiten gründlich abgewogen.
8. ... und ich haben gemeinsam eine Behandlungsmöglichkeit ausgewählt.
9. ... und ich haben eine Vereinbarung für das weitere Vorgehen getroffen.

Quelle: Kriston et al. 2010

Die zwei Schritte, in die eine Entscheidung unterteilbar ist, zeigt Abbildung 2. Als Sachgrundlage für eine Entscheidung benötigen die Patienten Informationen darüber, welche Behandlungsziele erreichbar sind. Hier geht es um evidenzbasierte Informationen zu Behandlungsergebnissen, die für die Patientin und den Patienten relevant sind. Die Informationen sollen auch Angaben darüber einschließen, mit welcher Wahrscheinlichkeit erwünschte und unerwünschte Therapieeffekte zu erwarten sind. Dieser erste Schritt der Entscheidung ist explizit wissenschaftlicher Natur.

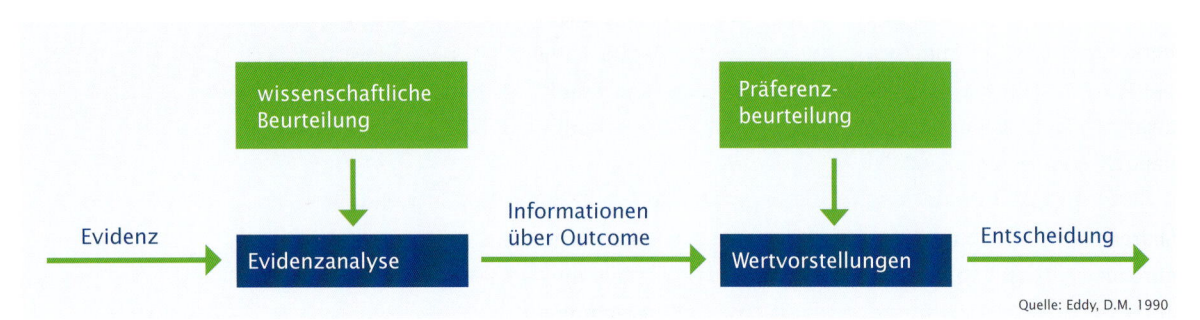

Abbildung 2: Anatomie einer Entscheidung

```
                wissenschaftliche              Präferenz-
                Beurteilung                    beurteilung
                      │                              │
                      ▼                              ▼
                              Informationen
                              über Outcome
   Evidenz ──▶  Evidenzanalyse ─────────▶  Wertvorstellungen ──▶ Entscheidung
```
Quelle: Eddy, D.M. 1990

Die bestmögliche Evidenz bildet die notwendige Voraussetzung für den zweiten Schritt, die persönliche Schaden-Nutzen-Bewertung. Patienten bewerten die Informationen über die zu erwartenden Behandlungsergebnisse, wägen den potenziellen Nutzen und Schaden ab und entscheiden gemäß ihren persönlichen Wünschen, Bedürfnissen und Behandlungszielen. Sie bilden sich ein Urteil darüber, welche Bedeutung und Wichtigkeit die möglichen Behandlungsergebnisse für sie persönlich haben. Bei gleicher Evidenz können Patienten zu individuell unterschiedlichen subjektiven Bewertungen und zu unterschiedlichen Entscheidungen gelangen.

> > > in der Medizin: jede aktive Form der Behandlung, gleichermaßen therapeutische wie präventive Maßnahmen

Liegt für eine wenig belästigende Intervention starke Evidenz für positive Effekte auf die Lebenserwartung und die Lebensqualität vor, dürfte die Bewertung und Entscheidung der meisten Patienten positiv sein. Für eine stark belästigende Intervention mit schwacher Evidenz für positive Effekte auf Lebenserwartung und Lebensqualität sind eher negative Bewertungen zu erwarten. Zwischen diesen beiden Möglichkeiten liegen Situationen wie beispielsweise Interventionen, die mit hoher Wahrscheinlichkeit zu einer Verbesserung der Lebenserwartung, aber ebenfalls mit hoher Wahrscheinlichkeit zu Beeinträchtigungen der Lebensqualität führen. Dieser Aspekt der Entscheidungsfindung – das Einbringen der individuellen Präferenz – ist persönlicher und subjektiver Natur. Es handelt sich um ein Werturteil, das bei jedem Patienten anders ausfallen kann. Im Ergebnis sollten sich die Patienten im Wissen über die möglichen Behandlungsergebnisse für die Option entscheiden können, die ihren explizit geklärten Präferenzen entspricht.

Entscheidungen, die mit einer SDM-Kommunikation getroffen werden, verändern das Ergebnis im Vergleich zu konventioneller Kommunikation folgendermaßen (Loh et al. 2007):

SDM-Kommunikation im Vergleich zu konventioneller Kommunikation

> Zunahme des Wissens aufseiten der Patienten
> realistischere Erwartung an Behandlungsverläufe
> aktive Beteiligung am medizinischen Behandlungsprozess
> Verringerung von Entscheidungskonflikten
> Abnahme der Unentschlossenheit der Patienten gegenüber Behandlungen
> Verbesserung der Arzt-Patienten-Kommunikation
> Verbesserung der Risikowahrnehmung der Patienten

Eine systematische Übersichtsarbeit kam zu dem Ergebnis, dass SDM im Vergleich zu herkömmlicher Kommunikation bessere Ergebnisse für Patientenzufriedenheit, Therapietreue, Krankheitswissen, subjektives Befinden und Krankheitssymptome zeigt, und zwar in erster Linie dann, wenn es sich um eine längerfristige Arzt-Patienten-Beziehung handelt (Joosten et al. 2008).

〉〉〉 kooperatives Patientenverhalten innerhalb einer Therapie

Shared Decision Making ist mehr als eine Kommunikationstechnik. Es handelt sich um ein Konzept, das eine Veränderung vorherrschender Leit- und Selbstbilder insbesondere aufseiten der Ärzte erfordert und derzeit noch inneren und äußeren Anreizen für ärztliches Handeln zumindest teilweise zuwiderläuft.

Kriterien für Gesundheitsinformationen

Im Vorhergehenden wurde die Bedeutung von Gesundheitsinformationen für die Nutzerorientierung generell und für Behandlungsentscheidungen im Speziellen behandelt. Im Folgenden soll dargelegt werden, anhand welcher Kriterien gute und schlechte Gesundheitsinformationen unterscheidbar sind. Dazu soll die „Gute Praxis Gesundheitsinformation" (GPGI) dienen, ein Policy-Paper, das von einer Arbeitsgruppe unter Federführung des Fachbereichs Patienteninformation und Patientenbeteiligung im Deutschen Netzwerk Evidenzbasierte Medizin erstellt wurde (Klemperer et al. 2010). Ausgangspunkt ist das Recht der Bürgerinnen und Bürger auf umfassende Informationen zu Fragen, die ihre Gesundheit und Krankheit betreffen sowie auf eine verständliche Vermittlung dieser Informationen, wie es im Leitfaden Patientenrechte in Deutschland festgehalten ist (Bundesministerium für Gesundheit et al. 2007). Ziel der GPGI ist „die Sicherstellung der Qualität von Gesundheitsinformationen und der Schutz der Bürgerinnen und Bürger vor unzuverlässigen, verzerrten und irreführenden Gesundheitsinformationen". Dafür werden Merkmale und Kriterien als Hilfestellung zur Erarbeitung, Aktualisierung und Bewertung von Gesundheitsinformationen beschrieben.

〉〉〉 im Jahr 2000 gegründeter gemeinnütziger Verein

Für Krankheitsbilder gilt, dass die Informationen ein realistisches Bild des Wissens und der Grenzen des Wissens vermitteln sollen bezüglich der Ursachen, des Erscheinungsbildes, der Diagnostik, des Verlaufs, der Krankheitsbewältigung, der Beratungs- und Kontaktmöglichkeiten, der Prävention, der Früherkennung sowie der Behandlungsmöglichkeiten und -ergebnisse. Natürlich muss nicht jede Information alle Bereiche ansprechen.

Grundlage der Information ist die Wissenschaftlichkeit (Evidenz). Darunter ist zu verstehen, dass die Informationen durch systematische Literaturrecherche, kritische Auswahl und Bewertung gewonnen und für die individuelle Patientin beziehungsweise den individuellen Patienten nutzbar gemacht werden. Geht es um Behandlungsmaßnahmen, stehen patientenrelevante Aspekte wie Mortalität, Morbidität, gesundheitsbezogene Lebensqualität und die Begleitumstände im Vordergrund der Darstellung. Die Informationen sollen individuell eine Nutzen-Schaden-Abwägung ermöglichen. Dazu sind Wahrscheinlichkeiten zu kommunizieren, vorzugsweise als absolute Risikominderung,

〉〉〉 Sterblichkeit, Krankheitshäufigkeit

soweit die Daten vorliegen. Nach Möglichkeit soll der natürliche Verlauf einer Erkrankung als Vergleichsgrundlage dienen, damit die Nutzer gegebenenfalls auch die Nicht-Behandlung erwägen können. Die Nutzerin beziehungsweise der Nutzer der Informationen soll nicht in eine bestimmte Richtung gedrängt werden. Weitere Anforderungen beziehen sich auf die Verständlichkeit für unterschiedliche Zielgruppen, die Darlegung der Sicherheit beziehungsweise Unsicherheit der Aussagen sowie – soweit wie möglich – das Freisein der Verfasser beziehungsweise der verfassenden Organisation von Interessenkonflikten.

Zertifizierung

>>> von lateinisch certus: sicher, zuverlässig

Zertifizieren bedeutet die Bestätigung des Vorhandenseins von definierten Qualitätsmerkmalen eines Produktes oder einer Organisation aufgrund eines Prüfverfahrens.

Gesundheitsinformationen sind heutzutage in großer Zahl und in unterschiedlichen Formaten verfügbar, die Qualität ist häufig schlecht und von den Nutzern nicht beurteilbar. Der Bedarf an Gesundheitsinformationen ist erheblich: 64 Prozent der Befragten gaben an, ein aktuelles Informations- und Beratungsbedürfnis zu haben. Die häufigste Informationsquelle sind Ärzte, gefolgt von Internet und Freunden, Bekannten und Verwandten. Als wichtigstes erwünschtes Merkmal der Information und Beratung nennen die Befragten die Sicherheit über die sachliche Korrektheit der Information (Prognos 2009). Genau hier liegt das Problem, an dem eine Zertifizierung ansetzen sollte. Eine Zertifizierung sollte auf der Anwendung von Kriterien beruhen, die eine Unterscheidung zwischen zuverlässig und unzuverlässig, zwischen valide und nicht valide erlauben. Die Nutzer sollten durch ein Zertifikat die Gewissheit erhalten, es mit vertrauenswürdigen Informationen zu tun zu haben.

Das Vorhandensein geeigneter Kriterien und Prüfverfahren vorausgesetzt, kann die Überprüfung an zwei Punkten ansetzen: erstens am Produkt (der Information) oder zweitens am Produzenten (der Institution, die die Information erarbeitet). Die Zertifizierung von Produzenten hätte zum Ziel, deren Fähigkeit zu überprüfen, Informationen zu erstellen, die den Qualitätsanforderungen genügen. Dazu müssten die Produzenten ihre Strukturen und Prozesse darlegen, mit denen sie ihre Informationen erstellen. Anhand der Überprüfung einer Stichprobe von Produkten würde dann festgestellt, ob die Strukturen und Prozesse tatsächlich zu den erwünschten Ergebnissen führen. Die Zertifizierung eines Produktes erfordert dessen Überprüfung anhand vorgegebener Kriterien, die sich auf die sachliche Richtigkeit und Eignung beziehen. Viele Informationsangebote, wie beispielsweise Gesundheitsportale und Gesundheitswebsites, bestehen aus einer großen Zahl von Einzelprodukten. Die Überprüfung der Qualität der Einzelinformationen wäre mit großem und – wegen der Notwendigkeit der Aktualisierung – fortlaufendem Prüfaufwand verbunden.

Obwohl es zahlreiche Initiativen mit dem Ziel der Qualitätssicherung von Gesundheitsinformationen gibt, ist die Situation derzeit noch unbefriedigend. Gerade einige

Zertifizierung von elektronischen Gesundheits- und Patienteninformationen

weitverbreitete Verfahren erlauben keine Unterscheidung von guten und schlechten Informationen. Als Beispiele seien im Folgenden das HON-Siegel und das afgis-Qualitätslogoverfahren kurz dargestellt.

Health On the Net (HON)

Die gemeinnützige Stiftung Health On the Net (HON) setzt sich nach eigenem Bekunden „für eine Verbesserung der Qualität von gesundheitsbezogenen Informationen im Internet" (www.hon.ch) ein. Der HON-Code ist ein ethischer Verhaltenskodex, der auf acht Prinzipien gründet, zu dessen Einhaltung sich Betreiber von Gesundheitswebsites verpflichten. Die Prinzipien sind rein formaler Natur und gewährleisten beispielsweise in keiner Weise, dass die Informationen evidenzbasiert sind. So heißt es auf der HON-Website zu Recht, dass der HON-Code nicht anstrebt, die Richtigkeit beziehungsweise die Gültigkeit oder Angemessenheit der medizinischen Informationen selbst zu bewerten. Da dies aber eine notwendige Bedingung für die Vertrauenswürdigkeit sein dürfte, bleibt es offen, worauf die Betreiber ihr Motto – „Medizinische Informationen, denen Sie vertrauen können!" – gründen.

>>> 1995 als Nicht-Regierungsorganisation gegründet

Aktionsforum Gesundheitsinformationssystem (afgis)

Das Aktionsforum Gesundheitsinformationssystem (afgis) e. V. bezeichnet sich als einen Zusammenschluss von Verbänden, Unternehmen und Einzelpersonen zur Förderung der Qualität von Gesundheitsinformationen. Die Organisation vergibt ein Qualitätslogo, das auf der Überprüfung von zehn Transparenzkriterien beruht. Die Kriterien beziehen sich beispielsweise auf den Anbieter, die Autoren, eine Trennung von Werbung und redaktionellen Beiträgen, die Finanzierung und die Sponsoren. Die Kriterien sind wiederum rein formaler Natur, die Qualität der Informationen selbst steht nicht zur Debatte. So zeigt eine Sichtung von Websites, die dieses Logo erhalten haben, dass es beispielsweise durchaus miteinander vereinbar zu sein scheint, Transparenz in den zehn Bereichen herzustellen, in den redaktionellen Grundsätzen wissenschaftliche Fundierung zu geloben und gleichzeitig Heilweisen wie Homöopathie, Bachblütentherapie und Schüßler-Salze anzupreisen, für deren Wirksamkeit bislang keine überzeugende Evidenz vorliegt.

>>> Verein im Rahmen des ersten Kongresses im Jahr 2003 gegründet

The Information Standard

Einen anderen Weg geht das im Oktober 2009 in England eingeführte Konzept The Information Standard. Es handelt sich um ein Zertifizierungsverfahren, das – mit öffentlichen Mitteln entwickelt – darauf abzielt, zuverlässige Produzenten von Gesundheitsinformationen (und Sozialinformationen) zu identifizieren. Urheber ist das englische Gesundheitsministerium. Geprüft wird die Fähigkeit der Produzenten, Informationen zu entwickeln, die den expliziten Anforderungen genügen, zutreffend, unabhängig, ausgewogen, evidenzbasiert, frei verfügbar und verständlich zu sein. Anders als viele andere Prüfverfahren baut das The-Information-Standard-Verfahren darauf, dass die Produzenten plausibel und glaubhaft darlegen, mit welchen Strukturen und Prozessen sie die

>>> ein im Jahr 2009 eingeführtes Zertifizierungsverfahren

> > > kurz: IQWiG; im Jahr 2004 mit Sitz in Köln gegründet

Anforderungen in 18 Bereichen erfüllen. Im Gegensatz zu den eher defizitorientierten aufsuchenden Prüfverfahren erhalten die Einrichtungen, die das Zertifikat erwerben möchten, ein hohes Maß an Autonomie für die strukturierte Darlegung ihrer Qualität. Selbstverständlich werden die Angaben in einem zweiten Schritt vor Ort überprüft. The Information Standard ist ein sicherlich aufwendiges Verfahren, das zum jetzigen Zeitpunkt in Deutschland nur eine kleine Zahl von Anbietern bestehen könnte (beispielsweise das Institut für Qualität und Wirtschaftlichkeit im Gesundheitswesen oder der Krebsinformationsdienst). Zu vermuten ist jedoch, dass die erforderliche Qualität auf einfachere Weise nicht sicherzustellen ist.

Ausblick

In Deutschland ist derzeit kein Verfahren verfügbar, mit dem eine definierte Qualität von Gesundheitsinformationen sichergestellt werden kann. Mit „Gute Praxis Gesundheitsinformation" wurde jedoch ein Standard entwickelt, der zu einem Kriterienkatalog weiterentwickelt werden soll, der wiederum als inhaltliche Grundlage für Zertifizierungsverfahren von Produkten und Produzenten dienen kann. Die Forderung nach der Entwicklung eines solchen Zertifizierungsverfahrens ist kürzlich in den Nationalen Krebsplan (Ziel 11: Verbesserung der Informations-, Beratungs- und Hilfsangebote) aufgenommen worden. Ob entsprechende Verfahren tatsächlich entwickelt werden, wird davon abhängen, ob die erforderlichen Ressourcen zur Verfügung gestellt werden.

Literatur

Anonymous (2008): 1997 und 2007 im Vergleich – die umsatzstärksten Arzneimittel. Arzneimitteltelegramm 39, S. 65–66.

Bundesministerium für Gesundheit (BMG), Bundesministerium für Justiz (2007): Patientenrechte in Deutschland. Leitfaden für Patientinnen/Patienten und Ärztinnen/Ärzte.

Chaudhry, B.; Wang, J.; Wu, S.; Maglione, M.; Mojica, W.; Roth, E. et al. (2006): Systematic Review: Impact of Health Information Technology on Quality, Efficiency, and Costs of Medical Care Annals of Internal Medicine 144. S. 742–752.

Coulter, A. (1999): Paternalism or partnership? British Medical Journal 319. S. 719–720.

Coulter, A.; Magee, H. (2003): The European Patient of the Future. Maidenhead, Philadelphia. Open University Press.

Eddy, D. M. (1990): in Gruhl und Klemperer 2008. http://tinyurl.com/4n3qq7 (abgerufen am 24. September 2011).

Gruhl, M.; Klemperer, D. (2008): Nutzerkompetenz durch Qualitätstransparenz. Steuerungskriterium für das deutsche Gesundheitswesen? GGW 8. S. 7–16.

Hartzband, P.; Groopman, J. (2009): Money and the Changing Culture of Medicine. New England Journal (N Engl J Med) 360. S. 101–103.

Jha, A. K.; DesRoches, C. M.; Kralovec, P. D.; Joshi, M. S. (2010): A Progress Report On Electronic Health Records In: U.S. Hospitals. Health Affairs doi: 10.1377/hlthaff.2010.0502.

Joosten, E. A. G.; DeFuentes-Merillas, L.; de Weert, G. H.; Sensky, T.; van der Staak, C. P. F.; de Jong, C. A. J. (2008): Systematic Review of the Effects of Shared Decision Making on Patient Satisfaction, Treatment Adherence and Health Status. Psychotherapy and Psychosomatics 77. S. 219–226.

Klemperer, D.; Lang, B.; Koch, K.; Bastian, H.; Brunsmann, F.; Burkhardt, M. et al. (2010): Gute Praxis Gesundheitsinformation (GPGI). Zeitschrift für Evidenz, Fortbildung und Qualität im Gesundheitswesen (ZEFQ) 104. S. 66–68.

Klemperer, D. (2010): Lehrbuch Sozialmedizin – Public Health. Basel: Verlag Hans Huber.

Kriston L.; Scholl I.; Hölzel L.; Simon D.; Loh A.; Härter M. (2010): The 9-item Shared Decision Making Questionnaire (SDM-Q-9). Development and psychometric properties in a primary care sample. Patient Education and Counseling 80. S. 94–99.

Loh, A.; Simon D.; Wills, C. E.; Kriston, L.; Niebling, W.; Härter, M. (2007): The effects of a shared decision-making intervention in primary care of depression: A cluster-randomized controlled trial. Patient Education and Counseling 67. S. 324–332.

Lohr, K. N.; Committee to Design a Strategy for Quality Review and Assurance in Medicare; Institute of Medicine (IOM) (1990): Medicare: A Strategy for Quality Assurance, Volume I. National Academy Press: Washington, DC.

Prognos AG (2009): Wissenschaftliche Begleitung des Modellverbundes nach § 65b SGB V. Ergebnisse der erweiterten Nicht-Nutzer-Befragung. Berlin: Auftraggeber: GKV-Spitzenverband.

Sachverständigenrat für die Konzertierte Aktion im Gesundheitswesen (2001): Optimierung des Nutzerverhaltens durch Kompetenz und Partizipation, Bedarfsgerechtigkeit und Wirtschaftlichkeit. In: Gutachten 2000/2001. Band I.

Sachverständigenrat zur Begutachtung der Entwicklung im Gesundheitswesen (2003): Finanzierung, Nutzerorientierung und Qualität. In: Gutachten 2003 Finanzierung, Nutzerorientierung und Qualität. Band 1.

Wennberg, J.; Gittelsohn, A. (1973): Small Area Variations in Health Care Delivery: A population-based health information system can guide planning and regulatory decision-making. Science 182. S. 1102–1108.

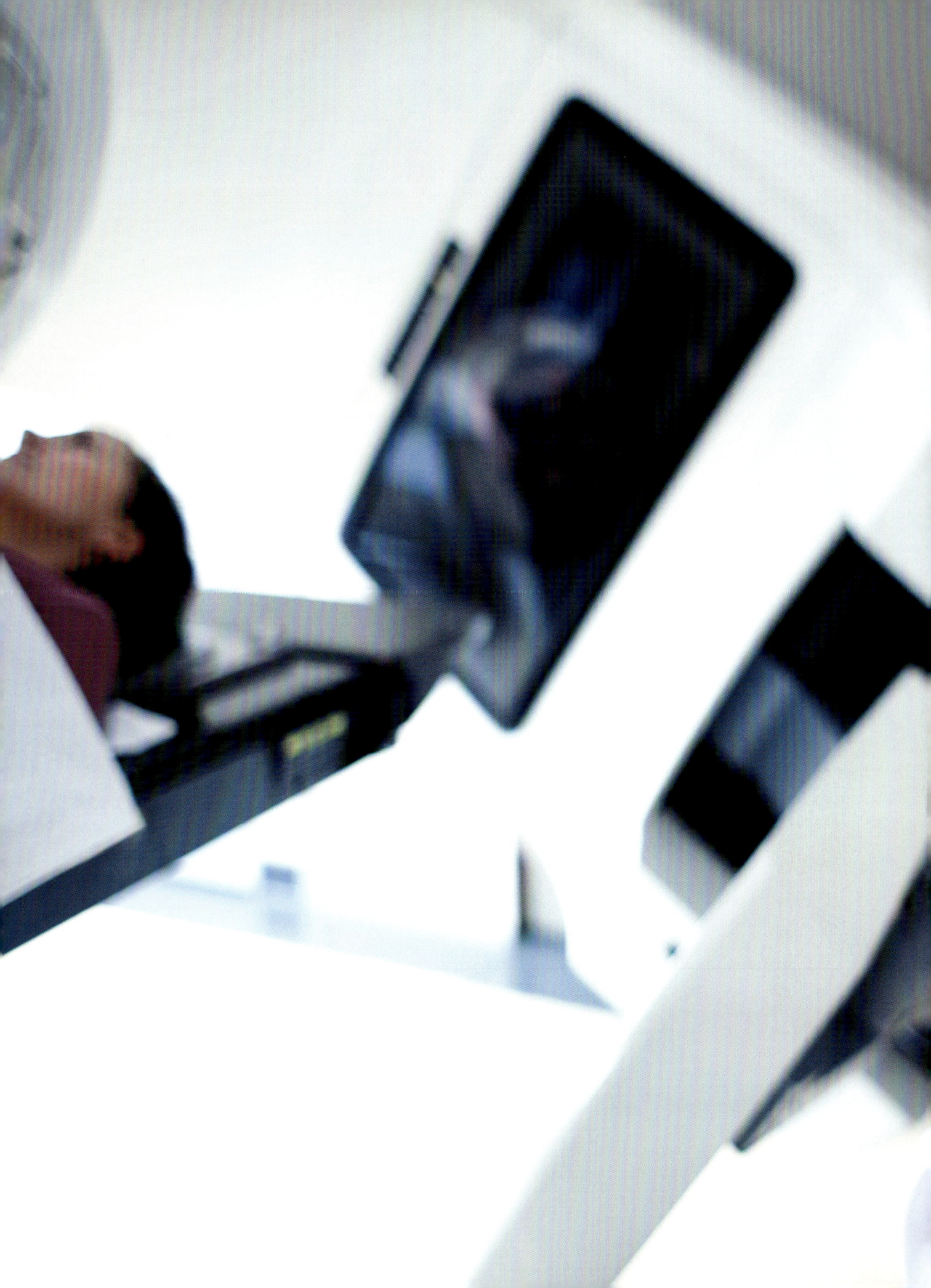

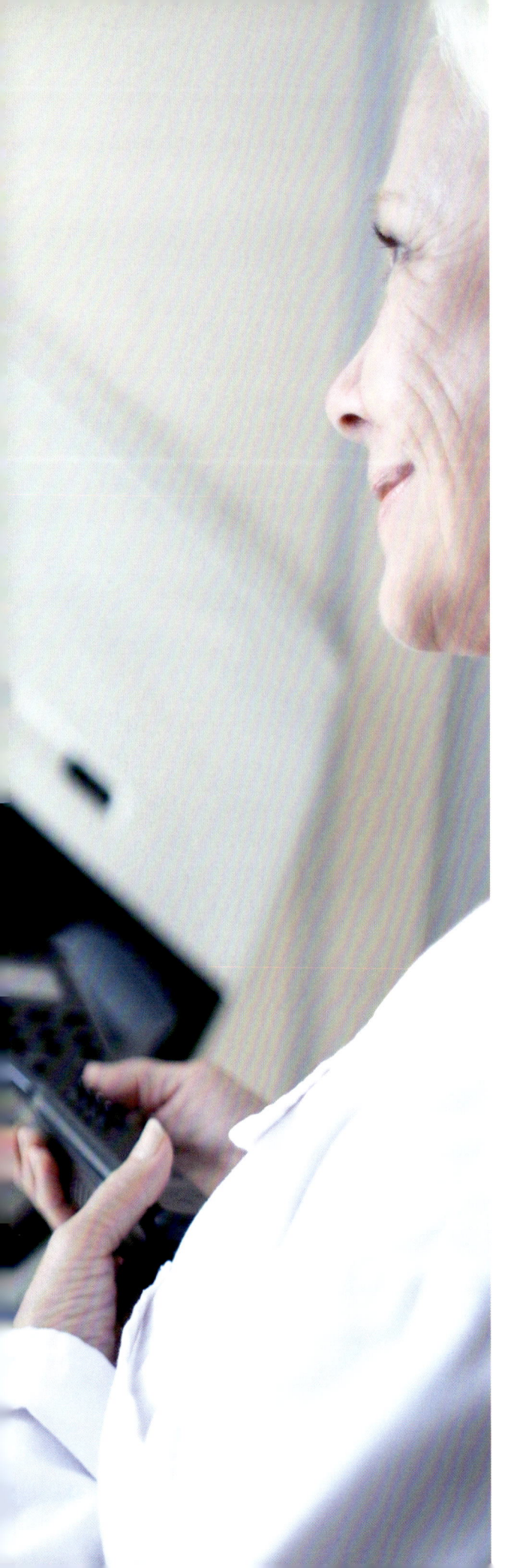

Kapitel IV
Projekte und Nutzenbewertung

› Landesinitiative eGesundheit.nrw   158
› Controlling von Telematikprojekten aus Sicht einer Krankenkasse   170
› Telematik und Telemedizin erfolgreich machen   176
› Elektronische Gesundheitsakten aus Versichertensicht   184
› Partnership for the Heart   202

Rainer Beckers, Christian Suelmann, Dennis Lowin

Landesinitiative eGesundheit.nrw
Aufbau einer Telematikinfrastruktur für das Gesundheitswesen

Das Ziel der Landesinitiative eGesundheit.nrw ist die flächendeckende Vernetzung der Einrichtungen und Akteure im Gesundheitssystem in den kommenden fünf bis zehn Jahren. Seit Jahren fördert die Regierung des Landes Nordrhein-Westfalen deshalb Projekte, die mithilfe telematischer Verfahren die medizinische Versorgung und die damit verbundene Organisation und Koordination zwischen Leistungserbringern, Kostenträgern und Patienten effizienter gestalten.

>>> Verknüpfung von Telekommunikation und Telematik

Einen weiteren Meilenstein stellt in diesem Zusammenhang der Aufbau des elektronischen Gesundheitsberuferegisters (eGBR) dar, dessen Sitz Nordrhein-Westfalen ist. Gleichzeitig wird mit der einrichtungsübergreifenden elektronischen Patientenakte und den Konzepten, wie beispielsweise dem eArztbrief, an konkreten Mehrwertanwendungen der Telematikinfrastruktur gearbeitet. Die Weiterentwicklung der telemedizinischen Anwendungen, wie beispielsweise das Telemonitoring, ist sogar mit einer eigenen Modellregion in der Landesinitiative vertreten.

>>> über die Pflichtanwendungen hinausgehende Fachanwendungen

Es soll aber nicht nur das technisch Machbare in Form innovativer Anwendungen entwickelt werden. Vielmehr müssen die Projekte für ihre Nachhaltigkeit an mindestens zwei Dingen ausgerichtet werden: Zum einen müssen Anwendungen in konsequenter Nutzerorientierung entwickelt werden, und zum anderen gilt es, die Telematikinfrastruktur voranzubringen. Vor allem die sogenannten Mehrwertanwendungen, die noch an vielen Stellen im Gesundheitswesen überflüssiges Papier und Faxgeräte ersetzen könnten, müssen mit der noch andauernden, notwendigen Weiterentwicklung der Telematikinfrastruktur abgestimmt werden. Dem dient unter anderem die Bündelung der Projekte innerhalb der Landesinitiative eGesundheit.nrw, die:

› den Ausbau der Telematikinfrastruktur in Nordrhein-Westfalen durch vielfältige Aktivitäten beschleunigen will, dabei
› den Austausch und die Abstimmung in übergreifenden Arbeitsgruppen vorsieht und den Landesdatenschutzbeauftragen einbindet sowie
› die zentrale Koordinierung und Abstimmung durch die Zentrum für Telematik im Gesundheitswesen GmbH (ZTG) herstellt und
› die Öffentlichkeitsarbeit und Akzeptanzbildung unterstützt.

Ziele einer Bündelung der Projekte innerhalb der Landesinitiative

Abbildung 1: Landesinitiative eGesundheit.nrw

Bund-Länder-Arbeitsgruppe Telematik im Gesundheitswesen	Aufbau einer Telematikinfrastruktur für das Gesundheitswesen in Nordrhein-Westfalen	Arbeitskreise EPA/eFA
Ärztlicher Beirat		Arbeitsgruppe Telematikinfrastruktur Massentest Essen

Elektronische Akten im Gesundheitswesen	Elektronische Heilberufs- und Berufsausweise	Elektronische Gesundheitskarte	Telemedizin	Landesgesundheitsportal Gesundheit.nrw	Querschnittsprojekte
EPA 2015	Elektronisches Gesundheitsberuferegister	Basis-Rollout	Modellregion Ostwestfalen-Lippe		eEuropa
EGA.nrw		Testregion Bochum/Essen			ePässe
eBusiness-Plattform	eArztbrief		Zentrum für Telemedizin		Heil- und Kostenpläne
prospeGKT	eMeldewesen				
eEPA Düren			telemedizin24.de		TraumaNetzwerk NordWest
palliativecare.nrw					Neugeborenen-Hörscreening
					AmDok/AMTS

Die Projekte der Landesinitiative eGesundheit.nrw werden gefördert durch das Ministerium für Gesundheit, Emanzipation, Pflege und Alter des Landes Nordrhein-Westfalen, das Strategiezentrum Gesundheit Nordrhein-Westfalen und die Europäische Union. Projektträger sind das ZTG und die Arbeitsgemeinschaft zur Einführung der elektronischen Gesundheitskarte in Nordrhein-Westfalen.

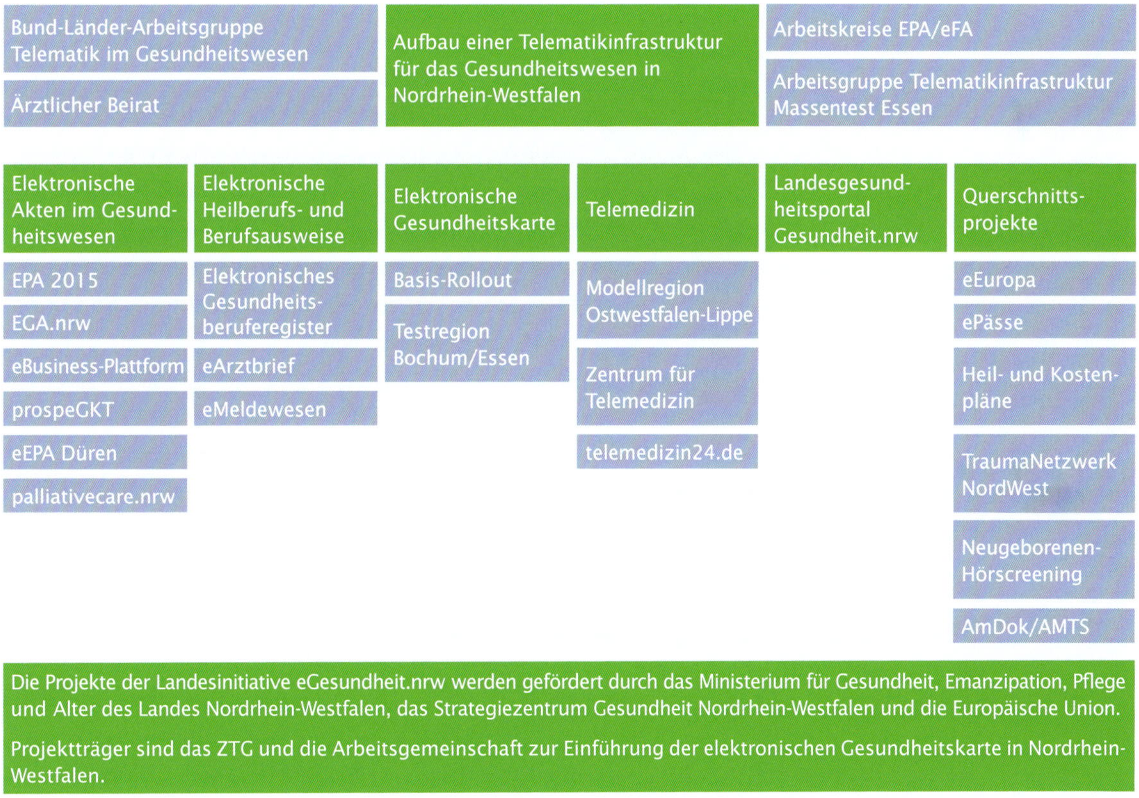

Quelle: ZTG GmbH 2010

Unter Koordination der ZTG GmbH arbeiten Wissenschaft, Industrie, Leistungserbringer und Krankenversicherungen an dem Aufbau der Telematikinfrastruktur in der Landesinitiative eng zusammen. Aktuell umfasst die Landesinitiative rund 20 Projekte, in denen wiederum annähernd 100 Organisationen und Unternehmen beteiligt sind. Diese Zahlen belegen, dass durch die Einbettung der einzelnen Projekte in die Landesinitiative über den fachlichen Austausch inzwischen eine Kultur für Telematikanwendungen in Nordrhein-Westfalen entstanden ist. Fortbildungsangebote für alle Berufsgruppen und das

Landesinitiative eGesundheit.nrw

Einbeziehen der Akteure sind hier wichtige kulturbildende Faktoren. So werden bereits jetzt vor allem von Arztpraxishelferinnen und Pflegekräften Fortbildungsmöglichkeiten auf dem Gebiet der Telematik genutzt. Die Einrichtung des ärztlichen Beirates, der die Telematikprojekte in der Landesinitiative begleitet, dient insbesondere der Akzeptanzbildung. Zu lange wurden die Praktiker nicht in die Entwicklung der Telematikanwendungen mit einbezogen, sodass mehr die Technik als der Nutzen und die Praktikabilität im Vordergrund standen. Nun aber bewerten auch die Anwender von Anfang an diese Entwicklungen. Zusammengefasst beinhaltet die Landesinitiative die nachfolgenden Kernprojekte.

Einführung elektronischer Akten im Gesundheitswesen

Einrichtungsübergreifende elektronische Patientenakten – EPA 2015

Die Projektgruppe „Elektronische Patientenakten (EPA 2015)" wurde im Rahmen der Landesinitiative eGesundheit.nrw gebildet. Diese Projektgruppe setzt sich aus Mitgliedern der Wissenschaft, Industrie und Selbstverwaltung zusammen. Geleitet wird das Projekt vom ZTG. Ziel ist es, Spezifikationen und Vereinbarungen für eine interoperable, einrichtungsübergreifende elektronische Patientenakte zu entwickeln. Eine wettbewerbstaugliche Lösung für plattformunabhängige und einrichtungsübergreifende Kommunikationswege mittels elektronischer Akten steht dabei im Fokus.

›› › formalisierte Produkt- oder Dienstleistungsbeschreibung

Das Projekt Elektronische Patientenakten mit dem Ziel, die Interoperabilität einrichtungsübergreifender elektronischer Patientenakten zu fördern, ist dafür ein prominentes Beispiel. Zukünftig sollen einrichtungsübergreifende elektronische Patientenakten genutzt werden können, und auch die Anwendungen der Telemedizin sollten auf breiter Ebene in Nordrhein-Westfalen zur Verfügung stehen. So ist die Landesinitiative eng vernetzt mit der Arbeitsgemeinschaft der Testregion Bochum/Essen der elektronischen Gesundheitskarte (eGK) und unterstützt vor diesem Hintergrund vor allem den angestrebten flächendeckenden Rollout.

›› › Markteinführung eines (Software-)Produktes

Die gemeinschaftliche Herangehensweise und Bearbeitung durch die projektbeteiligten Organisationen und Firmen, die mit ihrem individuellen Fachwissen ein interdisziplinäres Team bilden, tragen zu einer Lösung bei, die von allen getragen wird. Im Mittelpunkt der Arbeit steht dabei immer, den Herstellern eine investitionssichere Entwicklung von einrichtungsübergreifenden EPA-Systemen zu ermöglichen, die mit beliebigen institutionellen Systemen kommunizieren können, das heißt interoperabel sind. Um die Kommunikation beliebiger Systeme untereinander zu gewährleisten, müssen Datenstrukturen und -inhalte standardisiert werden (siehe hierzu auch den Beitrag von Oemig in diesem Buch). Die auf internationalen Standards aufsetzende Schnittstelle ermöglicht eine herstellerunabhängige Kommunikation mit Aktensystemen und ist somit die Basis für eine gut funktionierende eEPA.

›› › einrichtungsübergreifende elektronische Patientenakte

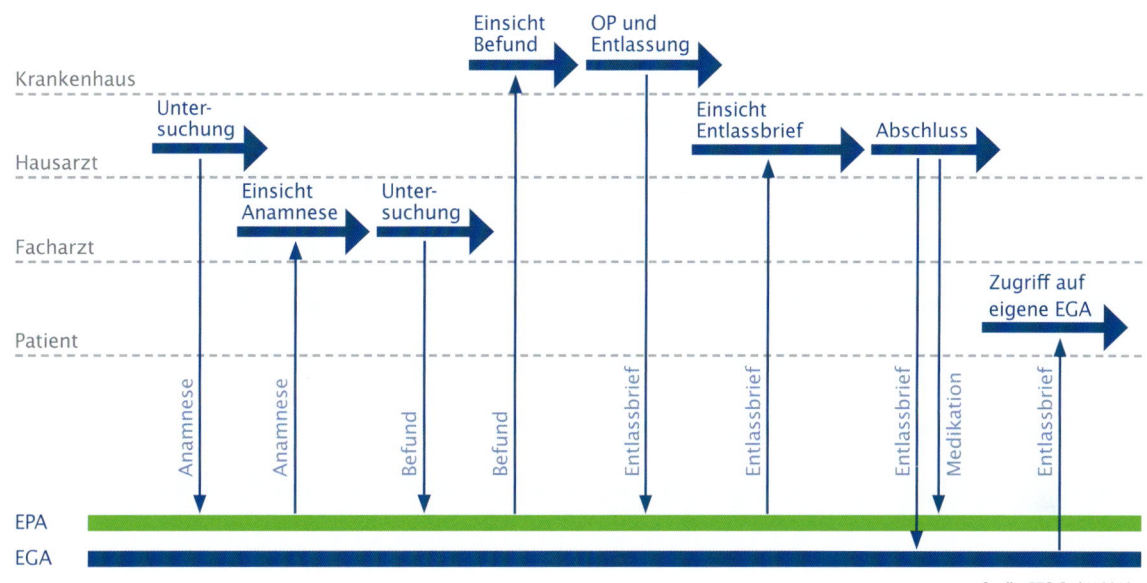

Abbildung 2: EPA 2015 – Demonstrationsszenario

Quelle: ZTG GmbH 2010

Das Projekt EPA 2015 gliedert sich in drei Ausbaustufen. Die Spezifikationen basieren auf der Clinical Document Architecture (CDA) und dem Health Level 7-Reference Information Model (HL7-RIM, siehe dazu auch den Beitrag von Oemig in diesem Buch).

〉〉〉 Standard für den Austausch und die Speicherung medizinischer Dokumente

1. In der ersten Ausbaustufe steht die sogenannte Dokumentenakte im Fokus. Die im Projekt erarbeitete Schnittstellenbeschreibung ermöglicht das Einstellen und Herausholen von Dokumenten beliebigen Typs mit einer definierten Anzahl an Metadaten in und/oder aus den eEPA.
2. Der nächste wichtige Schritt beinhaltet den Austausch von Diagnosen. Nicht nur ganze Dokumente, sondern auch strukturierte Informationen zu Diagnosen und Maßnahmen können übermittelt und direkt von den kommunizierenden Primär- und Aktensystemen ausgewertet und integriert werden. Hierzu werden, bezogen auf jeden Informationstyp, einzelne Leitfäden erstellt.
3. Als letzter Schritt wird eine medizinische Basisdokumentation konzipiert, die eine spezielle Sicht auf die eEPA-Inhalte, also lebenslang wichtige Gesundheits- beziehungsweise Behandlungsinformationen der Patienten, darstellt. Ohne in umfangreichen historischen Akteneinträgen suchen und navigieren zu müssen, erhält die Ärztin beziehungsweise der Arzt so einen Blick auf alle relevanten Informationen.

Abbildung 3: EPA 2015 – Ausbaustufen

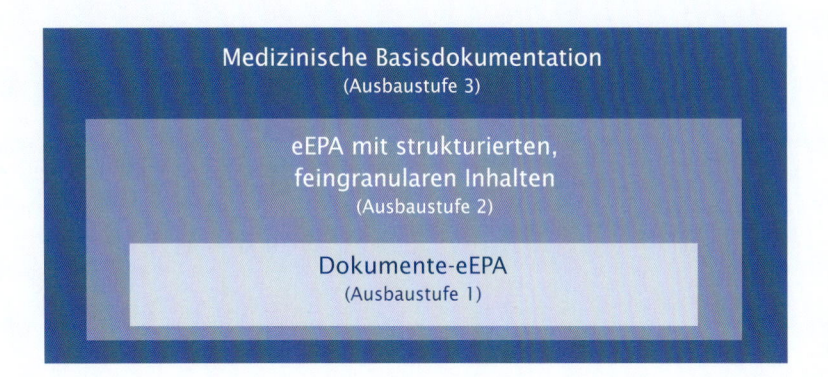

> Medizinische Basisdokumentation
> (Ausbaustufe 3)
>
> eEPA mit strukturierten, feingranularen Inhalten
> (Ausbaustufe 2)
>
> Dokumente-eEPA
> (Ausbaustufe 1)

Quelle: ZTG GmbH 2010

>>> seit Januar 2010: Ulrich Lepper

Der Datenschutz und die Datensicherheit sind zentrale Punkte des Projektes. Daher steht dem Projekt der Landesbeauftragte für Datenschutz und Informationsfreiheit Nordrhein-Westfalen (LDI) in beratender Funktion zur Seite. Daneben gilt es auch, die bis dato ungelösten Aspekte der Haftung mit zu berücksichtigen.

Ende 2009 kam es zu einer weiteren wichtigen Entwicklung im EPA-2015-Projekt. Um Vorteile gemeinsam nutzen zu können und die Weiterentwicklung einrichtungsübergreifender elektronischer Akten in Deutschland mit vereintem Know-how voranzutreiben, wurde mit dem Verein elektronische FallAkte (eFA; siehe dazu auch den Beitrag von Haas in diesem Buch) eine Kooperation eingegangen. Aus strategischer und operativer Sicht war es sinnvoll, Synergien zwischen den beiden Initiativen zu nutzen und damit den Aufwand der Industrie für Implementierungen zu reduzieren, die Gesamtkosten zu senken und somit schneller die flächendeckende Implementierung von industriellen Produkten zu erreichen. Neben EPA 2015 gibt es eine ganze Reihe weiterer Aktenprojekte in Nordrhein-Westfalen. EPA 2015 als übergreifendes Querschnittsprojekt liefert hierfür beispielsweise Konzepte zum Datenschutz bei Akten oder zur Semantik.

weitere Aktenprojekte in Nordrhein-Westfalen

> prospeGKT: elektronische Patientenakte im prosper-Gesundheitsnetz der Knappschaft in Bottrop
> palliativecare.nrw: spezialisierte elektronische Patientenakte für die ambulante Palliativbetreuung in Bochum
> eEPA Düren: elektronische Patientenakte zur arztübergreifenden eKommunikation
> EGA.nrw: elektronische Gesundheitsakte, Testung der Datenströme zwischen den unterschiedlichen IT-Systemen der Leistungserbringer und Aktenanbieter
> eBusiness-Plattform Gesundheitswesen: ein Projekt mit neun Partnern aus Industrie und Wissenschaft, um ein Portfolio von Standards auszuwählen und zu entwickeln, die den Aufbau einer interoperablen Gesundheits-IT erleichtern. Dabei werden insbesondere Konzepte zur Vereinheitlichung im Umfeld von Aktensystemen für das Gesundheitswesen betrachtet.

Elektronische Gesundheitsakten – EGA.nrw

Das Projekt „EGA.nrw Interoperabilität von Gesundheitsakten" widmet sich den Schnittstellen zum Datenaustausch zwischen Gesundheitsakten und Primärsystemen sowie weiteren Datenquellen, wie beispielsweise Sensoren oder Eingabefunktionen für die Patienten, soweit möglich auf Basis der bereits im Projekt EPA 2015 ausgearbeiteten Spezifikationen. Es wird untersucht, welche internationalen Standards für den Datenaustausch bereits vorhanden sind und wo noch Lücken bestehen. Dabei werden die existierenden Definitionen und die aktuellen Entwicklungen von VHitG, DIN, HL7, IHE, D2D, Continua etc. evaluiert und berücksichtigt.

> VHitG – Verband der Hersteller von IT im Gesundheitswesen e.V.
> DIN – Deutsches Institut für Normung e.V.
> HL7 – Health Level Seven
> IHE – Integrating the Healthcare Enterprise
> D2D – Doctor to Doctor
> Continua – Continua Health Alliance

existierende Definitionen und aktuelle Entwicklungen

Initiiert vom Ministerium für Gesundheit, Emanzipation, Pflege und Alter des Landes Nordrhein-Westfalen (ehemals Ministerium für Arbeit, Gesundheit und Soziales des Landes Nordrhein-Westfalen – MAGS) sind am Projekt zwei Ärztekammern, zwei Kassenärztliche Vereinigungen, eine Krankenhausgesellschaft, 21 Unternehmen, vier Forschungseinrichtungen, drei Krankenversicherungen sowie eine Datenschutzorganisation beteiligt.

Um die EGA in der Praxisumgebung der Ärzte zu testen und Erfahrungen hinsichtlich Akzeptanz, Implementierbarkeit und insbesondere hinsichtlich der Interoperabilität zwischen den beteiligten Systemen zu sammeln, wird in Nordrhein-Westfalen ein Pilotprojekt gestartet. Bei allen beteiligten Ärzten wird eine entsprechende Infrastruktur aufgebaut, die geeignet ist, die Funktionalitäten einer EGA und begleitender Komponenten unter Wahrung des Datenschutzes und der Datensicherheit zu erproben.

Abbildung 4: Geplantes EGA-Szenario – Befüllen der Akten

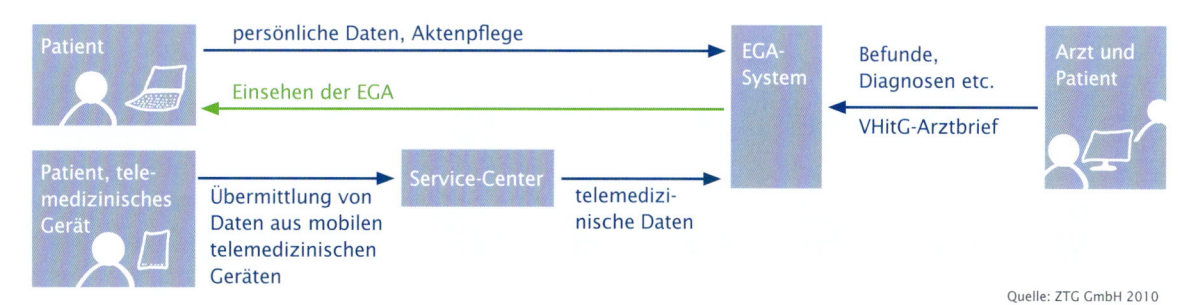

Quelle: ZTG GmbH 2010

Eine patientengeführte Gesundheitsakte sollte flexibel einsetzbar sein und sich aus verschiedenen Quellen befüllen lassen. Um ein breites Spektrum der Anwendungsmöglichkeiten abzubilden, werden im Projekt verschiedene Wege der Datenübertragung getestet. Die folgenden Szenarien werden nach Abstimmung der Projektgruppe umgesetzt.

Szenario zur Übermittlung von Arztbriefen in die EGA
Eine Patientin beziehungsweise ein Patient hat die Möglichkeit, die für sich relevanten Informationen (Befunde, Diagnosen etc.) von der behandelnden Ärztin beziehungsweise vom behandelnden Arzt in seine persönliche Gesundheitsakte einstellen zu lassen. Dabei werden keine Abbilder von Papierdokumenten, sondern strukturierte medizinische Dokumente genutzt. Die Projektgruppe hat sich für einen Austausch auf Basis des VHitG-Arztbriefes entschieden. Auf Wunsch der Patientin beziehungsweise des Patienten kann die Ärztin beziehungsweise der Arzt direkt aus diesem Primärsystem heraus einen elektronischen Arztbrief generieren und in die patientengeführte EGA einstellen.

>>> Verband der Hersteller von IT-Lösungen für das Gesundheitswesen e.V.

Szenario zur Übermittlung telemedizinischer Daten in die EGA
Neben dem Arztbriefszenario sollen die Versicherten bei bestimmten Erkrankungen auch telemedizinisch betreut werden. Patienten, die entsprechende Indikationen aufweisen, sollen mit mobilen telemedizinischen Geräten ausgestattet werden. Die aufgezeichneten Daten werden an die EGA gesendet, sodass die Patienten sich jederzeit über die persönliche Entwicklung informieren können.

Elektronische Gesundheitsakten als Dokumentationsinstrumente in der Hand des Patienten sollen neben der Erhöhung der Patientensouveränität das Gesundheitsverhalten fördern und die Compliance erhöhen. Diese Ziele sind von vielen Faktoren abhängig, wie etwa der einfachen Benutzbarkeit und der effektiven Einstellung von Informationen und Dokumenten durch den Patienten selbst beziehungsweise mittels biomedizinischer Sensoren und behandelnder Ärzte.

>>> kooperatives Patientenverhalten innerhalb einer Therapie

Einführung elektronischer Heilberufs- und Berufsausweise

Im Umgang mit Patientendaten werden hohe Anforderungen an den Datenschutz und die IT-Sicherheit gestellt. Aus diesem Grund sind elektronische Heilberufs- und Berufsausweise – neben der elektronischen Gesundheitskarte – das wichtigste Strukturelement des Sicherheitskonzeptes. Sie authentifizieren die Karteninhaberin beziehungsweise den Karteninhaber, prüfen ihre beziehungsweise seine Autorisierung und ermöglichen eine qualifizierte rechtsverbindliche Signatur.

Elektronisches Gesundheitsberuferegister

Elektronische Arztausweise werden von den Ärztekammern in Nordrhein-Westfalen seit Mitte vergangenen Jahres ausgegeben. Für die Gesundheitsfachberufe (nicht akademischen Heilberufe) soll laut Beschluss der Gesundheitsministerkonferenz ein länderübergreifendes elektronisches Gesundheitsberuferegister auf dem Gesundheitscampus in Bochum eingerichtet werden, das die Ausgabe der Heilberufs- und Berufsausweise übernimmt. In Nordrhein-Westfalen wird der Heilberufsausweis auch in der eGK-Testregion mit verschiedenen Anwendungen erprobt.

Elektronischer Arztbrief

Die adressierte Kommunikation, das heißt der Austausch von Arztbriefen, die mit dem Arztausweis signiert werden, ist einer der Schwerpunkte der Landesinitiative eGesundheit.nrw. Ziel der Anwendung ist es, zu einer besseren Versorgung von Patienten beizutragen, indem alle relevanten Informationen über den Behandlungsprozess schneller und präziser den Beteiligten zur Verfügung gestellt werden. Der elektronische Arztbrief soll auch als erste Mehrwertanwendung in der Telematikinfrastruktur zum Einsatz kommen und wird in Nordrhein-Westfalen erprobt.

Elektronisches Meldewesen

Das Projekt konzentriert sich auf die Errichtung sicherer elektronischer Kommunikationswege zwischen Ärzten und Behörden zur Übermittlung meldepflichtiger Erkrankungen an die Gesundheitsämter.

Einführung der elektronischen Gesundheitskarte (eGK)

Die eGK ist eine Mikroprozessorkarte, auf der Informationen viel sicherer abgelegt werden als auf der bisherigen Krankenversichertenkarte. Ihre hohe Verschlüsselungstechnologie und weitere Sicherheitsmechanismen (Lichtbild und elektronische Zertifikate) schützen vor dem Missbrauch der Daten. Die eGK ist der Schlüssel der Patienten zur Telematikinfrastruktur. Mit der eGK legitimieren die Patienten ihre behandelnen Ärzte, in die gespeicherten Daten hineinschauen zu dürfen. Hierzu benötigen die Ärzte ebenfalls einen Zugangsschlüssel: den elektronischen Heilberufsausweis. Als erste Anwendungen sollen Aktualisierungen der Versichertenstammdaten sowie das Schreiben von Notfalldaten auf der eGK und der elektronische Austausch von Arztbriefen zwischen den Ärzten sowie der elektronischen Fallakte umgesetzt werden. Eine der weiteren geplanten Anwendungen ist die Arzneimitteldokumentation im Rahmen der Arzneimittelprüfung.

〉〉〉 administrative Daten der Versicherten

Testregion Bochum/Essen

Die elektronische Gesundheitskarte wird mit ihren Anwendungen in mehreren Regionen bundesweit erprobt. In Nordrhein-Westfalen ist die Arbeitsgemeinschaft eGK/HBA-NRW für die Umsetzung der Tests in der größten Testregion Bochum/Essen zuständig. Nach Abschluss des ersten Feldtests bereitet sich die ARGE eGK/HBA-NRW auf die nächste Testphase in Bochum und den Massentest im Stadtgebiet Essen vor.

〉〉〉 Arbeitsgemeinschaft

Basis-Rollout

Der Basis-Rollout, das heißt die Ausstattung der Praxen von Vertragsärzten, Zahnärzten, Psychotherapeuten und Krankenhäusern mit den neuen eGK-fähigen Kartenlesegeräten, ist in der Region Nordrhein abgeschlossen. Die Kosten für Beschaffung und Installation wurden von der Kassenärztlichen Vereinigung Nordrhein (KVNO) durch Pauschalen übernommen, die zwischen der Kassenärztlichen Bundesvereinigung (KBV) und dem GKV-Spitzenverband ausgehandelt wurden. Der bundesweite Rollout wird nach der Festlegung der Pauschalen und der regionalen Durchführungsbestimmungen fortgesetzt.

Weiterentwicklung der Internet-Portale im Gesundheitswesen des Landes

telemedizin24.de

Das neutrale Informationsangebot im Internet, telemedizin24.de, stellt Interessenten ausgewählte telemedizinische Behandlungsverfahren in der Anwendung dar und erklärt deren Hintergründe, Ablauf und Nutzen. Das Angebot von telemedizin24.de richtet sich an Patienten, Ärzte und Kostenträger. Telemedizinische Leistungsanbieter, Servicezentren, Portalkliniken, Ärzte, Hersteller entsprechender Dienstleistungen und Produkte sowie Krankenversicherer haben die Möglichkeit, sich mit einem kostenlosen Eintrag in das Branchenbuch der Telemedizin aufnehmen zu lassen.

Landesportal Gesundheit.nrw (www.gesundheit.nrw.de)

Um bei der Fülle an Informationen im Internet zum Thema Gesundheit qualitätsgesicherte Auskünfte und Adressen zu finden, hat Nordrhein-Westfalen als erstes Bundesland ein eigenes Gesundheitsportal eingerichtet. Es liefert fundierte Informationen zu häufigen Erkrankungen wie beispielsweise Diabetes mellitus, Aids/HIV, Rheuma, Krebs, Depression, Alzheimer und Demenz, Parkinson, Epilepsie, Schlaganfall und Herzinsuffizienz. Gesundheit.nrw vermittelt Wissenswertes über Früherkennungs-, Diagnose- und Behandlungsmöglichkeiten und hilft mit umfassenden Datenbanken bei der Suche nach geeigneten Behandlungsangeboten und Ansprechpartnern weiter. Auch klärt das Portal darüber auf, wie sich Qualität im Gesundheitswesen bei medizinischen Angeboten und Informationen erkennen lässt. Ein Teil der Informationen liegt auch in türkischer Sprache vor.

Entwicklung von Telemedizin-Anwendungen (Modellregion Ostwestfalen-Lippe)

Unter Telemedizin lassen sich alle medizinischen Untersuchungen und Behandlungen zusammenfassen, die trotz einer räumlichen Distanz zwischen Arzt und Patient durchgeführt werden können. Technische Hilfsmittel ermöglichen den Praxisbesuch auf eine etwas andere Art und optimieren die medizinische Versorgung und Vorsorge. Sie vereinfachen darüber hinaus das Einholen von Zweitmeinungen, beispielsweise per Videokonferenz.

Die telemedizinischen Projekte unter eGesundheit.nrw setzen sich zum Ziel, die Rahmenbedingungen für eine telemedizinfreundliche Versorgungskultur aufzubauen und die Akzeptanz für Anwendungen wie Telemonitoring, Telekonsil, Teleradiologie und Teletherapie zu steigern. Fort- und Weiterbildungsmaßnahmen, ein verbindliches Qualitätsmanagement für Telemedizinanbieter, beispielsweise in Form einer Zertifizierung, der Ausbau der Telemedizinplattform Nordrhein-Westfalen sowie der Aufbau eines Registers zur Kosten-Nutzen-Bewertung und Qualitätssicherung der Telemedizin sind dabei wichtige Maßnahmen.

Das zentrale Projekt der Landesinitiative im Bereich Telemedizin ist die Modellregion Ostwestfalen-Lippe. An der Modellregion wirken die Akteure vor Ort mit: Krankenkassen, Krankenhäuser, niedergelassene Ärzte und telemedizinische Anbieter. Die Modellregion besteht seit Oktober 2009 und umfasst etwa zwei Millionen Einwohner. In der Modellregion haben die Akteure die Gelegenheit, sich bei ihren Projekten kostenlos von der ZTG GmbH beraten zu lassen. So werden insbesondere technologische Expertisen angefertigt und Geschäftsmodelle entwickelt. Darüber hinaus werden breit gefächerte Fort- und Weiterbildungsmaßnahmen für Ärzte, aber auch für die allgemeine Öffentlichkeit angeboten. Zu den strategischen Themen gehört die Entwicklung eines Standards für Kosten-Nutzen-Analysen. Anbieter, die die Effektivität telemedizinischer Verfahren aus der Kostenträgersicht mithilfe dieser Methodik nachweisen können, sollte der Zugang zu entsprechenden Verträgen erleichtert werden. In Abstimmung mit den Akteuren wird gegenwärtig an diesem Prozedere gearbeitet. Als weiterer Aspekt wird das Thema Qualitätsmanagement und -sicherung für die Telemedizin bearbeitet.

Querschnittsprojekte

In Nordrhein-Westfalen entwickeln sich kontinuierlich Pilotvorhaben und Initiativen, die sich nicht eindeutig den übergeordneten Projektkategorien von eGesundheit.nrw zuordnen lassen. Sie nutzen dieselben Ideen und Komponenten der Telematikinfrastruktur und werden somit als Querschnittsprojekte unter der Landesinitiative aufgeführt.

eEuropa

Das Begleitprojekt eEuropa hat zum Ziel, die gesamten Aktivitäten von eGesundheit.nrw mit europäischen Entwicklungen zu harmonisieren. Die gemeinsamen Aktivitäten der EU-Mitgliedsstaaten und der Europäischen Kommission fokussieren derzeit auf grenzüberschreitende Anwendungen von interoperablen eHealth-Diensten und den Routineeinsatz der Telemedizin.

ePässe

Im Umfeld der Telematikinfrastruktur sollen auch Anwendungsszenarien für elektronische Pässe untersucht werden. Beispiele hierfür sind Impfpass, Mutterpass, Bonusheft für Zahnarztbesuche, Organspendeausweis sowie die Patientenverfügung.

Heil- und Kostenpläne

Bei der Kommunikation zwischen Kostenträgern und Leistungserbringern können elektronische Heil- und Kostenpläne die zum Teil langwierigen, papiergebundenen Beantragungs- und Genehmigungsverfahren durch rechtssichere elektronische Bewilligungen mit qualifizierter elektronischer Signatur ersetzen.

〉〉〉 Nachweis zur Übertragung elektronischer Dokumente

TraumaNetzWerk NordWest

Die schnelle Disposition eines Unfallopfers je nach Verletzungsmuster ist von aktuellen Statusdaten der Krankenhäuser im Umfeld des Unfallortes abhängig. Ein mobiles Endgerät zeigt dem Notarzt den Status, die Anfahrtszeiten und die Versorgungsstufen laut der Deutschen Gesellschaft für Unfallchirurgie (DGU). Es verbindet auch gleich mit dem zuständigen Arzt des ausgewählten Hauses. Sollte doch noch eine Verlegung nötig sein, so überträgt das System bereits angefertigte Trauma-Computertomografien und ähnliche Bilddaten.

Neugeborenen-Hörscreening

〉〉〉 zentrale Koordinierungsstelle

Trackingleitstellen im Neugeborenen-Hörscreening sollen mittels Mobilfunk Daten von Screening-Geräten empfangen und diese auch verwalten können. Neben technischer Arbeit zu Standards und Infrastrukturkomponenten spielt die Ordnung von Abläufen zur lückenlosen Erfassung eine Hauptrolle.

Arzneimitteltherapiesicherheit und Arzneimitteldokumentation

〉〉〉 synonym: Gegenanzeige

Die Prüfung der Arzneimitteltherapiesicherheit (AMTS) wurde im § 291a SGB V als eine der freiwilligen Anwendungen der eGK definiert. Hierfür sind die Daten der Arzneimitteldokumentation (AmDok) über die eGK zur Verfügung zu stellen. Bestandteile der AmDok sind eine Arzneimittelhistorie wie auch die Sammlung individueller Gesundheitsdaten des Versicherten. Über die AMTS werden mögliche Kontraindikationen, Wechselwirkungen oder Mehrfachverordnungen des gleichen Arzneimittels erkannt. Die eGesundheit-Kernprojekte zeichnen sich unter anderem dadurch aus, dass sie genau diejenigen Strukturen schaffen sollen, die es anderen erleichtern, Telematik in die Anwendung zu bringen. Neben den Kernprojekten werden deshalb kontinuierlich Projekte, insbesondere aus dem Bereich der Anwendungsentwicklung, an die Organisationsstrukturen der Landesinitiative angebunden. Jedes einzelne Projekt der Landesinitiative ist dabei eine dringend notwendige Investition in die Zukunft, ohne die unsere Gesundheitsversorgung ins Stocken geraten würde. Die elektronische Kommunikation im Gesundheitswesen hängt der Entwicklung in anderen Branchen bekanntlich immer noch deutlich hinterher. So ist der Austausch medizinischer Daten, Röntgenbilder und Diagnosen auf elektronischem Wege immer noch keine Selbstverständlichkeit. Auch profitieren letztlich nur sehr wenige Patientinnen und Patienten von den neuen Möglichkeiten der Telemedizin. Die flächendeckende Vernetzung von allein in Nordrhein-Westfalen rund 80.000 Ärztinnen und Ärzten, 400.000 Pflegerinnen und Pflegern, Hebammen und anderen Angehörigen von Gesundheitsfachberufen, über 400 Krankenhäusern sowie 4.700 Apotheken ist ein komplexes und langwieriges Vorhaben. Die technischen Grundsteine hierfür sind gelegt.

Literatur und Online-Quellen zum Weiterlesen

eGesundheit: Landesinitiative eGesundheit.nrw. http://www.egesundheit.nrw.de/content/index_ger.html (abgerufen am 17. Januar 2011).

Gärtner, A.: Medizintechnik und Informationstechnologie: Band 3, Telemedizin und computergestützte Medizin. TÜV Media, Köln 2006.

Haas, P.: Gesundheitstelematik. Grundlagen Anwendungen Potenziale. Springer Verlag, Berlin, Heidelberg 2006.

Jähn, K.; Nagel, E.: e-Health. Springer, Berlin, Heidelberg 2004.

Juffernbruch, K.: EGA.nrw: Interoperabilität von Gesundheitsakten. In: E-HEALTH-COM Nr. 5 2009. HEALTH-CARE-COM GmbH, Frankfurt a. M. 2009.

Suelmann, C.; Kuhlisch, R.: Sichere und effiziente Aktensysteme auf Basis von elektronischer FallAkte (eFA) und EPA 2015. In: E-HEALTH-COM Nr. 1 2010. HEALTH-CARE-COM GmbH, Frankfurt a. M. 2010.

ZTG GmbH: Unternehmen. http://www.ztg-nrw.de/content/unternehmen/index_ger.html (abgerufen am 17. Januar 2011).

Nikolaus Schmitt

Controlling von Telematikprojekten aus Sicht einer Krankenkasse
Ausgewählte Bewertungsaspekte bei Investitionsentscheidungen

Die Entscheidung einer Krankenkasse, ein Telematikprojekt durchzuführen oder sich daran zu beteiligen, muss als betriebswirtschaftliche Investitionsentscheidung gewertet werden. Das ist für Krankenkassen – als Körperschaften des öffentlichen Rechts – keineswegs selbstverständlich, denn eine mehrjährige Investitionsplanung ist haushaltsrechtlich für gesetzliche Krankenkassen im Bereich der Leistungsausgaben nicht vorgesehen.

Eine Investition ist für Krankenkassen darauf beschränkt, eine Ausgabe von den Überschüssen eines Haushaltsjahres zu tätigen. Die Verwendung von Überschüssen eines Haushaltsjahres muss begründet werden können und sich aus Sicht der Krankenkasse lohnen. Eine Bewertung dessen – also die Frage danach, ob sich eine auf die Zukunft gerichtete Ausgabe lohnt – soll in diesem Beitrag aus drei Blickwinkeln dargestellt werden:

Drei Perspektiven auf Investitionen
> Wirtschaftlichkeit der Investition
> Versorgungsqualität
> strategische Effekte für die Krankenkasse

Die Darstellung und Abwägung der voraussichtlichen quantitativen und qualitativen Konsequenzen einer Investitionsentscheidung erfolgen anschließend innerhalb eines Business Case, der die Bewertungsaspekte integrierend zusammenfasst.

Wirtschaftlichkeit der Investition
Kernelement einer betriebswirtschaftlichen Investitionsentscheidung ist die ökonomische Analyse der Wirtschaftlichkeit. Dabei geht es um einen unmittelbar dem Produkt zuzuschreibenden Aufwand und Ertrag, der jeder für sich genommen auch im mittel- bis langfristigen Zeitverlauf eintreten kann. Dieser Bereich ist vergleichbar mit dem Problem der Planungsunsicherheit bei der klassischen Investitionsrechnung.

Abbildung 1: Ausgewählte Bewertungsaspekte bei Investitionsentscheidungen

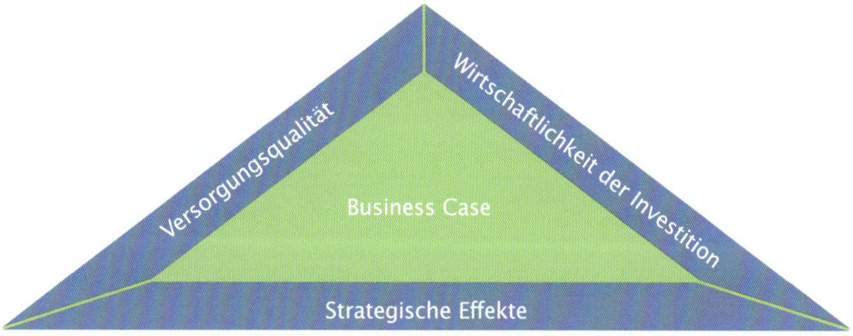

Dreieck mit den Beschriftungen: Versorgungsqualität, Wirtschaftlichkeit der Investition, Strategische Effekte, Business Case (Mitte)

Quelle: eigene Darstellung

Aufwand

Auf der Aufwandsseite stehen Finanzmittel und einzusetzende Ressourcen für das Produkt. Diese können als einmaliger Aufwand zur erstmaligen Etablierung des Produktes und als laufender Aufwand für den regelmäßigen Produkteinsatz entstehen. Werden bestimmte Ressourcen durch ein neues Produkt gebunden, die bei alternativem Einsatz einen Ertrag gebracht hätten, müssen diese als Opportunitätskosten mit berücksichtigt werden. Die Qualität der Aufwandsschätzung hängt auch unmittelbar mit dem Fortschritt der Produktausgestaltung zusammen; so kann zu Beginn der Aufwand oft nur grob geschätzt werden. Ebenso hat die Art des Produktes maßgeblichen Einfluss darauf, wie sich der Aufwand über die künftigen Nutzungsperioden verteilt.

Ertrag

Die Ertragsseite ist bei Investitionsprojekten, wie beispielsweise einem Telematikprojekt, ebenfalls komplex. So gelingt es bei einigen Projekten, wegen ihres innovativen Charakters Fördermittel der öffentlichen Hand oder industrielle Drittmittel zu erhalten. Die Beteiligung an Ausschreibungen und die immer damit verbundenen administrativen Dokumentationsaufgaben sind kalkulatorisch zu berücksichtigen. Soll über den Weg industrieller Drittmittel gefördert werden, sind der Verhaltenskodex sowie die fachliche Unabhängigkeit des Projektes zu beachten, um mit der Evaluation objektive Erkenntnisse gewinnen zu können.

>>> Verknüpfung von Telekommunikation und Telematik

Hinzu kommen Effizienzgewinne in der medizinischen Versorgung. Beispiele für solche Effizienzgewinne sind die Vermeidung von Doppeluntersuchungen durch besser verfügbare Informationen, eine bessere Betreuung der Versicherten im häuslichen Umfeld sowie ein optimaler Einsatz von Arzneimitteln. Effizienzgewinne, die erst in Folgejahren entstehen, werden auf das Ausgangsjahr bezogen abgezinst. Darüber hinaus können auch Selbstbeteiligungen von Versicherten mit einfließen.

>>> vermiedener, nicht notwendiger Aufwand

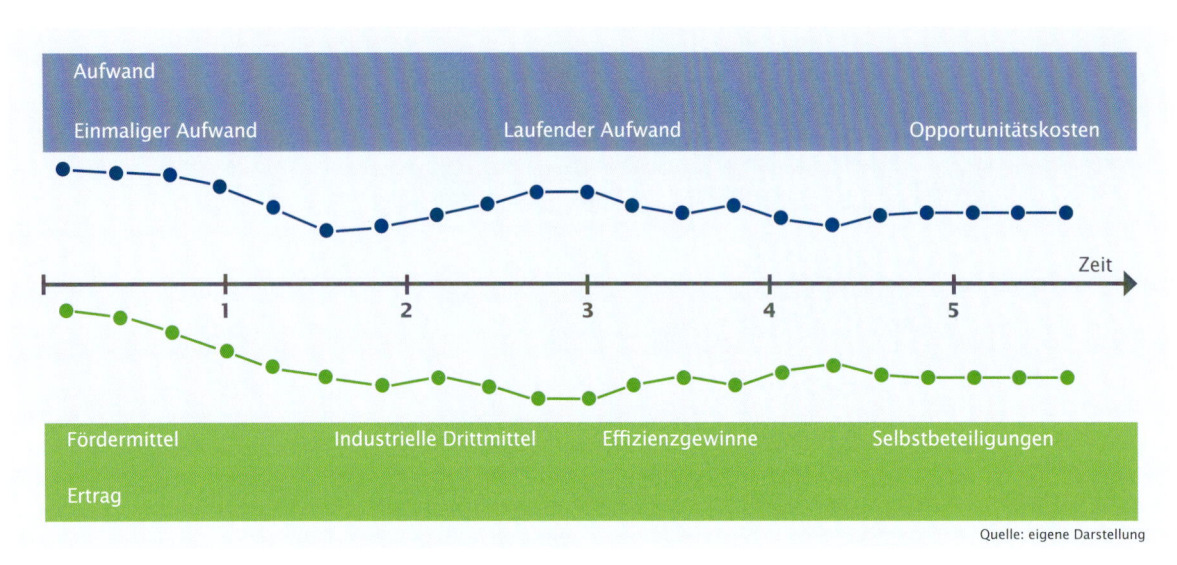

Abbildung 2: Dynamische Gegenüberstellung von Aufwand und Ertrag im Zeitablauf

Aufwand
- Einmaliger Aufwand
- Laufender Aufwand
- Opportunitätskosten

Zeit

- Fördermittel
- Industrielle Drittmittel
- Effizienzgewinne
- Selbstbeteiligungen

Ertrag

Quelle: eigene Darstellung

Versorgungsqualität

Eine weitere Dimension der Bewertung eines Telematikprojektes ist die positive Auswirkung auf die Versorgung der Versicherten. Erfahrungen zeigen, dass Qualität und Kosten der Versorgung eng zusammenhängen. So sparen vermiedene Doppeluntersuchungen nicht nur unnötigen Aufwand, sie sind auch eine Entlastung für die Versicherten. Allein der Effekt, dass Patientinnen und Patienten erleben, dass Ärzte besser miteinander kommunizieren und für die Patienten zusammenarbeiten, ist ein Qualitätsgewinn. Ein weiterer Vorteil kann in einer besseren Versorgung im häuslichen Umfeld liegen, durch die den Patienten weite Wege zur Arztpraxis einschließlich der Wartezeiten erspart werden. Ferner können telematische Anwendungen den Informationsstand der Patienten erhöhen und im Zusammenhang mit einer aktiven Einbindung der Patienten in die Behandlung die Compliance fördern. Die Ergebnisqualität könnte beispielsweise auch mit einem telemedizinischen Zweitmeinungsverfahren oder durch telematische Einschaltung von Experten verbessert werden. Die Medikation ist bei technologisch gestützter Kenntnis aller verordneten und möglichst aller eingenommenen Wirkstoffe auf hausärztlicher Ebene womöglich ebenfalls besser zu steuern.

>>> kooperatives Patientenverhalten innerhalb einer Therapie

Strategische Effekte für eine Krankenkasse

Eine Analyse der strategischen Perspektiven eines Telematikprojektes beinhaltet Aspekte, die nicht unmittelbar in Zahlen abgebildet werden können, aber dennoch eine hohe Relevanz haben. Nachfolgend sollen hier einige strategische Aspekte skizziert werden.

Eine gesetzliche Krankenversicherung wird von Versicherten oft als austauschbar empfunden. Daher sind beispielsweise Imagewirkung, politische Wirkung von Investitionen sowie technologischen Zukunftsentscheidungen wichtige Faktoren, um sich im Wettbewerb

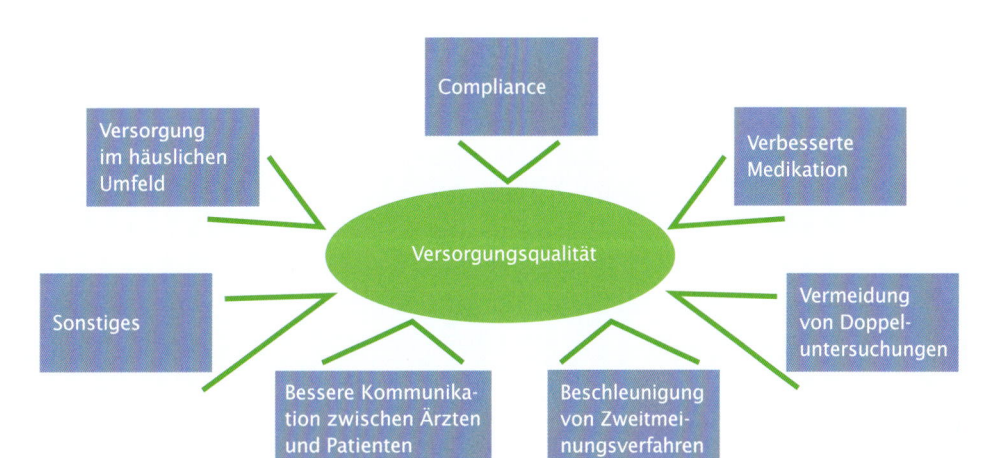

Abbildung 3: Versorgungsqualität

Versorgungsqualität mit folgenden Faktoren: Compliance, Verbesserte Medikation, Vermeidung von Doppeluntersuchungen, Beschleunigung von Zweitmeinungsverfahren, Bessere Kommunikation zwischen Ärzten und Patienten, Sonstiges, Versorgung im häuslichen Umfeld.

Quelle: eigene Darstellung

von der Konkurrenz abzuheben. Einen besonderen, übergreifenden Stellenwert zur Ausgestaltung dieser Faktoren haben in diesem Zusammenhang kassenspezifische Verträge mit Leistungserbringern, sogenannte Selektivverträge. Diese sollen es den Krankenkassen ermöglichen, sich von ihren Mitbewerbern zu differenzieren und spezielle Leistungsangebote mit Ärzten und Krankenhäusern zu vereinbaren. Darüber hinaus soll der MRSA Geschäftsrisiken aufgrund hoher Anteile von besonders schwer erkrankten Menschen auf die Schultern aller Krankenkassen möglichst gleichmäßig verteilen.

>>> an der Krankheitslast orientierter Finanzausgleich zwischen allen gesetzlichen Krankenkassen

Imagewirkung

Das Image eines Unternehmens kann nicht direkt über einen Marktpreis, sondern lediglich in Bezug auf die direkten Mitbewerber bewertet werden. Es handelt sich vorwiegend um einen wertvollen strategischen Effekt, beispielsweise zur Verbesserung der langfristigen Wettbewerbsposition einer Krankenkasse. Erfahrungen zeigen jedoch, dass sich dies im Zeitablauf auch ins Gegenteil verkehren kann, wenn über ein Thema in den Medien nachhaltig negativ berichtet wird. Daher ist eine Bewertung der Imagewirkung einer Investition immer mit Unsicherheit belegt, da jederzeit externe Effekte eintreten können, die zu Beginn eines Investitionszeitraums noch weitestgehend unbekannt sind.

>>> Wettbewerbsfaktor als Charakter einer Marke

Politische Wirkung

Strategisch relevant ist auch die voraussichtliche politische Wirkung einer Investition. Zum einen ermöglichen telematische Anwendungen es den Krankenkassen, an der Weiterentwicklung des Gesundheitssystems aktiv mitzuwirken. Zum anderen ergeben sich Chancen, gemeinsame Interessen der Akteure im Gesundheitswesen zu bündeln und zu fördern. Vor allem von großen Krankenkassen wird eine Mitwirkung an der Weiterentwicklung des Gesundheitswesens erwartet. Dieser Erwartungshaltung kann mit der Erprobung innovativer technischer Verfahren entsprochen werden. Die besondere Struktur und Funktion von Krankenkassen hat zur Folge, dass sowohl die Politik als auch die öffentliche Verwaltung einen großen Einfluss auf die Entwicklung einer Krankenkasse haben. Umfassende Gesetze und Verordnungen sowie die öffentliche Aufsicht sind Beispiele für diese enge politische Verzahnung. Daher ist die politische Verankerung von innovativen technologischen Investitionen ebenfalls ein relevantes strategisches Kriterium für den voraussichtlichen Erfolg einer Krankenkasse.

Technologische Zukunftsentscheidungen

Fundierte technologische Zukunftsentscheidungen sind von maßgeblicher Bedeutung für die künftige Attraktivität einer Krankenkasse. Sowohl nützliche Software als auch leicht bedienbare Endgeräte für Leistungserbringer und Versicherte sind eine grundlegende Voraussetzung für die künftige technologische Positionierung und Akzeptanz einer Krankenkasse. Technologieanbieter, denen es langfristig gelingt, ihre Produktinnovationen auf den konkreten Bedarf von Endanwendern (Krankenhäuser, Ärzte, Versicherte) abzustimmen, werden auch langfristig Erfolg haben. Für die Krankenkassen stellt die Bewertung der technologischen Optionen eine besondere strategische Herausforderung dar, insbesondere unter Berücksichtigung immer kürzer werdender Produktlebenszyklen.

Business Case

Die Darstellung und Abwägung von prognostizierten quantitativen und qualitativen Effekten einer Investition erfolgen innerhalb eines integrierenden Business Case. Bei der Umsetzung lässt sich der Controllingprozess in drei Phasen gliedern, die zeitlich und inhaltlich aufeinander aufbauen und dabei zumeist an Komplexität zunehmen:

drei Phasen des Controllingprozesses

> 〉 Prozesscontrolling – unterjährige Steuerung der Umsetzung
> 〉 Erfolgscontrolling – Wirtschaftlichkeit der Investition in Jahresschritten
> 〉 Auswirkungscontrolling – Evaluation der Versorgungsqualität sowie strategische Effekte

Abbildung 4: Drei Phasen eines beispielhaften Controllingprozesses

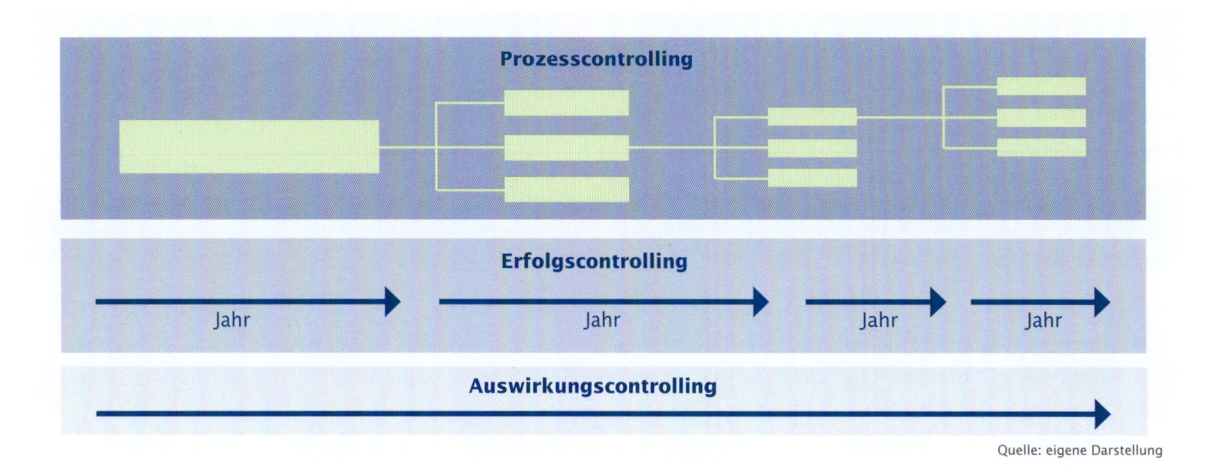

Quelle: eigene Darstellung

Prozesscontrolling
Eine Möglichkeit zur Umsetzung eines neuen Produktes kann aus einem prozessorientierten Meilensteinplan mit den wesentlichen Eckpunkten und Phasen bestehen. Entlang eines solchen Plans verfolgt das Controlling das Erreichen der Meilensteine. So wird möglichst frühzeitig deutlich, ob die weiteren Planungen eingehalten werden können. Es werden ferner Steuerungsmaßnahmen zur inhaltlichen Einhaltung der Planung bestimmt und gegebenenfalls Neuplanungen bei Erkenntnissen definiert, die zu den bisherigen Planungen Änderungen erforderlich machen. Dies schließt eine unterjährige Überprüfung von weiter in der Zukunft liegenden Meilensteinen mit ein.

>>> einzelne Ziele innerhalb des Projektmanagements

Erfolgscontrolling
Das Erfolgscontrolling bündelt die Erkenntnisse und Maßnahmen des Prozesscontrollings zumeist in einem Jahres- beziehungsweise Abschlussbericht zur Projektphase. Es bildet damit eine Art regelmäßiges Fazit aller Anstrengungen im unterjährigen Betrieb des Telematikprojektes. Ein weiterer, noch wesentlicherer Aspekt des Erfolgscontrollings ist die Überprüfung der Frage, ob auch die inhaltlichen und wirtschaftlichen Ziele des Businessplans erreicht wurden. Dabei sind die Fragestellungen wieder auf alle Aspekte zu richten, die in der Planungs- und Entscheidungsphase für die Umsetzung relevant waren.

Auswirkungscontrolling
Während sich das Erfolgscontrolling auf die direkten wirtschaftlichen Aspekte des Telematikprojektes konzentriert, untersucht das Auswirkungscontrolling die weiteren Effekte. Dazu zählen die qualitativen Aspekte der Versorgung, die Wirkung auf strategische Faktoren sowie das Image der Krankenkasse und die Auswirkungen auf die Normalversorgung. Diese Controllingphase wird häufig in Form einer Evaluation – auch in Zusammenarbeit mit externen wissenschaftlichen Instituten – durchgeführt. Neben dem Einsatz von statistischen Methoden zur wissenschaftlichen Fundierung ist auch die Informationsgewinnung über Befragungen von besonderer Bedeutung.

>>> Synonym für Beurteilung, Aus- oder Bewertung

Ausblick
Es kann festgehalten werden, dass Telematikprojekte zwar einige spezifische Aspekte bei der Erstellung eines Geschäftsmodells aufweisen, im Grunde aber demselben ökonomischen Bewertungsverfahren unterzogen werden. Telematikanwendungen können für eine Krankenkasse bei der Auswahlentscheidung auf gleicher Stufe und in Konkurrenz zu den bestehenden alternativen Behandlungsszenarien stehen, die außerhalb der Telematik angesiedelt sind.

Literatur zum Weiterlesen
Horváth, P., (2009): Controlling. Vahlens Handbücher der Wirtschafts- und Sozialwissenschaften. Verlag von Vahlen, München, 11. Auflage.

Küpper, H.-U., (2008): Controlling. Konzeption, Aufgaben, Instrumente. Schaeffer-Poeschel Verlag, Stuttgart, 5. Auflage.

Klaus Juffernbruch

Telematik und Telemedizin erfolgreich machen
Eine mikroökonomische Perspektive

Eine höhere Nachfrage nach Gesundheitsdienstleistungen und neue medizinische Diagnose- und Therapieverfahren verursachen steigende Ausgaben. Auf der anderen Seite werden Ärzte und andere medizinische Versorger zunehmend knapper, insbesondere in ländlichen Gebieten und städtischen sozialen Brennpunkten (Deutsches Ärzteblatt 2010).

>>> National Health Service (Nationaler Gesundheitsdienst)

Verschiedene Regierungen haben ambitionierte eHealth-Projekte ins Leben gerufen. Großbritannien etablierte das NHS National Programme for IT (Wikipedia 2010: NHS Connecting for Health), Deutschland setzt auf die Telematikinfrastruktur und die elektronische Gesundheitskarte (Wikipedia 2010: Elektronische Gesundheitskarte), Dänemark auf das nationale Gesundheitsportal sundhed.dk (sundhed.dk 2010) und Schweden auf seine nationale eHealth-Strategie (ehi Europe 2010). Ähnliche Programme gibt es auch in anderen Ländern. Die Kommission der EU befasste sich bereits 2007 in ihrem eHealth Taskforce Report mit dem Thema „Accelerating the Development of the eHealth Market in Europe". Neue Wege, die Gesundheit von Patienten zu überwachen und medizinischen Rat auch über Entfernungen hinweg bereitzustellen, werden zurzeit in zahlreichen Telemedizinprojekten evaluiert.

Trotz der enormen möglichen Vorteile für das Gesundheitswesen werden nicht alle der großen nationalen Programme von allen Beteiligten akzeptiert. So belaufen sich die erwarteten Einsparungen im deutschen Gesundheitswesen durch eine Telematikinfrastruktur und die elektronische Gesundheitskarte (eGK) allein durch die Einführung des elektronischen Rezeptes laut Branchenverband BITKOM auf zehn Milliarden Euro jährlich. Die neue Karte an sich soll durch Erschwerung von Missbrauch drei Milliarden Euro pro Jahr einsparen (BITKOM 2010).

Telemedizin hat in vielen Pilotprojekten medizinische und finanzielle Vorteile bewiesen (Report Telemedizin in Nordrhein-Westfalen 2008; Deutsche Bank Research 2010). Gleichwohl gehört Telemedizin immer noch nicht zur Regelversorgung, und viele Pilotprojekte werden nach Auslaufen der Anschubfinanzierung eingestellt. Wenn also nachgewiesene Verbesserungen in medizinischer Struktur-, Prozess- und Ergebnisqualität und finanzielle Einsparungen für das Gesundheitssystem als Ganzes nicht für den Erfolg von Telemedizin und Telematik ausreichen, muss es noch andere Faktoren geben, die mitentscheidend sind. Entscheidende Bedeutung kommt hierbei der Frage zu, welche finanziellen Vor- und Nachteile jeder individuell Beteiligte durch die Einführung der neuen Verfahren zu erwarten hat.

⟩⟩⟩ Verknüpfung von Telekommunikation und Telematik

Das Geschäftsmodell

Neue eHealth-Anwendungen verändern oder beeinflussen in vielen Fällen bestehende Geschäftsmodelle. Ob ein Beteiligter das neue Modell unterstützt oder ablehnt, wird davon abhängen, inwieweit sein derzeitiges Geschäftsmodell davon betroffen ist. Nützlich ist dazu die Beantwortung mehrerer Fragen.

Wie sind die derzeitigen Leistungserbringer in das neue Modell eingebunden?

Wenn der behandelnde Arzt oder das lokale Krankenhaus einen finanziellen Vorteil durch den Einsatz von Telemedizin oder Telekonsultation haben, werden sie das Verfahren unterstützen. Bringt es ihnen einen finanziellen Nachteil, werden sie es ungeachtet medizinischer Vorteile für die Patienten oder finanzieller Vorteile für das Gesundheitswesen als Ganzes ablehnen. Wenn also ein neues telemedizinisches Geschäftsmodell auf die Mitwirkung dieser Beteiligten angewiesen ist, muss für den Erfolg sichergestellt werden, dass der finanzielle Nutzen für sie größer oder mindestens gleich dem bisherigen Modell ist.

Vergleichbare Beispiele sind Internet-Buchhändler. Amazon und andere Unternehmen bedrohen das Geschäftsmodell des etablierten Buchhandels. Da Amazon aber unabhängig von diesem operieren kann, ist der Internet-Buchhandel trotz der Proteste erfolgreich. Apotheken beispielsweise, die sich von neuen Geschäftsmodellen insgesamt bedroht sehen, nehmen oft den Klageweg, um ihre Interessen zu wahren. So versuchten Apothekerverbände gegen den Versandhandel von Medikamenten im Internet zu klagen (Handelsblatt 2003).

Wer übernimmt die Kosten?

Länder mit gesetzlich regulierten Krankenversicherungssystemen haben oft Kataloge mit medizinischen Prozeduren und Diensten, denen Vergütungen zugeordnet sind. In Deutschland zählen dazu beispielsweise die GOÄ, der EBM und das DRG-System. Neuartige Verfahren wie die Telemedizin sind darin oftmals nicht enthalten und werden daher im Rahmen der gesetzlichen Systeme standardmäßig nicht vergütet.

⟩⟩⟩ Diagnosis Related Groups (diagnosebezogene Fallgruppen)

Die Aufnahme neuer Leistungen erfolgt über Entscheidungsgremien. Sollten einzelne Interessenvertreter in diesen Gremien für sich eher Nachteile erkennen, werden diese sicherlich dazu geneigt sein, die Aufnahme der neuen Leistung in den gesetzlichen Leistungskatalog zu verhindern. Ein Gremium, das in Deutschland für die Einführung neuer

Abrechnungsziffern zuständig ist, ist der Gemeinsame Bundesausschuss (G-BA). Dort sind neben den gesetzlichen Krankenversicherungen vor allem Vertreter der Krankenhäuser und der Kassenärzte stimmberechtigt. Wenn jetzt bei gedeckelten Budgets die Telemedizin den Eintritt neuer Marktteilnehmer wie telemedizinische Servicezentren erlauben würde, bestünde die Gefahr, dass der Kuchen für die etablierten im G-BA vertretenen Leistungserbringer kleiner würde. Sie haben daher keinen Anreiz, Telemedizin erstattungsfähig zu machen. Hier kann sich das neue Verfahren nur durchsetzen, wenn andere Mitglieder mehrheitlich einen finanziellen oder anderweitigen Nutzen für ihre Organisationen sehen. Eine Alternative ist – vorausgesetzt, das neue Geschäftsmodell besitzt eine entsprechend hohe Attraktivität –, dass die Patienten bereit sind, die Kosten zusätzlich zum Krankenversicherungsbeitrag zu übernehmen.

Abbildung 1: Gemeinsamer Bundesausschuss (G-BA)

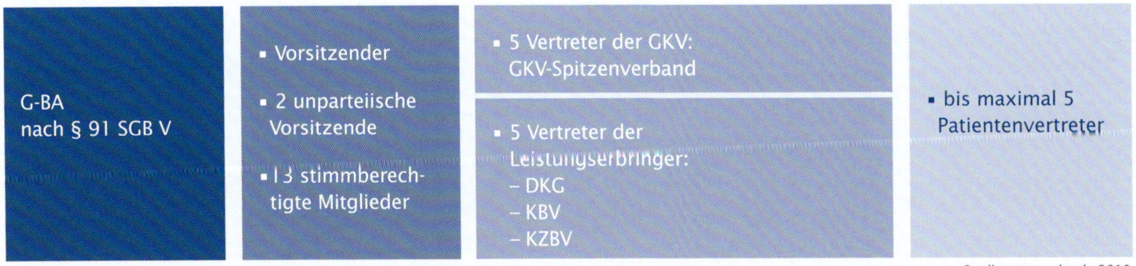

G-BA nach § 91 SGB V	• Vorsitzender • 2 unparteiische Vorsitzende • 13 stimmberechtigte Mitglieder	• 5 Vertreter der GKV: GKV-Spitzenverband • 5 Vertreter der Leistungserbringer: – DKG – KBV – KZBV	• bis maximal 5 Patientenvertreter

Quelle: www.g-ba.de 2010

Wer wird für die Überzeugung der Patienten benötigt?

Bei der Einführung neuer Modelle der medizinischen Versorgung muss in hohem Maße Aufklärungs- und Überzeugungsarbeit geleistet werden. Wird diese von einer Krankenversicherung geleistet oder von einer Firma, durch eine Vertriebsorganisation, Direktmarketing, Internet oder andere Kanäle? Werden niedergelassene Ärzte oder Krankenhäuser benötigt, um Patienten zu überzeugen, an einem Disease-Management-Programm (DMP) teilzunehmen, eine elektronische Gesundheitsakte zu nutzen oder einen telemedizinischen Dienst in Anspruch zu nehmen, werden Ärzte im Zweifel das Behandlungsverfahren wählen, das ihnen insgesamt ein höheres Einkommen ermöglicht.

〉〉〉 strukturierte Behandlungsprogramme

Kosten gegenüber Nutzen

Regierungen, die Projekte zur Gesundheitstelematik initiieren, argumentieren oft mit dem großen Nutzen, den diese für das Gesundheitssystem bringen. Beispiele hierfür sind etwa:

> - Durch elektronische Rezepte werden die Kosten für das Drucken der Rezeptformulare, die Verteilung und das nachfolgende Scannen eingespart. Fehler im Prozess werden verhindert, und es ist einfacher, Prüfungen auf negative Wechselwirkungen mit bestehender Medikation durchzuführen.
> - Übergreifende elektronische Patienten- und Gesundheitsakten verringern unnötige Doppeluntersuchungen.
> - Neue elektronische Gesundheitskarten bieten mehr Sicherheit für elektronische Transaktionen und minimierenden Kartenmissbrauch.
> - Ein telemedizinisches Monitoring chronisch kranker Patienten, beispielsweise mit COPD, Diabetes mellitus oder Herzerkrankungen, hilft teure stationäre Aufenthalte zu verkürzen oder ganz zu vermeiden und trägt damit auch zur Verbesserung der Lebensqualität der Patienten bei.

Beispiele für den Nutzen der Gesundheitstelematik

Wie kommt es, dass bei all diesen Vorteilen nicht alle Kostenträger und Leistungserbringer diese neuen Technologien sofort einführen wollen? Der Antwort kommt man näher, wenn man betrachtet, wer investieren soll und wer genau den finanziellen Nutzen hat.

Elektronisches Rezept

Durch Verminderung der Prozesskosten und Verhinderung adverser Medikamenteninteraktionen liegt der unmittelbare finanzielle Nutzen bei den Kostenträgern. Falls aber die Leistungserbringer dafür ihre IT-Systeme aufrüsten und neue Geräte anschaffen müssen, werden sie dazu nur bereit sein, wenn sie adäquat an diesem Nutzen beteiligt werden. Eine weitere wertvolle Ressource ist Zeit. Kostet ein elektronischer Vorgang mehr Zeit als das alte Verfahren, wird er nur bei monetärem Ausgleich akzeptiert werden.

Elektronische Patienten- und Gesundheitsakten

Werden durch eine elektronische Patienten- oder Gesundheitsakte unnötige Doppeluntersuchungen vermieden, liegt die Einsparung bei den Kostenträgern. Muss der Leistungserbringer investieren, beispielsweise um den elektronischen Datenaustausch zu ermöglichen, braucht er einen finanziellen Anreiz.

Telematikinfrastruktur und elektronische Gesundheitskarte

Die in Deutschland als Gründe für die Einführung der Telematikinfrastruktur und der eGK aufgeführten Kostenvorteile betreffen hauptsächlich den makroökonomischen Bereich. Auf der mikroökonomischen Ebene sind aber ebenfalls substanzielle Investitionen aufseiten der Leistungserbringer notwendig, unter anderem in neue Computer und Software, Kartenleser und Konnektoren. Als die Pläne für die neue Struktur bekannt gegeben wurden, ging man zunächst davon aus, dass die Ärzte und Krankenhäuser die notwendigen Einführungskosten selbst tragen würden. Erst nach heftigen Protesten entschloss man sich dazu, Zuschüsse zu den Anschaffungskosten bereitzustellen.

Im Gegensatz dazu zahlte Dänemark den niedergelassenen Ärzten Geld für eine bessere elektronische Kommunikation mit den Krankenhäusern, als man dort Ende 2003 die eHealth-Plattform sundhed.dk einführte, die unter anderem Patientenakte, Medikationshistorie, eRezept, Organspendeausweis, Terminvereinbarung und elektronische Konsultation umfasst. Einer Fallstudie zufolge war einer der kritischen Erfolgsfaktoren „Financial incentives to physicians to adopt EMR systems. [...] Physicians who adopted EMR systems and used the MedCom standards received faster reimbursement. Also, MedCom gave physicians 1,500 euros per year to spend on EMR systems" (Gartner Industry Research 2006).

>>> Electronic Medical Record

Ein ähnliches Vorgehen führte auch in Deutschland schließlich zu einem Erfolg. Als in den 1990er-Jahren die Kassenärztlichen Vereinigungen (KV) die maschinenlesbare Abrechnung mittels Floppy-Disk einführen wollten, kam es zu massiven Protesten der Ärzteschaft. Zur Beschreibung der Disketten war die Anschaffung von Computern in den Praxen notwendig, die bis dahin nicht existierten, da die Dokumentation ausschließlich auf Papier erfolgte. Damals wurde unter anderem argumentiert, dass die Komplexität der medizinischen Dokumentation maschinell nicht abbildbar sei. Das Projekt drohte zu scheitern. Die Wende kam, als die KVen es den Ärzten freistellten, die Abrechnungsunterlagen wahlweise auf Papier oder Floppy-Disk einzureichen. Für den Fall der maschinenlesbaren Abrechnung würden die Ärzte ihr Geld schneller bekommen, und es würden weniger Verwaltungsgebühren einbehalten. In der Folge wurden Praxiscomputer beschafft, und die Papierabrechnung verschwand.

Telemedizinisches Monitoring

Auch diese Verfahren werden nur akzeptiert, wenn jeder einzelne Beteiligte einen finanziellen Vorteil davon hat. Vorteile auf makroökonomischer Ebene reichen nicht aus. Angenommen, das Gesundheitssystem spart durch den Einsatz von Telemedizin Kosten bei gleicher Ergebnisqualität und kann so einen Teil der Patienten früher nach Hause entlassen, so werden von einem Krankenhaus folgende Betrachtungen für die Entscheidung pro oder contra Telemedizin ausschlaggebend sein. Hier sei auf das Beispiel des Fünen-Krankenhauses (Sygehus Fyn), Region Süddänemark, verwiesen, in dem ein Drittel der Patienten mit COPD durch den Einsatz von Telemedizin vier bis sechs Tage früher entlassen werden konnte. Erhält ein Krankenhaus für den betreffenden Behandlungsfall eine DRG-Pauschale, wird es sich freuen, die Patientin beziehungsweise den Patienten früher entlassen zu können. Führt aber die frühere Entlassung dazu, dass die untere Grenzverweildauer unterschritten wird und daher die DRG-Pauschale gekürzt wird, wird sich das Krankenhaus in der Regel gegen die Einführung der Telemedizin aussprechen, weil es unter dem Strich finanzielle Einbußen befürchtet.

>>> chronisch obstruktive Lungenerkrankung

Für alle aufgeführten Beispiele gilt: Liegt der Hauptnutzen einer eHealth-Lösung aufseiten der Krankenversicherungen, so ist es absolut notwendig, die Anreize für jeden beteiligten Leistungserbringer so zu setzen, dass es finanziell attraktiver ist, das neue Verfahren einzusetzen, als das alte beizubehalten.

Verpflichtendes oder freiwilliges Modell der Einführung

Wenn Regierungen neue Systeme einführen, wählen sie meistens zwischen zwei Implementierungsmodellen: dem freiwilligen und dem verpflichtenden Modell:

> **› Freiwilliges Modell: Die Regierung führt ein neues System ein, und jeder Betroffene kann sich entscheiden, ob er teilnimmt oder nicht**
>
> Dänemark wählte diesen Ansatz bei der Einführung des elektronischen Datenaustausches zwischen den Leistungserbringern und bei der Eröffnung des sundhed.dk-Portals. Ärzte konnten frei entscheiden, ob sie eRezept, Labordatenaustausch, Zugriff auf elektronische Patientenhistorie etc. nutzen wollten. Patienten wählten, ob sie eine kostenfrei erhältliche elektronische Kennung zur Nutzung des Portals haben wollten oder nicht. Dieser Ansatz führte zu einer hohen Akzeptanz der neuen eHealth-Systeme. Nach Aussagen von MedCom nutzten im Mai 2006 bereits alle Krankenhäuser und Apotheken sowie 98 Prozent der niedergelassenen Ärzte die elektronische EDI-Kommunikation. Das Netzwerk transportierte 52 Prozent der Überweisungen, 95 Prozent der Laborergebnisse und fast 100 Prozent der Entlassbriefe.

> **› Verpflichtendes Modell: Jede betroffene Partei muss das System nutzen**
>
> Diesen Weg will Deutschland bei der Implementierung der Gesundheits-Telematikinfrastruktur gehen. Jeder Leistungserbringer muss die Pflichtanwendungen nutzen, braucht einen elektronischen Heilberufsausweis, muss neue Kartenleser und gematik-Konnektoren anschaffen etc. Gleichzeitig benötigen Patienten die neue eGK. Dieses Vorgehen ist auf massiven Widerstand der Betroffenen gestoßen und hat zu großen Verzögerungen im Zeitplan geführt. Ursprünglich sollte die Einführung bereits Ende 2006 abgeschlossen sein.

Die Sicht des Endverbrauchers

Krankenversicherte zeichnen sich einerseits durch großes Kostenbewusstsein im Hinblick auf die Höhe ihrer Krankenversicherungsbeiträge aus, sind aber andererseits auch bereit, für zusätzliche Bequemlichkeit und Dienstleistungen beispielsweise private Zusatzversicherungen abzuschließen. Traditionell wechseln meist jüngere Gutverdienende zu Kassen mit niedrigeren Beitragssätzen. Dieses Verhalten hat sich geändert, als 2009 einige Kassen begannen, Zusatzbeiträge von ihren Mitgliedern zu erheben. Das führte dazu, dass die betroffenen Kassen allein im ersten Halbjahr 2010 deutliche Abwanderungen hinnehmen mussten, die teilweise im sechsstelligen Bereich lagen. Das schloss erstmals auch viele Rentner und Hartz-IV-Empfänger ein. Andererseits freuten sich größere Kassen ohne Zusatzbeiträge über Zuwanderungen im fünf- bis sechsstelligen Mitgliederbereich (ZEIT ONLINE 2010).

››› krankenkassen-individueller zusätzlicher Beitrag neben dem einheitlichen Beitragssatz

Erfahrungen in Großbritannien zeigen, dass Patienten trotz der Rundum-Versorgung durch das staatliche Gesundheitssystem NHS private Gesundheitsdienstleister in Anspruch nehmen, die mit kurzen Wartezeiten werben und an hochfrequentierten Orten wie Bahnhöfen oder Einkaufsstraßen angesiedelt und somit bequem zu erreichen sind. Ebenso zahlen Menschen privat für Videokonsultationen mit Ärzten über UMTS-Telefone.

Dieses Verhalten lässt erwarten, dass der Verbraucher sich bevorzugt für eine Krankenkasse entscheiden wird, die es schafft, durch Telemedizin erzielte Einsparungen an ihre Mitglieder weiterzugeben, oder die durch Telemonitoring beziehungsweise Telekonsultation bessere, bequemere und schnellere Prävention und Konsultation ermöglicht.

Schlussfolgerungen

Wenn ein eHealth-Projekt nachhaltig erfolgreich sein und es von seinen potenziellen Nutzern akzeptiert werden soll, reicht es nicht aus, Kosteneinsparungen auf makroökonomischer Ebene zu erzielen, die Patientenversorgung zu verbessern und auf der technischen Ebene Sicherheit und Zuverlässigkeit zu demonstrieren. Vielmehr ist es wichtig, die mikroökonomische Betrachtungsweise mit in den Blick zu nehmen:

mikroökonomische Perspektive auf den Erfolg von eHealth-Projekten

> - Der finanzielle Nutzen und Investitionen beziehungsweise operative Kosten müssen gleich ausgerichtet werden: Wer den Nutzen hat, muss die Kosten tragen.
> - Das neue eHealth-Modell muss für jede am Versorgungsprozess beteiligte Interessengruppe attraktiver sein als der alte Prozess und/oder mit einem finanziellen Nutzen verbunden sein.
> - Wichtig ist, dass der finanzielle Ablauf und Nutzen für jeden von Beginn an transparent ist. Dies verhindert negative Emotionen gegenüber dem Projekt, die im Nachhinein nur schwer wieder abzubauen sind.
> - Der neue Geschäftsprozess sollte für die Hauptbeteiligten auch Zeiteinsparungen bringen. Anderenfalls sollten monetäre Ausgleiche vorgesehen werden.
> - Es empfiehlt sich eine sorgfältige Abwägung zwischen einem verpflichtenden und einem freiwilligen Implementierungsansatz.

Literatur und Online-Quellen

BITKOM (2010): Gesundheitskarte wichtiges Thema beim Ärztetag. http://www.bitkom.org/63866_63862.aspx (abgerufen am 22. Oktober 2010).

Bundesärztekammer (2010): Ärztetag lehnt eGK in derzeitiger Form ab und befürwortet Telemedizin. http://www.baek.de/page.asp?his=3.71.7962.8198.8277 (abgerufen am 22. Oktober 2010).

Deutsches Ärzteblatt (2010): Maßnahmen gegen den Ärztemangel gefordert – Streit um Kostenerstattung. http://www.aerzteblatt.de/nachrichten/41206/Massnahmen_gegen_den_Aerztemangel_gefordert_-_Streit_um_Kostenerstattung.htm (abgerufen am 22. Oktober 2010).

Deutsche Bank Research (2010): Tele-medicine improves patient care. http://www.dbresearch.de (abgerufen am 11. November 2010).

ehi Europe (2010): Sweden launches national e-health strategy. http://www.ehealtheurope.net/news/3617/sweden_launches_national_e-health_strategy (abgerufen am 22. Oktober 2010).

Gartner Industry Research (2006): Case Study: Denmarks Achievements With Healthcare Information Exchange. http://www-03.ibm.com/industries/ca/en/healthcare/files/gartner-case_study-denmarks_achievementswHIE.pdf (abgerufen am 11. November 2010).

Handelsblatt (2003): EuGH gibt Internetapotheken Recht. http://www.handelsblatt.com/politik/deutschland/eugh-gibt-internetapotheken-recht;697058 (abgerufen am 22. Oktober 2010).

Report Telemedizin in Nordrhein-Westfalen (2008): Hrsg. ZTG GmbH im Auftrag des MAGS NRW.

sundhed.dk (2010): http://www.sundhed.dk (abgerufen am 22. Oktober 2010).

Wikipedia (2010): Elektronische Gesundheitskarte. Wikipedia. Die freie Enzyklopädie. http://de.wikipedia.org/w/index.php?title=Elektronische_Gesundheitskarte&oldid=80246611 (abgerufen am 22. Oktober 2010).

Wikipedia (2010): NHS Connecting for Health. Wikipedia. Die freie Enzyklopädie. http://en.wikipedia.org/w/index.php?title=NHS_Connecting_for_Health&oldid=391413310 (abgerufen am 22. Oktober 2010).

ZEIT ONLINE (2010): Hunderttausende wechseln die Krankenkasse http://www.zeit.de/wirtschaft/2010-07/krankenkasse-zusatzbeitraege (abgerufen am 22. Oktober 2010).

Hanna Kirchner, Joachim Dudeck†, Stefan Gesenhues, Karl-Heinz Jöckel,
Walter Lehmacher, Hans-Ulrich Prokosch

Elektronische Gesundheitsakten aus Versichertensicht

Ausgewählte Ergebnisse einer BARMER GEK-Studie zu Nutzen und Akzeptanz

Die Intransparenz im Gesundheitswesen ist ein viel diskutiertes Problem. Eine von vielen Baustellen sind die zahlreichen Daten, die an unterschiedlichen Stellen, wie beispielsweise Krankenkassen, Krankenhäusern und Arztpraxen dokumentiert werden. In der Regel ist der größte Teil der gesammelten Daten für die Patienten beziehungsweise Versicherten nicht sichtbar. Für das eigene Gesundheitsmanagement sind die Patienten nach wie vor auf persönliche Aufzeichnungen angewiesen.

Möchte die Patientin beziehungsweise der Patient Unterlagen zurückliegender Konsultationen einem behandelnden Arzt zur Verfügung stellen, muss oft viel Aufwand betrieben werden, um diese Unterlagen nachträglich zusammenzutragen.

Um unter anderem Informationsverluste, besonders bei Untersuchungsbefunden und beim Wechsel beispielsweise vom ambulanten zum stationären Sektor oder durch die Behandlung von mehreren Ärzten zu reduzieren, wird künftig die Kommunikation im Gesundheitswesen verstärkt in elektronischer Form erfolgen. Hierbei sollten Bürgerinnen und Bürger eine entscheidende Rolle einnehmen.

Da kaum Studien zum Nutzen von patientengeführten elektronischen Gesundheitsakten zur Verfügung standen (Markle Foundation 2003; Prokosch et al. 2002; Kaelber et al. 2008), initiierte die BARMER vor der Vereinigung mit der GEK im Herbst 2007 das Forschungsvorhaben zu „Nutzen und Akzeptanz der elektronischen Gesundheitsakte aus Sicht der Versicherten."

Die elektronische Gesundheitsakte (eGA) versteht sich als ein Instrument, das den Versicherten helfen soll, ihre Gesundheit als persönliche Verantwortung anzunehmen und selbst aktiv zu werden. In diesem Sinne sollte das Forschungsvorhaben Aufschluss über die Akzeptanz von elektronischen Gesundheitsakten geben und deren Beitrag zur Gesundheitsversorgung klären. Im Vordergrund standen dabei der Mehrwert, den die eGA für Versicherte bietet und ihr potenzieller Einfluss auf das gesundheitsbezogene Selbstmanagement.

Die hier vorgestellten Ergebnisse beziehen sich auf ehemalige BARMER-Versicherte, ehemalige GEK Versicherte waren in das Projekt nicht involviert, da der Zusammenschluss beider Unternehmen Anfang 2009 stattfand.

Methode

Bei der vorliegenden Evaluation handelt es sich um eine prospektiv geplante, epidemiologische Studie, bei der in unterschiedlichen Kollektiven sowohl Querschnitt- als auch Längsschnittdaten erhoben wurden. Die Datenerhebung stützte sich auf mehrere Säulen: eine Umfrage anhand einer Stichprobe der BARMER-Versicherten (allgemeine Versichertenbefragung), zwei Online-Umfragen der für die Gesundheitsakte registrierten Nutzer sowie konkrete Nutzungsdaten. In Ergänzung zu den Nutzungsbefragungen wurde eine Expertenbefragung durchgeführt. Die Untersuchung war als offene Studie konzipiert, bei der sich die Teilnehmer zu jedem Zeitpunkt registrieren beziehungsweise die Teilnahme am Forschungsvorhaben beenden konnten.

Die Grundgesamtheit für die Erhebung von Nutzungsdaten bildeten alle registrierten Teilnehmer am Forschungsvorhaben, unabhängig von der Gesamtnutzungsdauer der Akte. Die Datenerhebung begann mit dem Launch der Akte am 14. Dezember 2007 und endete nach 31 Monaten am 14. Juli 2010. In diesem Beitrag werden die Ergebnisse aus der allgemeinen Versichertenbefragung, den Nutzersurveys sowie aus der Nutzungsanalyse dargestellt.

Allgemeine Versichertenbefragung

Zu Beginn des Forschungsvorhabens wurden 7.920 BARMER-Versicherte im Alter von 18 bis 75 Jahren zu ihren Erwartungen an die neue Technologie der elektronischen Gesundheitsakte und zu ihren Bedenken gegenüber der Anwendung befragt. Hierzu wurde den Versicherten ein dreizehnseitiger Fragebogen zugeschickt. Die Fragen bezogen sich unter anderem auf Preisvorstellungen, gewünschte Funktionalitäten, Umfang des Einsatzes sowie persönliche Erfahrungen. Darüber hinaus wurden auch Fragen zur Person gestellt, wie beispielsweise persönliche Lebensumstände (etwa Familienstand, Haushaltseinkommen) und Gesundheitszustand. 3.600 Versicherte beteiligten sich an der Umfrage. Nach Abzug aller unvollständigen und fehlerhaft ausgefüllten Fragebögen konnten 3.359 Fragebögen in die Datenanalyse mit einbezogen werden.

Online-Nutzungsbefragungen

Konkrete Erfahrungen und Bewertungen der BARMER-Gesundheitsakte wurden in Form von online durchgeführten Befragungen bei den Nutzern der Akte erhoben. Die ersten beiden Befragungen wurden zwischen November/Dezember 2008 und Oktober 2009 durchgeführt. Im Mittelpunkt der Online-Befragungen stand die Bewertung von konkreten Inhalten, der Bedienungsfreundlichkeit und spezieller Funktionen (wie beispielsweise die Bewertung des Leistungsdatenimports). Darüber hinaus sollten der subjektiv erlebte Nutzen für das persönliche Gesundheitsmanagement und die möglichen Auswirkungen auf das Arzt-Patienten-Verhältnis erfasst werden.

In Ergänzung zu den strukturierten Fragen des Surveys konnten auch freie Rückmeldungen mit Anregungen und Kritik zum Gesamtprojekt eingesandt werden.

Rund 35 Prozent aller infrage kommenden Nutzer beteiligten sich an der ersten Online-Befragung. Ein Teil von ihnen nutzte auch die zweite Online-Befragung, sodass von 90 Versicherten Längsschnittdaten vorliegen. Im zweiten Online-Survey lag die Beteiligung bei 24 Prozent der angeschriebenen Nutzer.

Nutzungsanalyse

Aussagen über die konkrete Nutzung der Akte der registrierten Personen (N=1.269), beispielsweise zur Intensität der Nutzung oder hinsichtlich der Anzahl der Seitenaufrufe, wurden über die Auswertung von Login-Statistiken getroffen. Die Zugriffe auf die Akte und die Verwendung einzelner Funktionen wurden im Data Warehouse der Firma ICW pseudonymisiert erfasst.

Die elektronische Gesundheitsakte

2007 wurde die BARMER-Gesundheitsakte auf der Basis der LifeSensor-Technologie der Firma ICW entwickelt. Aufbauend auf einer Reihe von Grundfunktionen, erfolgte eine kontinuierliche Weiterentwicklung der Inhalte und Funktionen, die in einem zwei- bis dreimonatigen Release-Zyklus live geschaltet wurden. Auch das Aussehen und die Handhabung der Akte wurden auf Basis der BARMER-Corporate Identity weiterentwickelt. Die BARMER-Gesundheitsakte kostete für den Zeitraum des Forschungsvorhabens 23,80 Euro (Mitglieder) beziehungsweise 11,90 Euro (Familienangehörige) pro Jahr.

Im Fokus der BARMER-Gesundheitsakte stand die Dokumentation persönlicher gesundheitsbezogener Angaben. Nutzer konnten anfallende medizinische Informationen und Dokumente zu Diagnosen, Behandlungen, Medikamenten, Notfalldaten und Impfungen strukturiert in der Akte ablegen. Darüber hinaus waren unter anderem ein umfangreicher medizinischer Ratgeber mit laienverständlichen Gesundheitsinformationen, ein Medikamenten-Wechselwirkungscheck sowie ein Impf- und Vorsorgeplaner in die Akte integriert. Ärzte und Krankenhäuser konnten – auf freiwilliger Basis – die persönlichen Einträge durch Dokumente, wie etwa Röntgenbilder, Arztbriefe oder Laborergebnisse per E-Mail oder Fax, ergänzen. Darüber hinaus wurden auf Wunsch des Versicherten bei der BARMER vorliegende ausgewählte Leistungsdaten in die Akte importiert. Die Verantwortung für die Speicherung und Pflege der Inhalte sowie für die Löschung von Inhalten und die Vergabe von Zugriffsrechten lag eigenverantwortlich beim Nutzer der Akte.

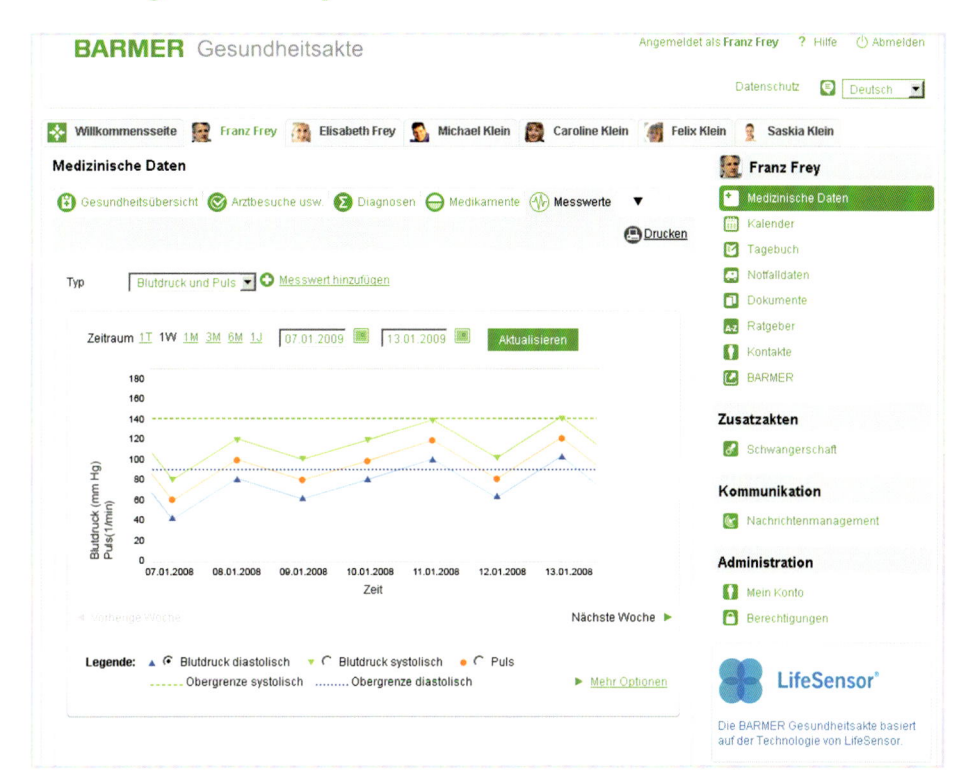

Abbildung 1: Darstellung der dokumentierten Blutdruckwerte

Ablichtung mit freundlicher Genehmigung des entsprechenden Unternehmens

Ergebnisse

Voraussetzung zur Nutzung einer eGA

In der allgemeinen Versichertenbefragung sollte zu Beginn des Projektes unter anderem geklärt werden, ob wesentliche Voraussetzungen zur Einführung von elektronischen Gesundheitsakten bei den Versicherten der BARMER bereits gegeben sind und welche Erwartungen mit der Verwendung einer eGA verbunden werden. Zu den Rahmenbedingungen für die Einführung gehört unter anderem, dass die Versicherten über das Angebot der BARMER zur Nutzung einer eGA informiert sind und die technischen Voraussetzungen hierfür bestehen.

Informationsstand der Versicherten

Der Informationsstand zum Thema elektronische Gesundheitsakten war unzureichend. In der allgemeinen Wahrnehmung wurde die BARMER-Gesundheitsakte häufig mit der elektronischen Gesundheitskarte verwechselt. Nur sehr wenige Versicherte kannten die Unterschiede (Hörbst 2008; Kohl und Knaup 2009). Für fast die Hälfte der BARMER-Versicherten war das Thema elektronische Gesundheitsakte im August 2008 noch völlig neu. 47 Prozent der Versicherten gaben an, erstmals durch die allgemeine Versichertenbefragung auf das Thema aufmerksam geworden zu sein.

Anteil der Versicherten mit Zugang zum Internet
Rund 73 Prozent der BARMER-Versicherten im Alter von 18 bis 75 Jahren hatten 2008 Zugang zum Internet und besaßen damit die technischen Voraussetzungen zur Nutzung einer eGA. Die Untersuchung ergab, dass 44 Prozent der BARMER-Versicherten zwischen 60 und 75 Jahren einen Internet-Zugang besaßen; in der Altersgruppe bis 45 Jahre waren es fast 90 Prozent der Versicherten. Mit der steigenden Verfügbarkeit und Nutzung des Internets über alle Altersklassen hinweg sind die technischen Voraussetzungen für die Nutzung von internetbasierten Anwendungen gegeben. Höheres Lebensalter ist kein Hinderungsgrund mehr für die Nutzung von webbasierten Gesundheitsakten. Das zeigte sich auch in der Altersstruktur der Registrierungen für die BARMER-Gesundheitsakte.

Praxis der persönlichen Dokumentation
Die persönliche Dokumentation von eigenen medizinischen Daten hatte bei den Versicherten einen hohen Stellenwert. 73 Prozent der Versicherten dokumentierten für sich selbst oder die Familie Aufzeichnungen über medizinische Behandlungen, Untersuchungsergebnisse, Details über Verschreibungen, Impfungen, bekannte Allergien und andere Gesundheitsinformationen. Bei der Art der Dokumentation gesundheitsbezogener Daten spielten internetbasierte elektronische Gesundheitsakten jedoch nur eine Nebenrolle. Nur 0,4 Prozent der Versicherten verwendeten eine elektronische Gesundheitsakte (Daten aus der Querschnitterhebung 2008). Zwar wurde der Nutzen von elektronischen Gesundheitsakten positiv bewertet, insbesondere in Notfallsituationen, aber die persönliche Dokumentation erfolgte nach wie vor papierbasiert und nicht in internetbasierten elektronischen Gesundheitsakten.

Zur Dokumentation kamen überwiegend die seit Langem vertrauten Instrumente wie Impfpass, Mutterpass (bereits 1961 eingeführt), Röntgenpass und eigene Aufzeichnungen zum Einsatz: 62 Prozent der Versicherten hatten einen Impfpass, 42 Prozent sammelten Kopien von Befunden und Arztbriefen, 24 Prozent führten einen Röntgenpass, 23 Prozent besaßen einen Mutterpass, und 13 Prozent hielten alle wichtigen Informationen schriftlich fest. Ein Kinderuntersuchungsheft gab es in 23 Prozent der Haushalte. Dies entspricht 78 Prozent der Haushalte mit Kindern bis zum zehnten Lebensjahr.

Teilnehmerinnen und Teilnehmer des Forschungsvorhabens

Anteil der Registrierungen
Insgesamt registrierten sich 1.269 Personen für die Teilnahme am Forschungsvorhaben; mit 56 Prozent waren es mehr Männer als Frauen. Der älteste Teilnehmer war zum Zeitpunkt der Registrierung 92 Jahre alt. Die Fünf-Jahres-Altersklasse 41 bis 45 war dabei die am stärksten vertretene. Das mittlere Alter lag bei 51 Jahren.

Charakterisierung der Nutzergruppe

Da eine der wesentlichen Forschungsfragen die Frage nach den Versicherten war, die am stärksten von einer eGA profitieren könnten, wurden die Teilnehmer nicht auf bestimmte Altersgruppen oder nach anderen Merkmalen eingeschränkt. Es war völlig offen, ob sich eine Gruppe von Versicherten zeigen würde, die ein besonders hohes Interesse an einer eGA haben würde. Im Folgenden wird die Gruppe der Nutzer anhand einiger soziodemografischer und gesundheitsbezogener Merkmale, die in den Online-Befragungen erhoben wurden, näher beschrieben.

Berufliche Tätigkeit

In der Nutzergruppe lag der Anteil an Vollzeitbeschäftigten höher als im Querschnitt der BARMER-Versicherten. Rund 36 Prozent aller Nutzer waren nicht erwerbstätig. 34 Prozent waren Rentner oder bereits im Vorruhestand. Der Anteil der Auszubildenden oder Personen, die im Mutterschutz oder Erziehungsurlaub waren, lag bei jeweils 0,35 Prozent. Studenten nutzten die Akte so gut wie gar nicht.

Internet-Erfahrung

86 Prozent der Teilnehmer an den Nutzerbefragungen bezeichneten sich als erfahrene Internet-Nutzer.

Gesundheitsstatus und Erkrankungen

Im Vergleich zum Querschnitt der BARMER-Versicherten waren die Nutzer der Gesundheitsakte an bestimmten Erkrankungen (beispielsweise Erkrankung der Herzkranzgefäße, Diabetes mellitus, Bluthochdruck) deutlich häufiger erkrankt als der Durchschnitt der Versicherten. Der Anteil der chronisch Kranken lag bei 51 Prozent (gegenüber 35 Prozent im Querschnitt der Versicherten). Bei 64 Prozent der eGA-Nutzer führte die Erkrankung zu einer mehr oder weniger starken Einschränkung der Alltagsaktivitäten. In rund 15 Prozent wurde die Einschränkung als erheblich beschrieben; zehn Prozent der Versicherten lebten permanent mit einer Einschränkung oder Behinderung.

Gesundheitsbewusstsein und Prävention

Das Bewusstsein für eine gesunde Lebensführung und die Prävention von Erkrankungen war hoch. 81 Prozent aller Nutzer der Gesundheitsakten lebten eigenen Angaben zufolge gesundheitsbewusst; davon beschrieben sich 14 Prozent sogar als „sehr gesundheitsbewusst". 81 Prozent aller eGA-Nutzer waren Nichtraucher, 28 Prozent waren in eines der vier angebotenen DMP-Programme eingeschrieben.

〉〉〉 Disease-Management-Programme

Tabelle 1: Zusammenfassung personenbezogener Faktoren der eGA-Nutzer im Vergleich zum Querschnitt der BARMER-Versicherten

Personenbezogene Angaben	Teilnehmer/-innen der Online-Surveys	Querschnitt der Versicherten
Anteil Männer	63%	36%
Anteil Frauen	37%	64%
häufigste Muttersprache	Deutsch	Deutsch
häufigster Bildungsabschluss	29% Realschule	30% Realschule
zweithäufigster Bildungsabschluss	21% Hochschule, Fachhochschule	24% Volks- oder Hauptschulabschluss
Vollzeitbeschäftigte	53%	35%
Teilzeitbeschäftigte	10%	22%
Nicht-Erwerbstätige (inklusive Studenten und Rentner)	36%	38%
Internet-Literacy	86% erfahrene Internet-Nutzer	–
häufigstes Netto-Haushaltseinkommen (1.500 bis 2.599 €)	45%	37%
Tätigkeit im Gesundheitswesen	10%	17%
Anteil BARMER-Mitarbeiter beziehungsweise -Mitarbeiterinnen	10%	–

Quelle: Kirchner 2010

Mehrwerte einer eGA aus Sicht der Anwender

Einfluss der Akte auf das persönliche Gesundheitsmanagement

Die meisten Befragten des Online-Surveys nutzten die Akte seit Anfang 2008. Unabhängig von der Intensität und Dauer der Nutzung waren mehr als drei Viertel der Meinung, dass die elektronische Gesundheitsakte sie in ihrem persönlichen Gesundheitsmanagement unterstützt und ihnen hilft, das Bewusstsein für die eigene Gesundheit zu schärfen. 16 Prozent sahen in der konkreten Anwendung jedoch keinen erkennbaren Nutzen.

In der Versichertenumfrage schätzten Menschen mit chronischen Erkrankungen den Nutzen einer eGA höher ein als nicht chronisch erkrankte Menschen. Auch mit zunehmendem Alter wurden die Chancen einer eGA höher bewertet. Diese Effekte ließen sich in den Nutzerbefragungen nicht nachweisen.

„Die Möglichkeit, seine Arztdokumente, Ausweise, das Impfbuch und alle Messungen selbst einzuscannen, finde ich großartig wegen der jederzeitigen Zugriffsmöglichkeit, insbesondere, wenn man unterwegs ist" (Zitat eines Versicherten).

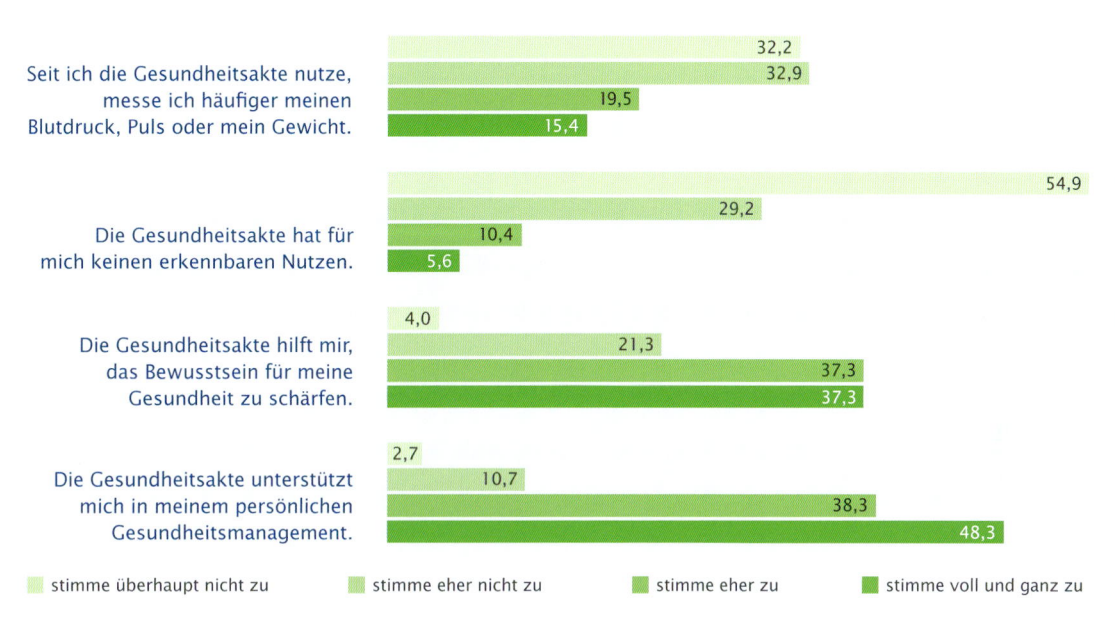

Abbildung 2: Nutzen der BARMER-eGA, Bewertung durch die Anwender
(Angaben in Prozent)

Aussage	stimme überhaupt nicht zu	stimme eher nicht zu	stimme eher zu	stimme voll und ganz zu
Seit ich die Gesundheitsakte nutze, messe ich häufiger meinen Blutdruck, Puls oder mein Gewicht.	32,2	32,9	19,5	15,4
Die Gesundheitsakte hat für mich keinen erkennbaren Nutzen.	54,9	29,2	10,4	5,6
Die Gesundheitsakte hilft mir, das Bewusstsein für meine Gesundheit zu schärfen.	4,0	21,3	37,3	37,3
Die Gesundheitsakte unterstützt mich in meinem persönlichen Gesundheitsmanagement.	2,7	10,7	38,3	48,3

Quelle: Kirchner 2010

Einfluss der Akte auf die Transparenz im Behandlungsprozess

Die Nutzer schätzten die elektronische Gesundheitsakte vor allem, weil sie so mehr Transparenz über die Behandlung hatten und Informationen einfacher weitergegeben werden konnten. 94 Prozent der Nutzer sahen Vorteile in Bezug auf den einfacheren Austausch von Befunddaten zwischen den behandelnden Ärzten. Für die eigene Gesundheitshistorie biete die Akte den Vorteil, dass bereits in der Vergangenheit erhobene Befunde einfacher zurückverfolgt werden können (94 Prozent Zustimmung). Darüber hinaus beschrieben 83 Prozent der Nutzer, ärztliche Empfehlungen besser nachvollziehen zu können.

Diese Vorteile setzen jedoch voraus, dass die Angaben in der Gesundheitsakte aktuell und korrekt sind und alle für den Krankheitsverlauf relevanten Angaben enthalten sind. Die Mitwirkung der Ärzte und die Umsetzung von technischen Strukturen zum sicheren Datentransfer sind in diesem Zusammenhang besonders von Bedeutung.

Einfluss der Akte auf das Arzt-Patienten-Verhältnis

Die Befürchtung, das Vertrauensverhältnis zwischen Arzt und Patient könne sich mit der Einführung von elektronischen Gesundheitsakten verschlechtern, wurde bisher nicht durch Studien validiert, ebenso wenig wie die Hoffnung der Aktenhersteller, dass die Akte einen positiven Einfluss auf die Arzt-Patienten-Kommunikation und den Prozess des Shared Decision Making (siehe hierzu auch den Beitrag von Klemperer in diesem Buch) haben könnte. Aus diesem Grund wurden die Nutzer im Rahmen des Forschungsvorhabens zu ihren Erfahrungen in der Praxis befragt.

>>> Konzept der gemeinsamen Entscheidungsfindung zwischen Ärzten und Patienten

Die Versicherten berichteten durch die Nutzung der eGA vor allem über eine zunehmende Stärkung im Gespräch mit ihren Ärzten. 59 Prozent gaben an, dass sie mit der Gesundheitsakte Probleme besser ansprechen und Fragen besser formulieren konnten (58 Prozent). 48 Prozent der Teilnehmer an den Online-Surveys fühlten sich mehr auf Augenhöhe mit der behandelnden Ärztin beziehungsweise mit dem behandelnden Arzt. Allerdings glaubten mehr als 62 Prozent nicht, dass die Akte einen Einfluss darauf hat, stärker als Partner im Behandlungsprozess akzeptiert zu werden. Die Behandlungsentscheidung wollten 91 Prozent der Befragten an den Online-Surveys mit ihrem Arzt gemeinsam treffen.

Die Sorge einer Verschlechterung des Arzt-Patienten-Verhältnisses lässt sich mit den Forschungsergebnissen nicht belegen. Die positiven Berichte der Nutzer sprechen eher für den Einsatz einer elektronischen Gesundheitsakte.

Ein größeres Problem ist jedoch die Zahl der Ärzte, die über die technischen Möglichkeiten nicht ausreichend informiert sind. Viele Teilnehmer, die ihrem Arzt mitteilten, dass sie eine BARMER-Gesundheitsakte besitzen, mussten die Erfahrung machen, dass der Arzt selbst nicht über die elektronische Gesundheitsakte informiert war (28 Prozent) oder kein Interesse daran hatte (32 Prozent). 17 Prozent berichteten, dass der Arzt sich weigerte, Befunde einzustellen und die Akte generell ablehnt. 22 Prozent der Ärzte waren allerdings sehr interessiert, 15 Prozent hatten bereits Daten eingestellt oder wollten dies zukünftig tun.

„Auch ein Jahr nach der Registrierung kennt hier im Umkreis weder die Apotheke noch einer der behandelnden Ärzte diese Gesundheitsakte. Bei meiner letzten Überprüfung vor einigen Wochen habe ich nach wie vor einen einzigen Arzt gefunden. Dennoch habe ich das Thema Gesundheitsakte bei allen behandelnden Ärzten angesprochen. Teilweise habe ich erklärt, worum es dabei geht, und im Anschluss gehört, dass das irgendwann mal kommen soll, aber dass es so etwas noch nicht gibt! Also bettele ich weiterhin um Arztberichte, weiß, dass ich diese leider nicht vollständig erhalte, scanne die vorhandenen Unterlagen ein und hefte sie zusätzlich in Papierform ab. Der einzige Vorteil besteht für mich derzeit darin, dass ich spontan ins Internet gehen kann und den benötigten Bericht/Befund ausdrucken kann" (Zitat eines Versicherten).

Ergebnisse der Nutzungsanalyse

Über 96 Prozent aller registrierten Nutzer haben die Akte auch verwendet. Gemessen an der Eventhäufigkeit zeigte die Analyse der Nutzungsdaten jedoch eine geringere Nutzung als erwartet. Im Mittelwert wurden über die 31 Monate des Beobachtungszeitraums 74 Events verursacht. In Bezug auf die absolute Häufigkeit der Events, die während der gesamten Nutzungsdauer verursacht wurden, lässt sich kein Unterschied zwischen Männern und Frauen, DMP-Teilnehmern und Versicherten, die nicht am DMP teilnehmen, feststellen. Eine Altersabhängigkeit konnte ebenfalls aus den Daten nicht abgeleitet werden.

Die Nutzungsmuster waren nahezu einheitlich. Nachdem sich im ersten Monat nach Eröffnung der Akte fast alle Nutzer mindestens einmal eingeloggt hatten, nahm die Nutzung im Laufe der folgenden sechs Monate kontinuierlich ab und pendelte sich auf eine durchschnittliche Nutzung alle fünf Monate ein.

Aus der Vielzahl der möglichen Funktionen zeigten einige besonders hohe Zugriffszahlen. Am häufigsten wurde eine Funktion genutzt, die die Möglichkeit bietet, regelmäßig Messwerte in die eGA einzugeben (beispielsweise Blutdruck, Puls oder Gewicht) und im Verlauf darzustellen (Create Observation). Auch Kalendereinträge sowie der interaktive Impfplaner wurden relativ häufig verwendet.

Zur initial hohen Nutzung trug auch der medizinische Ratgeber bei. Über die Dauer der Aktennutzung nahmen die Zugriffszahlen jedoch deutlich ab. Die spezifischen Gesundheitsinformationen wurden innerhalb der Projektlaufzeit nicht wesentlich erweitert. Vermutlich hat dies die Attraktivität der Funktion entscheidend mitbestimmt und die sinkenden Zugriffszahlen verursacht. Offensichtlich sind saisonal aktuelle Gesundheitsthemen für die überwiegend chronisch erkrankten Nutzer einer eGA nicht so stark von Interesse wie detaillierte, krankheitsbezogene Informationen.

Bewertung der Funktionalität

Datenübertragung
Die BARMER-eGA war als patientengeführte Akte konzipiert, bei der die Dokumentation primär durch den Versicherten selbst erfolgte. Darüber hinaus konnten ausgewählte Leistungsdaten aus den Datenbeständen der BARMER auf Wunsch der Versicherten in die Akte übertragen werden. Die meisten der Nutzer haben ihre medizinischen Daten jedoch selbst in die Akte eingetragen, Dokumente hochgeladen oder per Fax an die Akte gesendet, was jedoch von vielen Versicherten als mühsam und zeitaufwendig beschrieben wurde.

Generell hatte die Möglichkeit, persönliche Einträge vornehmen zu können, einen sehr hohen Stellenwert (94 Prozent) bei den Nutzern. Diese Möglichkeit unterschied die BARMER-eGA deutlich von den in den USA überwiegend verbreiteten Teilöffnungen von existierenden IT-Systemen in Kliniken und von der elektronischen Patientenakte, bei denen die Patienten in der Regel keine Gelegenheit haben, eigene Daten einzugeben und dies auch nicht erwünscht ist. Im Hinblick auf die Vollständigkeit und Korrektheit medizinischer Angaben hielten die Nutzer es aber auch für notwendig, dass der behandelnde Arzt oder die behandelnde Ärztin Daten in die Akte einstellt (92 Prozent Zustimmung).

Elektronische Gesundheitsakten aus Versichertensicht

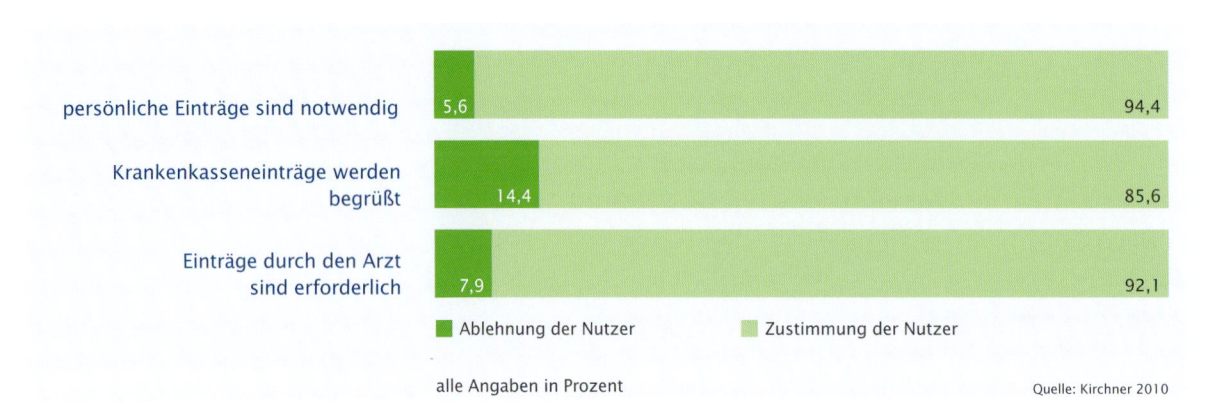

Abbildung 3: Erwartungen der Nutzer an Pflege und Import von Daten in die Gesundheitsakte

	Ablehnung der Nutzer	Zustimmung der Nutzer
persönliche Einträge sind notwendig	5,6	94,4
Krankenkasseneinträge werden begrüßt	14,4	85,6
Einträge durch den Arzt sind erforderlich	7,9	92,1

alle Angaben in Prozent　　　　　　　　　　　　　　Quelle: Kirchner 2010

Krankenkassen-Leistungsdatenimport

Eine der interessantesten und aufwendigsten Funktionen aus Sicht der technischen Umsetzung war der Import von Krankenkassen-Leistungsdaten (LD-I) in die Gesundheitsakte der Versicherten. Zur Aktivierung musste der Versicherte den Leistungsdatenimport aktiv aus der Akte heraus anfordern und konnte dabei unter verschiedenen Datenbeständen auswählen.

Aus Gründen der Vollständigkeit und Qualität der Daten beschränkte sich der LD-I auf folgende Daten: Zeiten der Arbeitsunfähigkeit, Krankenhausaufenthalte und Aufenthalte in Rehabilitationseinrichtungen, wahrgenommene Rehabilitationsmaßnahmen, die Teilnahme an Disease-Management-Programmen sowie verordnete und abgerechnete Medikamente. Mit dem Leistungsdatenimport konnten die bei der BARMER gespeicherten Daten einmalig und rückwirkend für den Zeitraum von zwei Jahren in die Akte übertragen werden.

Die Nutzerbefragung ergab, dass nur 46 Prozent der Teilnehmer der Online-Befragung den LD-I zum Zeitpunkt der Befragung genutzt hatten. Rund 90 Prozent von ihnen bewerteten die Funktion insgesamt als hilfreich. Die Mehrheit der Nutzer (92 Prozent) sprach sich jedoch für eine mindestens einmal pro Jahr durchgeführte Aktualisierung des LD-I aus und dafür, dass die Daten über einen längeren Zeitraum rückwirkend übertragen werden (81 Prozent). Die einmalige Datenübertragung hielten 71 Prozent nicht für ausreichend. Darüber hinaus hielt die Hälfte der Befragten eine Erweiterung um Diagnosen und Untersuchungsergebnisse für sinnvoll.

Nutzerwünsche an die Weiterentwicklung der eGA

In Bezug auf mögliche Funktionserweiterungen stand die Betrachtung von Servicefunktionen im Vordergrund. Die Nutzer zeigten ein hohes Interesse an der Integration von Serviceangeboten, wie die elektronische Anforderung von Rezepten, automatisch eingestellte Patientenbriefe oder Unterstützung bei der Arztsuche; also Funktionen, die das tägliche Management im Erkrankungsfall erleichtern können. Besonders ältere oder körperlich eingeschränkte Versicherte könnten von diesen Angeboten profitieren. Die

Versichertenumfrage ergab, dass die Nutzung der Akte zur Kommunikation mit dem behandelnden Arzt für die meisten Versicherten in Deutschland nicht von Interesse war.

Abbildung 4: Nutzerwünsche an die Weiterentwicklung von elektronischen Gesundheitsakten

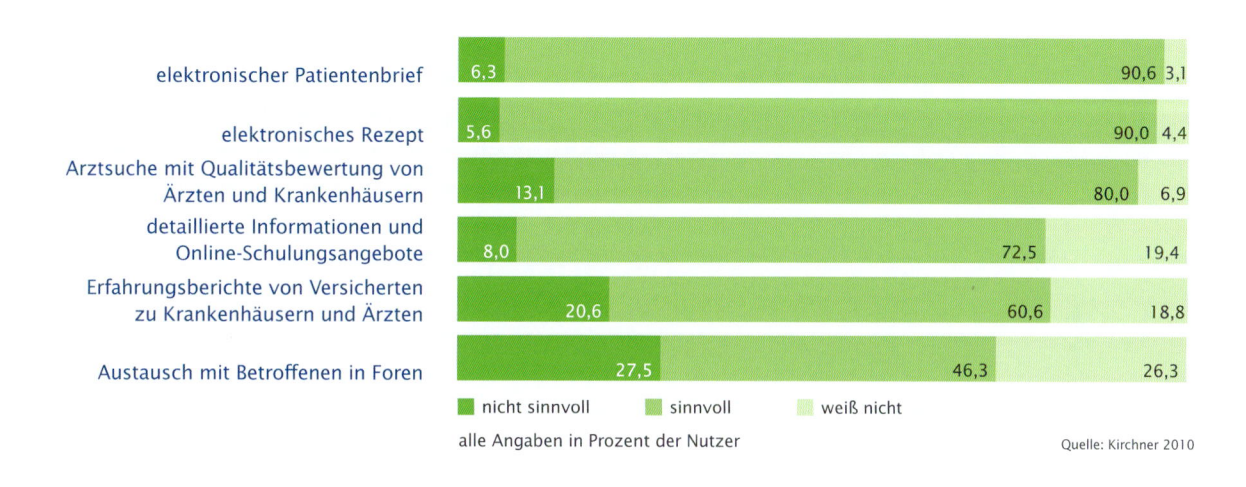

Nutzerwunsch	nicht sinnvoll	sinnvoll	weiß nicht
elektronischer Patientenbrief	6,3	90,6	3,1
elektronisches Rezept	5,6	90,0	4,4
Arztsuche mit Qualitätsbewertung von Ärzten und Krankenhäusern	13,1	80,0	6,9
detaillierte Informationen und Online-Schulungsangebote	8,0	72,5	19,4
Erfahrungsberichte von Versicherten zu Krankenhäusern und Ärzten	20,6	60,6	18,8
Austausch mit Betroffenen in Foren	27,5	46,3	26,3

alle Angaben in Prozent der Nutzer

Quelle: Kirchner 2010

Diskussion

In der Zusammenfassung der Ergebnisse aus den verschiedenen Erhebungen (allgemeine Versichertenbefragung, Online-Befragungen der Nutzer, freie Rückmeldungen) kristallisieren sich fünf kritische Faktoren heraus, die einer breiten Nutzung von elektronischen Gesundheitsakten entgegenstehen:

> › fehlende Bekanntheit bei den Versicherten
> › Sorge um Datenschutz und Datensicherheit
> › fehlende automatische Datenübertragung von Laborergebnissen und Untersuchungsbefunden
> › fehlende Einbindung der behandelnden Ärzte
> › Kostenpflichtigkeit der Akte

Übersicht: fünf kritische Faktoren der eGA

Faktor 1: Fehlende Bekanntheit bei den Versicherten

In dieser Studie wurden die Versicherten primär über Mitgliederzeitschrift und Internet informiert. Jeweils kurz nach den Publikationen zeigte sich dann ein kleiner Anstieg der Registrierungszahlen.

Als Maßnahme zur Steigerung der Teilnehmerzahlen am Forschungsvorhaben begann im November 2008 ein dreimonatiges Projekt zur anliegenbezogenen Ansprache von Versicherten. Die Erfahrungen in den Regionalgeschäftsstellen der BARMER GEK haben gezeigt, dass der Versuch, das Interesse der Versicherten für ein sehr modernes und komplexes Softwareprodukt ohne breite Wahrnehmung in der Bevölkerung zu vermitteln, sehr zeitaufwendig und beratungsintensiv ist.

Faktor 2: Sorge um Datenschutz und Datensicherheit

Dem flächendeckenden Einsatz einer elektronischen Gesundheitsakte stehen derzeit noch große Bedenken bei der Mehrheit der Versicherten gegenüber. 83 Prozent der Teilnehmer der Versichertenbefragung waren besorgt um die Sicherheit ihrer Privatsphäre und den Zugriff von Dritten auf persönliche gesundheitsbezogene Daten. Die Sorge vor mangelndem Datenschutz und potenziellem Missbrauch von persönlichen Daten ist in der öffentlichen Diskussion das Hauptargument gegen die Verwendung elektronischer Gesundheitsakten. Für die Nutzer standen Datenschutzbedenken jedoch nicht im Vordergrund. Sie bemängelten hingegen das komplizierte Zugangsverfahren, das aufgrund der Datenschutzanforderungen eingeführt wurde. Die Passwörter wurden außerdem häufig vergessen. Dies führte zu einer Vielzahl von Anrufen und E-Mails an die technische Hotline und erschwerte die barrierefreie Nutzung im täglichen Gebrauch.

Neben einer ansprechenden Gestaltung, intuitiver Bedienung und attraktiven Inhalten müssen in Zukunft auch Lösungen für einfache Zugangsmöglichkeiten, die ausreichend sicher sind, geschaffen und kommuniziert werden. Der Schutz von persönlichen gesundheitsbezogenen Daten ist essenziell und muss gewährleistet sein. In die Diskussionen um sichere Lösungen sollten die Anwender stärker mit einbezogen werden, damit die aus der Perspektive der Datenschützer vorgeschlagenen Lösungen anwenderfreundlich umgesetzt werden können.

Faktor 3: Fehlende automatische Datenübertragung

Für die positive Nutzenbewertung der eGA ist die Vollständigkeit der medizinischen Angaben über Krankheitshistorie, Impfungen, Diagnosen, Laboranalysen und weitere Untersuchungsergebnisse essenziell. Das zeigte sich auch in den Protokollen der Beratungsgespräche aus den Geschäftsstellen, in den Ergebnissen der Befragungen sowie in freien Nutzerkommentaren. Die positiven Einschätzungen der Potenziale einer eGA in der allgemeinen Versichertenumfrage wurden unter der Vorstellung abgegeben, dass diese Daten vollständig in der eGA gespeichert sind. Die Beschränkung auf die einmalige Übertragung nur weniger Leistungsdaten wurde durch die Nutzer als unzureichend bewertet. Dass eine vollständige Dokumentation im Zeitalter der Datenspeicherung bei einem so wichtigen Thema wie Krankheit noch nicht möglich ist, trifft bei vielen Versicherten auf Unverständnis. Solange dies nicht gewährleistet ist, werden die Potenziale von Gesundheitsakten nicht ausgeschöpft.

Faktor 4: Fehlende Einbindung der behandelnden Ärzte

Nach Auskunft der Nutzer der Akte waren die Ärzte sehr zurückhaltend in Bezug auf die Unterstützung und Motivation zur Anwendung einer eGA. Für die Akzeptanz der Ärzte sind unter anderem auch die Erhöhung des Bekanntheitsgrades der eGA innerhalb der Ärzteschaft sowie die Anbindung an Praxisinformationssysteme eine wichtige Voraussetzung. Das Befüllen von Gesundheitsakten durch Ärzte setzt eine zusätzliche Kommunikation mit dem Patienten und vermehrten Zeitbedarf beim Arzt voraus. Dieser Prozess muss so organisiert sein, dass gesundheitsbezogene Daten komfortabel und ohne zusätzliche Belastung der Ärzte und Kliniken in die eGA übertragen werden können.

Aus Sicht der Ärzte ist eine angemessene Honorierung eine wesentliche Voraussetzung für die Schaffung von Akzeptanz bei ihren Patienten für dieses neue Medium. Es gibt jedoch für diese neue Leistung bisher keine reguläre Vergütungsmöglichkeit. Unstrittig ist, dass den Ärzten bei der Einführung der eGA eine zentrale Rolle zukommt. Die Akzeptanz bei den Patienten wird nur dann ausreichend zunehmen, wenn Einrichtung und Führung der Akte durch die Ärzte maßgeblich unterstützt und gefördert werden.

Faktor 5: Kostenpflichtigkeit der Akte

65 Prozent der Versicherten waren nicht bereit, zusätzlich zu den Krankenkassenbeiträgen eine Nutzungsgebühr für eine Gesundheitsakte zu bezahlen. Sie würden die Akte nur nutzen, wenn sie kostenlos von der Krankenkasse zur Verfügung gestellt würde. Nur zwölf Prozent der Versicherten würden zwei Euro oder mehr pro Monat für eine elektronische Gesundheitsakte ausgeben.

Limitierungen der Studie

Eine deutliche Limitierung liegt in der Übertragbarkeit der Ergebnisse der Untersuchung auf andere Gesundheitsakten. Der Begriff Gesundheitsakte beziehungsweise Personal Health Record umfasst die unterschiedlichsten Produkte (siehe dazu auch den Beitrag von Haas in diesem Buch). Es ist schwierig, eine in allen Punkten vergleichbare Akte zu finden, da die Akten nicht nach einem definierten Standard produziert werden, sondern individuell für den jeweiligen Auftraggeber, wie beispielsweise große Klinikverbünde, Krankenversicherungen oder Arbeitgeber, entwickelt werden. Dementsprechend unterscheiden sich die Akten deutlich in ihrer technischen Ausstattung sowie in den funktionalen Möglichkeiten.

Dem Argument, dass es sich um eine kleine Anzahl von Teilnehmern handelte (in Relation zur Gesamtzahl der BARMER-Versicherten) und dies das Ergebnis verzerren würde, soll Folgendes entgegenhalten werden:

Da die Gesundheitsakten noch am Anfang einer Entwicklung stehen, sind die Kenntnisse darüber und auch das Interesse, diese neuen Instrumente im privaten Bereich einzusetzen, naturgemäß noch sehr gering. Die niedrige Teilnahmebereitschaft (in Relation zu der Gesamtzahl der BARMER-Versicherten) zeigt, dass nur sehr wenige Versicherte das Angebot wahrgenommen haben. Dies ist Ausdruck der Akzeptanz und damit ein wichtiges Ergebnis der Untersuchung.

Für die Nutzer der Akte konnten Unterschiede zu den übrigen Versicherten festgestellt werden. Sie sind die „Mitmacher" unter den Bedingungen des Versuchs und repräsentieren die Versicherten, für die das Angebot einer eGA unter ähnlichen Voraussetzungen von Vorteil wäre.

Eine weitere Frage ist, inwieweit sich die Teilnehmer der Online-Surveys von der Gesamtgruppe der Teilnehmer am Forschungsvorhaben unterscheiden. Hinsichtlich Alter und Geschlecht zeigen beide Gruppen eine ähnliche Verteilung. Trotzdem kann ein Selektionsbias nicht ausgeschlossen werden.

〉〉〉 systematische Auswahlverzerrung

Die Autoren gehen davon aus, dass sich der generelle Mehrwert der eGA deutlich steigert, sobald aktuell erhobene Untersuchungsergebnisse oder Labordaten zeitnah in die Gesundheitsakte des Patienten übertragen werden können und die lästige manuelle Übertragung der Daten entfällt. Auch durch eine konsequente Einbindung und Information der behandelnden Ärzte und anderer Leistungserbringer kann die Akzeptanz deutlich gesteigert werden.

Fazit des wissenschaftlichen Beirats

- **Die Bereitschaft von Versicherten, eine elektronische Gesundheitsakte zu nutzen, steht und fällt mit der Qualität und Relevanz der gespeicherten Daten.** Die in der Akte gespeicherten Daten müssen vollständig (die gesamte Krankheitshistorie umfassend), aktuell (regelmäßige Aktualisierung von Labordaten, Untersuchungsergebnissen) und zuverlässig sein (automatische Übertragung von medizinischen Untersuchungsergebnissen durch alle Leistungserbringer). Eine Eingabe von Daten per Hand durch Versicherte ist kein Ersatz für die Datenpflege durch die Leistungserbringer. Die Möglichkeit von persönlichen Einträgen muss aber dennoch gegeben sein.

- **Die Einbeziehung der Ärzteschaft ist für die Akzeptanz bei den Versicherten essenziell.** Die Mehrzahl der Versicherten ist mit den behandelnden Ärzten zufrieden und wünscht sich, dass Entscheidungen über medizinische Maßnahmen partnerschaftlich mit ihren Ärzten getroffen werden.

In Bezug auf das Führen einer Gesundheitsakte erwarten Patienten Unterstützung und Motivation durch ihren Arzt. Darüber hinaus wird den Ärzten aber auch eine klare Rolle zur Kontrolle der Zuverlässigkeit der medizinischen Befunde und Daten zugewiesen, die in die Akte übertragen werden sollen. Das setzt eine aktive Beteiligung der Ärzte voraus. Derzeit sind jedoch weder die technischen Voraussetzungen (beispielsweise die Anbindung der Gesundheitsakten an Praxisinformationssysteme) in der Breite umsetzungsreif, noch ist die Frage geklärt, wie solche Leistungen zukünftig vergütet werden können.

Solange es nicht gelingt, Ärzte zu integrieren und eine gegenseitige Win-Win-Situation zu schaffen, werden die Potenziale von Gesundheitsakten nicht ausgeschöpft. Eine elektronische Gesundheitsakte bietet dann kaum Vorteile gegenüber einer Papierversion.

- Potenzielle Nutzer von elektronischen Gesundheitsakten sind keine internetaffinen, fitnessorientierten, gesunden, jungen Männer. Es sind Männer und Frauen über 50 Jahre, die an chronischen Erkrankungen leiden oder wegen akuter Erkrankungen häufige Arztkontakte haben. Viele sind durch ihre Erkrankung in ihren Alltagsaktivitäten eingeschränkt. Sie sind mit dem Internet vertraut und haben ein hohes Gesundheitsbewusstsein.

Die mit Abstand am häufigsten genutzten Funktionen waren die Verlaufsdarstellung von medizinischen Messwerten, die Terminplanung sowie der Gesundheitsratgeber. Notfallfunktion und Impfplaner haben eine hohe Bedeutung. Gerade für Personen, die bereits gesundheitlich eingeschränkt sind, bietet die Nutzung des Internets viele Vorteile. Viele Servicefunktionen lassen sich gut in eine Akte integrieren und können die Attraktivität einer Gesundheitsakte deutlich steigern. Die Nutzer zeigten ein hohes Interesse an der Integration von Serviceangeboten wie die elektronische Anforderung von Rezepten, automatisch eingestellte Patientenbriefe oder eine elektronische Arztsuche; also Funktionen, die das tägliche Management im Erkrankungsfall erleichtern können. Im Gegensatz zu den bisherigen Annahmen kommerzieller Anbieter von elektronischen Gesundheitsakten wurde Online-Konsultationen, SMS-Erinnerungen und Medikamentenwechselwirkungschecks keine große Bedeutung eingeräumt.

- Die eGA steigert die Transparenz im Behandlungsprozess und fördert das persönliche Gesundheitsmanagement. Die Nutzer schätzen die elektronische Gesundheitsakte vor allem, weil sie mehr Transparenz über die aktuelle Behandlung und ihre Krankengeschichte bekommen und diese Informationen einfacher, beispielsweise an mitbehandelnde Ärzte, weitergeben können. Dadurch wird das persönliche Gesundheitsmanagement unterstützt und das Bewusstsein für die eigene Gesundheit geschärft. Dies führt zu mehr Eigenaktivität und Eigenverantwortung in Bezug auf die eigene Gesundheit. Darüber hinaus berichten die Nutzer über eine zunehmende Stärkung im Gespräch mit ihren Ärzten.

- Krankenkasseneigene Gesundheitsakten sollten als Bestandteil der Krankenkassenleistung kostenlos für ausgewählte Versichertengruppen angeboten werden. Die Bereitschaft der Versicherten zur Teilnahme am Forschungsvorhaben war (gemessen an der Gesamtzahl der zum Start des Projekts bei der BARMER versicherten Personen) deutlich niedriger als erwartet. Die Versichertenumfrage hat gezeigt, dass die Bereitschaft sehr gering ist, für eine eGA zusätzlich zu den Krankenkassenbeiträgen eine Gebühr zu bezahlen. Nur zwölf Prozent der Versicherten wären bereit, zwei Euro oder mehr im Monat zu zahlen. Damit ist die potenzielle Nutzerklientel bereits über den Preis stark eingeschränkt. Über ein kostenloses Angebot könnten möglicherweise deutlich größere Nutzerkreise erschlossen werden. 65 Prozent der befragten Versicherten wären dann bereit, die Gesundheitsakte zu testen.

Literatur und Online-Quellen

Hörbst, A.: Die elektronische Gesundheitsakte in Österreich aus Sicht der Bürger. 53. Jahrestagung der Deutschen Gesellschaft für Medizinische Informatik, Biometrie und Epidemiologie (gmds). Stuttgart. German Medical Science GMS Publishing House; 2008. DocMI13-3.: http://www.egms.de/static/en/meetings/gmds2008/08gmds168.shtml (abgerufen am 10. Januar 2011).

Kaelber, D. C.; Jha, A. K.; Johnston, D.; Middleton, B.; Bates, D. W.: A research agenda for personal health records (PHRs). Journal of the American Medical Informatics Association. 2008 Dezember 15(6). S. 729–736.

Klemperer, D.; Rosenwirth, M.: Chartbook Shared Decision Making. Konzept, Voraussetzungen und politische Implikationen. Bertelsmann-Stiftung, Gütersloh und Zentrum für Sozialpolitik, Universität Bremen (2005): http://www.bertelsmann-stiftung.de/cps/rde/xbcr/SID-83453704-580045BA/bst/chartbook_190705_%282._Auflage%29.pdf (abgerufen am 10. Januar 2011).

Kohl, C. D.; Knaup, P.: Elektronische Gesundheitsakten – Nutzung und Interesse: Ergebnisse einer systematischen Befragung der Bevölkerung im Rhein-Neckar-Raum. 54. Jahrestagung der Deutschen Gesellschaft für Medizinische Informatik, Biometrie und Epidemiologie (gmds) 2009. German Medical Science GMS Publishing House; 2009. Doc09gmds209: http://www.egms.de (abgerufen am 10. Januar 2011).

Markle Foundation: The Personal Health. Working Group. Connecting For Health. Final Report. 2003: http://www.connectingforhealth.org (abgerufen am 10. Januar 2011).

Prokosch, H. U.; Ückert, F.; Ataian, M.; Götz, M.: akteonline.de: Patientenorientierte Gesundheitsakte. Deutsches Ärzteblatt. 2002. 99. S. 18–21.

Nachruf

Joachim Dudeck war als stellvertretender Leiter des wissenschaftlichen Beirats eine treibende Kraft in diesem Forschungsprojekt. Leider konnte er das offizielle Ende des Projekts und die Fertigstellung dieses Buches nicht mehr erleben. Er verstarb am 31. März 2010 im Alter von 77 Jahren, nur eine Woche nach unserer letzten Beiratssitzung.

Joachim Dudeck hat in seinem langjährigen Wirken in der Medizinischen Informatik viel bewegt. Neben seinen frühen Forschungsarbeiten zur Konzeption von Krankenhausinformationssystemen und der Integration von wissensverarbeitenden Funktionalitäten in solche Systeme sowie seinen maßgeblichen Aktivitäten rund um die Tumordokumentation und die Etablierung von Krebsregistern lag ihm besonders die Interoperabilität der Vielzahl medizinischer Informationssysteme am Herzen. Seine Bemühungen zur Standardisierung von Kommunikationsschnittstellen, insbesondere in der deutschen und internationalen HL7-Benutzergruppe, sind weltweit bekannt und haben dazu beigetragen, dass die Realisierung von Schnittstellen zwischen den vielen Abteilungssystemen innerhalb deutscher Krankenhäuser heute wesentlich einfach geworden ist als noch vor 20 Jahren.

Joachim Dudeck kann als einer der Pioniere der Medizinischen Informatik in Deutschland bezeichnet werden. Er hat immer wieder neue, spannende Themen der Medizinischen Informatik wegweisend aufgegriffen und bearbeitet. So war es auch nicht verwunderlich, dass er der Einladung zur Mitarbeit im wissenschaftlichen Beirat des BARMER-eGA-Forschungsprojekts mit großer Begeisterung folgte und auch in diesem Umfeld immer wieder auf die Notwendigkeit zum einfachen und standardisierten Datenaustausch zwischen den Primärsystemen im deutschen Gesundheitswesen und einer elektronischen Gesundheitsakte hinwies.

An die Jahre, die wir gemeinsam mit ihm in diesem Forschungsprojekt wirken durften, werden wir uns gerne zurückerinnern und Joachim Dudeck ein ehrendes Gedenken bewahren.

Hanna Kirchner, Stefan Gesenhues, Karl-Heinz Jöckel,
Walter Lehmacher, Hans-Ulrich Prokosch

Gregor Matthesius, Monika Sinha, Ralph Heger, Friedrich Köhler, Sebastian Winkler

Partnership for the Heart

Entwicklung und Erprobung eines neuen telemedizinischen Monitoring-Systems für Patienten mit chronischer Herzinsuffizienz

Die chronische Herzinsuffizienz ist eine Volkserkrankung, von der derzeit in Deutschland etwa 1,2 Millionen Patienten betroffen sind. Mit rund 363.800 stationären Behandlungen im Jahr 2009 stellte sie den häufigsten Grund für Krankenhausaufenthalte überhaupt dar (Statistisches Bundesamt 2011). Daraus ergeben sich für die Betreuung dieser Patienten enorme Kostenbelastungen für die Krankenkassen von jährlich rund drei Milliarden Euro.

Zu den Erfolgen in der Behandlung zählt die signifikante Mortalitätsreduktion bei Patienten mit chronischer Herzinsuffizienz in den letzten zwei Jahrzehnten. Nach einem aktuellen deutschen Register nahm die Ein-Jahres-Sterblichkeit in der Zeit von 1994 bis 2007 von 14,1 Prozent auf 4,8 Prozent und die Drei-Jahres-Sterblichkeit von 29,5 Prozent auf 10,9 Prozent ab (Frankenstein et al. 2010) (siehe dazu auch Abbildung 1).

Dieser Erfolg ist in erster Linie auf eine verbesserte leitliniengerechte Therapie zurückzuführen. Zu den wichtigsten Therapieprinzipien einer leitliniengerechten Behandlung zählen die Pharmakotherapie mit Betablockern, Hemmern des Renin-Angiotensin-Aldosteron-Systems und Aldosteron-Antagonisten, die Implantattherapie (implantierbare Defibrillatoren), die kardiale Resynchronisationstherapie sowie die strukturierte Betreuung im Rahmen von Disease-Management-Programmen.

>>> strukturierte Behandlungsprogramme

Der Stellenwert einer strukturierten Betreuung ist durch mehrere prospektive Interventionsstudien gesichert (Stewart, Marley und Horowitz 1999, Stromberg et al. 2003). Für Patienten mit kürzlich stattgefundener kardialer Dekompensation besteht eine Klasse-I-Empfehlung mit Evidenz-Level A. In der Konsequenz erfolgte im Jahr 2008 die Aufnahme in die europäische Herzinsuffizienz-Leitlinie (Dickstein et al. 2008). Die Rationale für positive Effekte auf den Krankheitsverlauf und die Prognose durch strukturierte Betreuungsprogramme beruhen auf einer Stärkung der aktiven Rolle des Patienten durch Wissensvermittlung und Schulungsprogramme, um dadurch die Compliance zu erhöhen. Dennoch kommt es trotz bester heute möglicher Behandlung bei nahezu allen Patienten mit chronischer Herzinsuffizienz unvorhersehbar zu Phasen der Instabilität und kardialer Dekompensation mit notwendiger Hospitalisierung. Gesundheitsökonomisch

>>> Therapietreue als kooperatives Verhalten der Patienten

repräsentieren die Kosten für die stationäre Krankenhausaufnahme in Deutschland rund 85 Prozent der direkten Therapiekosten bei Herzinsuffizienz (2006: 2,9 Milliarden Euro in Deutschland) (Neumann et al. 2009).

Es gibt darüber hinaus Patienten, die trotz prinzipieller Verfügbarkeit keinen oder nur einen unzureichenden Zugang zu optimaler Standardtherapie finden. Hier spielen neben patientenbedingten Gründen (Depressivität, Inaktivität, Immobilität, niedriges Bildungsniveau oder Compliance) vor allem regionale Aspekte wie Versorgungsdichte und die hohe Diversifizierung der verschiedenen Leistungserbringer eine Rolle. Die Herzinsuffizienz als polyätiologisches Syndrom mit in fortgeschrittenem Stadium oft komplexen Komorbiditäten (chronische Niereninsuffizienz, Diabetes mellitus oder COPD) bedarf eines gut abgestimmten interdisziplinären Therapiemanagements. Ohne strukturelle Vernetzung sind Informationsdefizite in dieser Situation vorprogrammiert und für die Patienten nachteilig.

Abbildung 1: Vergleich der Mortalität herzinsuffizienter Patienten zwischen 1994 bis 2000 und 2001 bis 2007

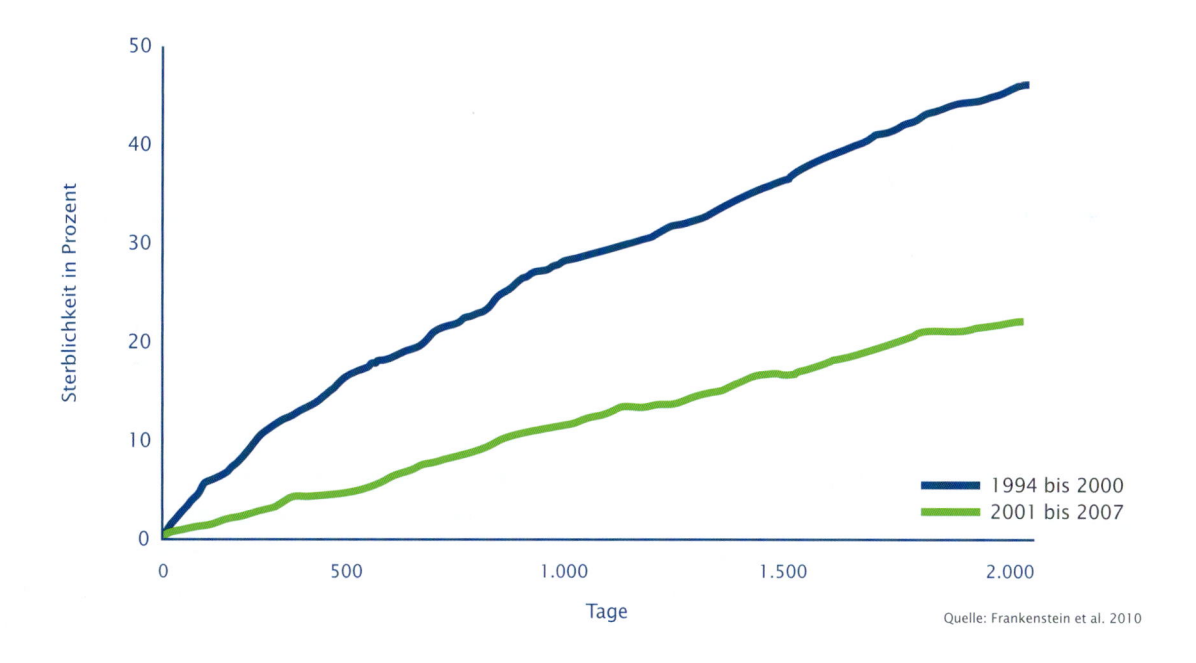

Quelle: Frankenstein et al. 2010

Telemedizinische Betreuung bei Patienten mit chronischer Herzinsuffizienz – Potenzial, Messprinzipien und aktuelle Studienlage

Aus der geschilderten Ausgangslage ergibt sich auch ein Potenzial für technologische Lösungen und telemedizinische Anwendungen, die allerdings immer nur ein Teilaspekt einer Herzinsuffizienz-Betreuung sein können. Diese telemedizinischen Ansätze bestehen darin, einerseits durch intelligente Sensoren bei der Patientin beziehungsweise bei dem Patienten frühzeitig Zustandsverschlechterungen zu erkennen, andererseits durch Vernetzung der Akteure eine lückenlose Informationsbasis zu schaffen, die im Idealfall ein untereinander abgestimmtes und klar strukturiertes Therapiekonzept ermöglicht und auf Veränderungen der individuellen Situation der Patienten schnell und adäquat reagiert werden kann. Zusätzlich besteht durch wechselseitige und interaktive Kommunikationstechnologien die Möglichkeit, den Patienten in Schulungsmodulen Wissen zu vermitteln, sie im Selbstmanagement anzuleiten, ihre Therapietreue zu unterstützen sowie Symptomatik und Befinden zu erfragen und Probleme in der Therapieumsetzung aufzuspüren.

Die ersten Wochen nach einer kardialen Dekompensation sind für den weiteren Verlauf entscheidend. Probleme im Elektrolyt- und Flüssigkeitshaushalt, lückenhafte oder geänderte Fortführung der Pharmakotherapie und fehlende Anschlusstermine in der ambulanten Weiterbetreuung sind die Hauptprobleme, die nicht selten zu schnellen Wiederaufnahmen wegen erneut verschlechterter Herzinsuffizienz führen. Diese Schnittstelle von stationärer zu ambulanter Betreuung wurde als Prognose entscheidend identifiziert und ist Ansatzpunkt für die meisten Interventionsstudien in Herzinsuffizienz-Programmen.

Ein möglicher Ansatz an dieser Schnittstelle ist beispielsweise eine noch während des Krankenhausaufenthaltes beginnende Schulung, an die sich ein häusliches Telemonitoring von Vitalparametern anschließt, begleitet von telefonischer Unterstützung durch speziell in der Herzinsuffizienz geschulte und erfahrene Pflegekräfte. Unklarheit herrscht allerdings bisher bei der Frage danach, welche Messprinzipien Bestandteil des Telemonitorings sein müssen, wie das Betreuungsprogramm genau aussehen muss und welche Patienten davon den größten Nutzen haben.

In den letzten Jahren wurde eine Vielzahl entsprechender technischer Systeme entwickelt. Als Messprinzipien bei den Patienten wurden Gewicht, Blutdruck, EKG, Sauerstoffsättigung, skalierte Symptomübertragung und körperliche Aktivität, jeweils allein oder in Kombination, herangezogen. Eine stetig verbesserte Technik hat die Nutzerfreundlichkeit durch handlichere Geräte mit drahtloser Datenübertragung inzwischen erheblich erleichtert und vereinfacht, sodass aufwendige technische Einführungen überflüssig werden und die Anwendung bei Patienten nahezu jeden Alters und Krankheitszustands möglich ist.

Zwei aktuelle große Metaanalysen (Clark et al. 2007; Klersy et al. 2009) sowie eine Cochrane-Übersicht (Inglis et al. 2010) mit jeweils mehr als 6.000 Patienten weisen auf positive Effekte durch Telemedizin bei chronischer Herzinsuffizienz hinsichtlich der Reduktion von Mortalität und herzinsuffizienzbedingten Hospitalisierungen hin, wobei eine strukturierte telefonische Betreuung wie auch ein an Messgeräte gebundenes Telemonitoring wirksam waren.

Abbildung 2: Zusammenhang zwischen Remote Patient Monitoring (RPM) und Tod. Die vertikale Linie stellt das relative Risiko (RR) von 1 (kein Effekt) dar; RR links davon zeigen eine Risikoreduktion durch RPM; RR nach rechts zeigen eine Risikoerhöhung durch RPM.

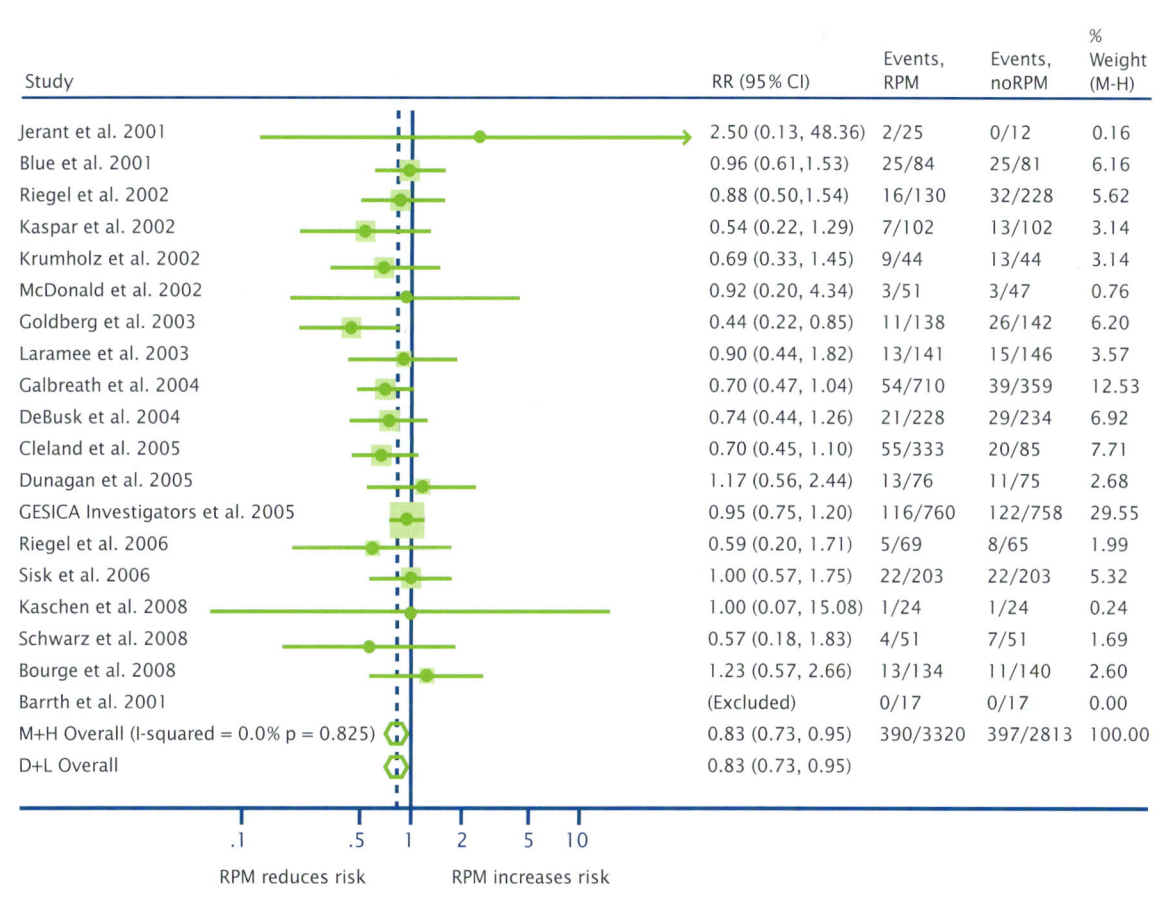

Study	RR (95% CI)	Events, RPM	Events, noRPM	% Weight (M-H)
Jerant et al. 2001	2.50 (0.13, 48.36)	2/25	0/12	0.16
Blue et al. 2001	0.96 (0.61, 1.53)	25/84	25/81	6.16
Riegel et al. 2002	0.88 (0.50, 1.54)	16/130	32/228	5.62
Kaspar et al. 2002	0.54 (0.22, 1.29)	7/102	13/102	3.14
Krumholz et al. 2002	0.69 (0.33, 1.45)	9/44	13/44	3.14
McDonald et al. 2002	0.92 (0.20, 4.34)	3/51	3/47	0.76
Goldberg et al. 2003	0.44 (0.22, 0.85)	11/138	26/142	6.20
Laramee et al. 2003	0.90 (0.44, 1.82)	13/141	15/146	3.57
Galbreath et al. 2004	0.70 (0.47, 1.04)	54/710	39/359	12.53
DeBusk et al. 2004	0.74 (0.44, 1.26)	21/228	29/234	6.92
Cleland et al. 2005	0.70 (0.45, 1.10)	55/333	20/85	7.71
Dunagan et al. 2005	1.17 (0.56, 2.44)	13/76	11/75	2.68
GESICA Investigators et al. 2005	0.95 (0.75, 1.20)	116/760	122/758	29.55
Riegel et al. 2006	0.59 (0.20, 1.71)	5/69	8/65	1.99
Sisk et al. 2006	1.00 (0.57, 1.75)	22/203	22/203	5.32
Kaschen et al. 2008	1.00 (0.07, 15.08)	1/24	1/24	0.24
Schwarz et al. 2008	0.57 (0.18, 1.83)	4/51	7/51	1.69
Bourge et al. 2008	1.23 (0.57, 2.66)	13/134	11/140	2.60
Barrth et al. 2001	(Excluded)	0/17	0/17	0.00
M+H Overall (I-squared = 0.0% p = 0.825)	0.83 (0.73, 0.95)	390/3320	397/2813	100.00
D+L Overall	0.83 (0.73, 0.95)			

Quelle: Klersy 2009

Patientencharakteristika, Betreuungskonzept und Gesundheitsstruktur waren in den herangezogenen Studien sehr heterogen. Unter den großen neueren Untersuchungen stellt TEN-HMS aus dem Jahr 2005 einen Meilenstein dar, in dem eine Mortalitätsreduktion und verkürzte Hospitalisierungszeit sowohl durch Telemonitoring als auch durch Telefonsupport gelangen (Cleland et al. 2005). In DIAL wurde durch eine ausschließliche Telefonbetreuung ebenfalls sowohl Mortalität als auch die Rehospitalisierungsrate vermindert (GESICA-Investigators 2005). In der Regel kamen in den gerätebasierten Studien komplexe Systeme zur Anwendung, sodass die Frage, welches Messprinzip oder welches Element der telefonischen Betreuung besonders geeignet ist, bisher nicht eindeutig beantwortet werden kann. Dass auch einfache Lösungen effektiv sein können, wurde in WHARF gezeigt: Eine auf Gewichtsmessung und tägliche Symptomübermittlung gestützte Intervention war der Kontrollgruppe hinsichtlich Mortalität überlegen – dies jedoch ohne Effekt auf die Rehospitalisierungsrate (Goldberg et al. 2003).

Klinische Studien, die telemetrische Informationen aus Implantaten nicht nur für die Gerätenachsorge, sondern auch für das Disease Management nutzen und zusätzliche hämodynamische Messgrößen oder die intrathorakale Thoraximpedanz mit einbeziehen, werden derzeit durchgeführt. Die Datenlage hierzu ist noch unsicher, es zeichnet sich aber ab, dass eine Kombination mehrerer Parameter für die Vorhersage klinischer Ereignisse notwendig sein könnte. Die aktuelle Kontroverse zum Stellenwert der Telemedizin bei chronischer Herzinsuffizienz wurde durch die jüngsten Studien Home-HF, die HHH-Studie und Tele-HF belebt, die keine Überlegenheit einer telemedizinischen Betreuung verglichen mit der Standardbetreuung nachweisen konnten (Dar et al. 2009, Mortara et al. 2009, Chaudhry et al. 2010).

〉〉〉 den Blutfluss in den Blutgefäßen betreffend

Das Projekt Partnership for the Heart

Vor diesem Hintergrund wurde eines der derzeit anspruchsvollsten Telemedizinsysteme im Rahmen des vom Bundesministerium für Wirtschaft und Technologie geförderten Projektes Partnership for the Heart (PfH) entwickelt (siehe dazu Abbildung 3). Zu den Systemmerkmalen zählen ein kontinuierlich ärztlich geleiteter 24-Stunden-/Sieben-Tage-Betrieb und eine drahtlose Sensorplattform inklusive EKG-Monitoring verbunden mit einem Notruf-System (Winkler et al. 2010). Die Endgeräte zeichnen sich durch eine hohe Nutzerfreundlichkeit auch für ältere Patienten aus.

Daneben kam der Verzahnung der neuen Technologie mit den laufenden Behandlungsprozessen und der Einbeziehung der behandelnden niedergelassenen Ärzte in die Entwicklung des neuen Instrumentes eine entscheidende Rolle hinsichtlich der Akzeptanz und damit auch der Umsetzbarkeit im derzeitigen Versorgungssystem zu. Der möglichst präzisen Einpassung der telemedizinischen Abläufe in die Prozesse der Regelversorgung und der Berücksichtigung der Expertise der Praktiker aus dem niedergelassenen und stationären Bereich wurden daher im Zuge der Vorbereitung des Projektes besondere Aufmerksamkeit gewidmet. Schließlich haben diese für den Erfolg eine zumindest ebenso große Bedeutung wie die Technik selbst. Um die erforderliche Verzahnung der Sektoren zu unterstützen, wurde das Projekt seitens der BARMER GEK durch einen Vertrag zur Integrierten Versorgung nach § 140 a SGB V flankiert.

Abbildung 3: Telemonitoring-System der TIM-HF-Studie

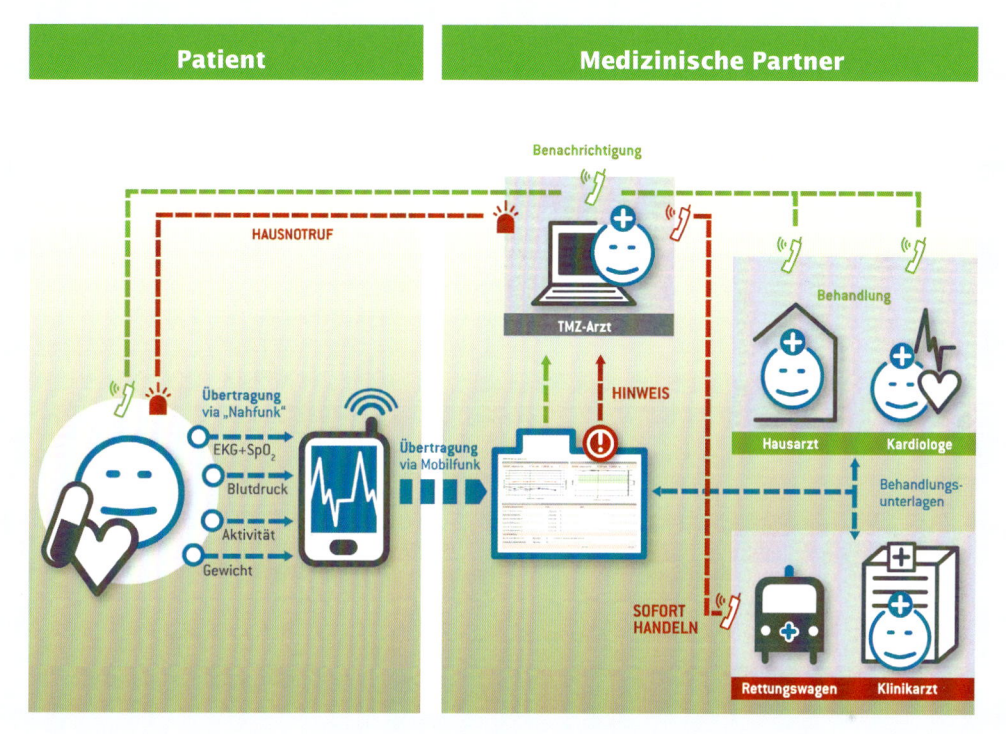

EKG, Blutdruckgerät und Waage sind zu Hause über Bluetooth® miteinander verbunden. Ein PDA überträgt die Daten via Mobilfunk. Zwei Telemedizinzentren an Krankenhäusern übernehmen das Disease Management. Über einen Hausnotruf sind die Zentren im Notfall direkt zu erreichen.

Quelle: eigene Darstellung

Telemedical Interventional Monitoring in Heart Failure (TIM-HF) – die klinische Studie des PfH-Projektes

Das PfH-System wurde in den Jahren 2005 bis 2007 technisch entwickelt. Die Erstanwendung des neuen Telemedizinsystems erfolgte in den Jahren 2008 bis 2010 im Rahmen der TIM-HF-Studie (TIM-HF, NCT00543881). Insgesamt nahmen in den zwei Regionen Baden-Württemberg und Berlin-Brandenburg 710 Patienten mit chronischer Herzinsuffizienz teil (siehe dazu Abbildung 4).

〉〉〉 Telemedical Interventional Monitoring in Heart Failure

Das Studiendesign war randomisiert, kontrolliert, prospektiv, offen und multizentrisch (Koehler et al. 2010a). Insgesamt waren 156 haus- und fachärztliche Praxen als Studienzentren beteiligt. Der Anteil von Kardiologen betrug rund 80 Prozent (in Baden-Württemberg 92 Prozent). Einschlusskriterien für die Patienten waren das Vorliegen einer stabilen symptomatischen Herzinsuffizienz mit NYHA II und III, eine linksventrikuläre Ejektionsfraktion kleiner oder gleich 35 Prozent sowie Hospitalisierung aufgrund kardialer Dekompensation in den vorangegangenen 24 Monaten vor Einschlussdatum.

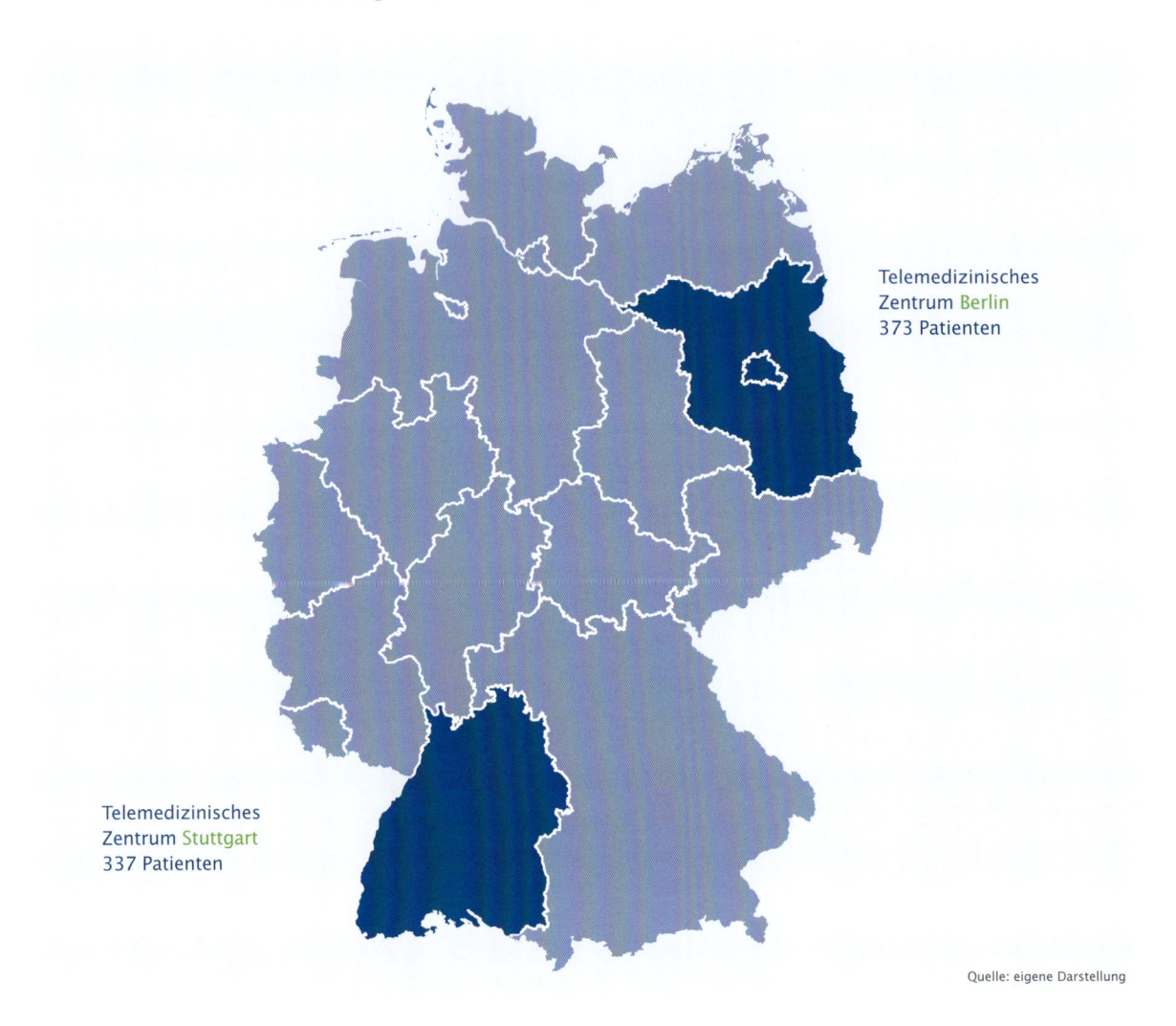

Abbildung 4: Interventionsregionen der TIM-HF-Studie

Telemedizinisches
Zentrum Berlin
373 Patienten

Telemedizinisches
Zentrum Stuttgart
337 Patienten

Quelle: eigene Darstellung

Die Patienten weisen einen hohen Standard in der leitliniengerechten Therapie auf. Dies ist erkennbar an der Versorgung mit leitliniengerechter Medikation und Implantaten. In beiden Gruppen erfolgte in den Abständen 3, 6, 9, 12, 18 und 24 Monaten eine geplante klinische Untersuchung (Follow-up). Der mediane Follow-up betrug 26 Monate.

Die Patienten, die in die Telemedizingruppe randomisiert wurden, erhielten zusätzlich zu der leitliniengerechten Betreuung die entsprechende telemedizinische Ausstattung. Durch das Personal des Telemedizinischen Zentrums erfolgte eine täglich verfügbare 24-Stunden-Betreuung einschließlich Notfallversorgung. Die wichtigsten epidemiologischen Daten zum Zeitpunkt der Randomisation sind in Tabelle 1 zusammengefasst.

Tabelle 1: Wichtige Baseline-Charakteristika der Studienteilnehmer – differenziert nach der Interventionsgruppe (RTM) und der Kontrollgruppe (Usual Care)

	RTM (N=354)	Usual Care (N=356)
Age (years)	67	67
Gender (% male)	81	82
NYHA class II/III (%)	50/50	51/49
Ischemic etiology (%)	57	55
ICD (%)	46	45
LVEF (%)	27±6	27±6
Estimated GFR (mL/min/1.73 m^2)	63±22	64±20
Diabetes (%)	40	39
ACEi/ARB (%)	97	94
Beta-Blocker (%)	92	93
Diuretic (%)	94	94
Aldosterone antagonist (%)	65	63

Quelle: eigene Darstellung

Der primäre Endpunkt der Studie „Gesamtmortalität" wurde aufgrund der vorangegangenen Metaanalysen gewählt. Sekundäre Endpunkte waren unter anderem Hospitalisierungen jeder Art, kardiovaskuläre Hospitalisierungen, kardiovaskuläre Mortalität, Hospitalisierung oder Mortalität wegen Herzinsuffizienz, Hospitalisierung nichtkardialer Genese und Lebensqualität sowie gesundheitsökonomische Parameter (beispielsweise durchschnittliche Studiengesamtkosten und durchschnittliche stationäre Studiengesamtkosten Telemedizin gegenüber der Kontrollgruppe).

Seit November 2010 liegen die ersten Ergebnisse der TIM-HF-Studie vor. Im primären Endpunkt Gesamtsterblichkeit konnte kein signifikanter Unterschied sowohl in der Gesamtpopulation als auch bei prästratifizierten Subgruppen beobachtet werden (Koehler et al. 2010b). Ein posthoc identifiziertes Hochrisiko-Kollektiv von Patienten mit kürzlich vorangegangener Dekompensation, einer linksventrikulären Ejektionsfraktion größer 25 Prozent und fehlender Depressivität weist dagegen eine rund 50-prozentige Reduktion der kardiovaskulären Sterblichkeit auf.

Aus der Studie ergibt sich daher schon im Vorfeld der weiteren Analysen eine wichtige Konsequenz: Patientinnen und Patienten mit chronischer Herzinsuffizienz, die stabil sind und leitliniengerecht betreut werden, haben eine extrem niedrige Mortalität von 8,1 Prozent, profitieren bezüglich der Gesamtsterblichkeit jedoch nicht von einer telemedizinischen Mitbetreuung. In Übereinstimmung mit anderen Studienergebnissen bleibt somit die erste Priorität im Disease Management die Umsetzung einer leitliniengerechten Behandlung. Wesentliche Vorteile durch eine intensive ambulante telemedizinische Mitbetreuung können insbesondere im Entlassungsmanagement, zum Beispiel unmittelbar nach der Dekompensation, liegen, sodass Telemedizin keine lebenslange Betreuungsform darstellt, sondern nur in kritischen Phasen angewandt würde.

Aktuell startet parallel zur dezidierten Auswertung der klinischen Ergebnisse die gesundheitsökonomische Evaluation. Hierbei steht im Vordergrund, ob sich bei der klinisch profitierenden Risikogruppe auch die verursachten Gesamtkosten günstiger entwickeln als bei der Kontrollgruppe oder ob gegebenenfalls Kosteneinsparungen im stationären Bereich durch höhere Kosten im ambulanten Leistungsbereich kompensiert werden.

Weitere Fragestellungen

Trotz großer technischer Entwicklungen gibt es unverändert Schwierigkeiten bei der diagnostischen Genauigkeit einzelner Messverfahren für die Früherkennung einer kardialen Dekompensation. Sensitivität und Spezifität werden oft erst durch Kombination mehrerer Messprinzipien erhöht, sind aber weiterhin für eine routinemäßige Anwendung nicht ausreichend (viele falsch positive Alarme). Außerdem sind die individuellen Dekompensationsmuster und -mechanismen verschieden. Beispielsweise hatte sich die als Basismaßnahme zur Selbstkontrolle empfohlene tägliche Gewichtsmessung verbunden mit Verhaltensregeln für schnelle Gewichtsanstiege in TEN-HMS als völlig unbrauchbar für die Prädiktion von Herzinsuffizienz-Ereignissen erwiesen (Zhang et al. 2009). Andere Studien sehen eindeutig prädiktive Gewichtsverläufe vor kongestiven Ereignissen (Chaudhry et al. 2007). Auch innerhalb des PfH-Projektes wird daher weiter analysiert, welche eingesetzten Systemkomponenten relevant für die Früherkennung klinischer Ereignisse waren.

Offen ist weiterhin, inwiefern die Daten der Patienten mit symptomatischer Herzinsuffizienz bei schlechter systolischer LV-Funktion auf die große Population aller Herzinsuffizienz-Patienten mit anderer Ätiologie übertragbar sind (beispielsweise diastolische Herzinsuffizienz, Rechtsherz-Erkrankungen), welche Effekte im Rahmen von strukturierten Betreuungsprogrammen beispielsweise mit Disease Managern beziehungsweise Heart Failure Nurses in der stabilen Phase erreicht und welche gesundheitsökonomischen Effekte erzielt werden können.

Ausblick

Die chronische Herzinsuffizienz bietet sich aufgrund hoher individueller Krankheitslast und Sterblichkeit, ihrer gesundheitsökonomischen Bedeutung und aus Versorgungsaspekten als Indikation für die Erprobung telemedizinischer Anwendungen an. Die verfügbaren technischen Systeme bedürfen einer intelligenten klinischen Anwendung und einer präzisen Einpassung in die lokalen Versorgungsstrukturen.

Chancen für die gezielte Anwendung telemedizinischer Systeme liegen beispielsweise in der temporären Mitbetreuung der chronischen Herzinsuffizienz bei den umschriebenen Risikogruppen und in der Sicherung einer adäquaten Versorgung im strukturschwachen ländlichen Raum. Zur Erprobung des telemedizinischen Ansatzes in letzterem Zusammenhang sollen aktuell aufbauend auf den wichtigen Ergebnissen von Partnership for the Heart mit dem vom Bundesministerium für Bildung und Forschung (BMBF) geförderten Projekt „Fontane" weitere wichtige Grundlagen gelegt werden (www.gesundheitsregion-fontane.de).

Literatur und Online-Quellen

Chaudhry, S. I.; Wang, Y.; Concato, J.; Gill, T. M.; Krumholz, H. M.: Patterns of weight change preceding hospitalization for heart failure. Circulation 2007; 116: 1549e54.

Chaudhry, S. I.; Mattera, J. A.; Curtis, J. P.; Spertus, J. A.; Herrin, J.; Lin, Z.; Phillips, C. O.; Hodshon, B. V.; Cooper, L. S.; Krumholz, H. M.: Telemonitoring in Patients with Heart Failure. N Engl J Med. 2010 Nov 16. [Epub ahead of print].

Clark, R. A.; Inglis, S. C.; McAlister, F. A.; Cleland, J. G.; Stewart, S.: Telemonitoring or structured telephone support programmes for patients with chronic heart failure: systematic review and meta-analysis. BMJ. 2007 May 5; 334 (7600): 942.

Cleland, J. G.; Louis, A. A.; Rigby, A. S.; Janssens, U.; Balk, A. H.; TEN-HMS Investigators: Noninvasive home telemonitoring for patients with heart failure at high risk of recurrent admission and death: the Trans-European Network-Home-Care Management System (TEN-HMS) study. J Am Coll Cardiol. 2005 May 17; 45 (10): 1654–64.

Dar, O.; Riley, J.; Chapman, C.; Dubrey, S.W.; Morris, S.; Rosen, S. D.; Roughton, M.; Cowie, M. R.: A randomized trial of home telemonitoring in a typical elderly heart failure population in North West London: results of the Home-HF study. Eur J Heart Fail. 2009 Mar; 11 (3): 319–25.

Dickstein, K.; Cohen-Solal, A.; Filippatos, G.; McMurray, J. J.; Ponikowski, P.; Poole-Wilson, P. A.; Strömberg, A.; van Veldhuisen, D. J.; Atar, D.; Hoes, A. W.; Keren, A.; Mebazaa, A.; Nieminen, M.; Priori, S. G.; Swedberg, K.; ESC Committee for Practice Guidelines (CPG).: ESC guidelines for the diagnosis and treatment of acute and chronic heart failure 2008: the Task Force for the diagnosis and treatment of acute and chronic heart failure 2008 of the European Society of Cardiology. Developed in collaboration with the Heart Failure Association of the ESC (HFA) and endorsed by the European Society of Intensive Care Medicine (ESICM). Eur J Heart Fail. 2008 Oct; 10 (10): 933–89.

Frankenstein, L.; Remppis, A.; Fluegel, A.; Doesch, A.; Katus, H. A.; Senges, J.; Zugck, C.: The association between long-term longitudinal trends in guideline adherence and mortality in relation to age and sex. Eur J Heart Fail. 2010 Jun; 12 (6): 574–580.

GESICA-Investigators (2005): Randomised trial of telephone intervention in chronic heart failure: DIAL trial. BMJ. 2005 Aug 20; 331 (7514): 425.

Goldberg, L. R.; Piette, J. D.; Walsh, M. N.; Frank, T. A.; Jaski, B. E.; Smith, A. L.; Rodriguez, R.; Mancini, D. M.; Hopton, L. A.; Orav, E. J.; Loh, E.; WHARF Investigators: Randomized trial of a daily electronic home monitoring system in patients with advanced heart failure: the Weight Monitoring in Heart Failure (WHARF) trial. Am Heart J. 2003 Oct; 146 (4): 705–712.

Inglis, S. C.; Clark, R. A.; McAlister, F. A.; Ball, J.; Lewinter, C.; Cullington, D.; Stewart, S.; Cleland, J. G: Structured telephone support or telemonitoring programmes for patients with chronic heart failure. Cochrane Database of Systematic Reviews 2010, Issue 8. Art. No.: CD007228.

Klersy, C.; De Silvestri, A.; Gabutti, G.; Regoli, F.; Auricchio, A: A meta-analysis of remote monitoring of heart failure patients. J Am Coll Cardiol. 2009 Oct 27; 54(18): 1683–94. Erratum in: J Am Coll Cardiol. 2010 May 11; 55 (19): 2185.

Koehler, F.; Winkler, S.; Schieber, M.; Sechtem, U.; Stangl, K.; Böhm, M.; Boll, H.; Kim, S. S.; Koehler, K.; Lücke, S.; Honold, M.; Heinze, P.; Schweizer, T.; Braecklein, M.; Kirwan, B. A.; Gelbrich, G.; Anker, S. D.; on behalf of the TIM-HF Investigators: Telemedical Interventional Monitoring in Heart Failure (TIM-HF), a randomized, controlled intervention trial investigating the impact of telemedicine on mortality in ambulatory patients with heart failure: study design. Eur J Heart Fail. 2010a Dec; 12 (12): 1354–1362.

Koehler, F.; Winkler, S.; Schieber, M.; Sechtem, U.; Stangl, K.; Böhm, M.; Boll, H.; Baumann, G.; Honold, M.; Koehler, K.; Gelbrich, G.; Kirwan, B. A.; Anker, S. D.; For the TIM-HF Trial Investigators. The impact of remote telemedical management on mortality & hospitalization rates in ambulatory patients with CHF. The Telemedicine to Improve Mortality in Heart Failure study (TIM-HF), Presentation, Congress of the American Heart Association, 16.11.2010b.

Mortara, A.; Pinna, G. D.; Johnson, P.; Maestri, R.; Capomolla, S.; La Rovere, M. T.; Ponikowski, P.; Tavazzi, L.; Sleight, P.; HHH Investigators: Home telemonitoring in heart failure patients: the HHH study (Home or Hospital in Heart Failure). Eur J Heart Fail. 2009 Mar; 11 (3): 312–318.

Neumann, T.; Biermann, J.; Neumann, A.; Wasem, J.; Ertl, G.; Dietz, R.; Erbel, R: Heart Failure: the Commonest Reason for Hospitalization in Germany-Medical and Economic Perspectives. Deutsches Ärzteblatt Int 2009; 106 (16): 269–75.

Statistisches Bundesamt Deutschland: Krankenhauspatienten. Die 20 häufigsten Hauptdiagnosen der vollstationär behandelten Patienten insgesamt, 2011.

Stewart, S.; Marley, J. E.; Horowitz, J. D.: Effects of a multidisciplinary, home-based intervention on unplanned readmissions and survival among patients with chronic congestive heart failure: a randomised controlled study. Lancet. 1999 Sep 25; 354 (9184): 1077–83.

Stromberg, A.; Martensson, J.; Fridlund, B.; Levin, L. A.; Karlsson, J. E.; Dahlstrom, U.: Nurse-led heart failure clinics improve survival and self-care behaviour in patients with heart failure: results from a prospective, randomised trial. Eur Heart J 2003; 24: 1014–1023.

Winkler, S.; Schieber, M.; Lücke, S.; Heinze, P.; Schweizer, T.; Wegertseder, D.; Scherf, M.; Nettlau, H.; Henke, S.; Braecklein, M.; Anker, S. D.; Koehler, F.: A new telemonitoring system intended for chronic heart failure patients using mobile telephone technology – Feasibility study. Int J Cardiol. 2010 Sep 17. [Epub ahead of print] PMID: 20851481.

Zhang, J.; Goode, K. M.; Cuddihy, P. E.; Cleland, J. G.; TEN-HMS Investigators: Predicting hospitalization due to worsening heart failure using daily weight measurement: analysis of the Trans-European Network-Home-Care Management System (TEN-HMS) study. Eur J Heart Fail. 2009 Apr; 11 (4): 420–427. Epub 2009 Feb 28.

Dieses Projekt wird gefördert vom Bundesministerium für Wirtschaft und Technologie BMWi, Projektnummer: 01 MG 531, und ist assoziiertes Projekt des BMBF-Kompetenznetzes „Chronische Herzinsuffizienz".

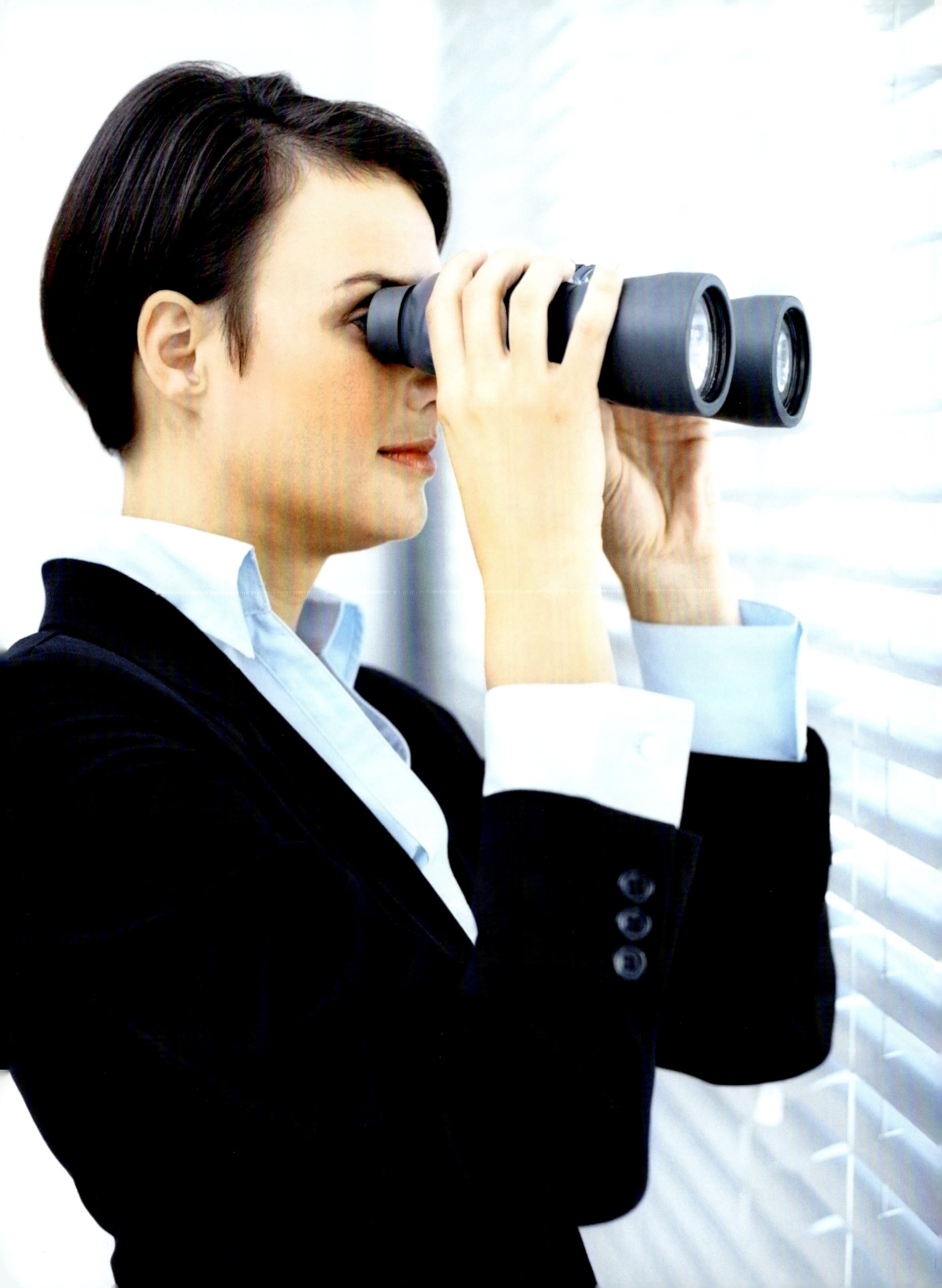

Kapitel V
Ansichten und Perspektiven

› eDokumentation und eKommunikation
  aus Sicht der Ärzteschaft   216
› Elektronische Akten aus Sicht der Verbraucher   230
› Die Rolle des Schlichters im Prozess der
  Entscheidungsfindung zur eGK   246
› eHealth.deutschland.
  Die Sicht einer Krankenkasse   250

Christoph Giepen, Stefan Gesenhues

eDokumentation und eKommunikation aus Sicht der Ärzteschaft
Chancen, Nutzen und Risiken aus Sicht der Ärzteschaft

Die vollständige elektronische Erfassung des Gesundheitswesens in Deutschland auf einer gemeinsamen digitalen Plattform stellt ein sehr ambitioniertes Projekt dar. Es bedeutet die notwendige Vernetzung von 140.000 niedergelassenen Ärzten, 21.000 Apotheken, 2.200 Kliniken mit einer großen Zahl an ärztlichen und nicht ärztlichen Mitarbeitern, 5.000 Zahnärzten, über 200 Krankenkassen mit 80 Millionen Versicherten sowie zahlreichen weiteren ambulanten Gesundheitsanbietern wie zum Beispiel Physiotherapeuten, Pflegediensten oder Heilpraktikern.

Das Gesundheitswesen in Deutschland ist das größte in Europa mit 4,6 Millionen Beschäftigten und Gesamtkosten von 263 Milliarden Euro (entsprechend 10,5 Prozent des Bruttoinlandsproduktes) im Jahr 2008. Zu diesem Zeitpunkt wurde allerdings nur ein Prozent der Gesamtkosten in die Informationstechnologie (IT) investiert. Viele europäische Nachbarn lagen in dieser Hinsicht mit zwei bis drei Prozent bereits deutlich über dem deutschen Niveau, unabhängige Berater prognostizieren einen Anstieg der Kosten auf bis zu acht Prozent im Jahr 2020.

Die zunehmende Dominanz der Informations- und Kommunikationstechnologie ist im heutigen digitalen Zeitalter auch in der Medizin nicht mehr aufhaltbar. Es stellt sich die Frage, wofür ein kompliziertes elektronisches datenkommunikationsvernetztes Gesundheitswesen benötigt wird, das derartige große Kostensteigerungen mit sich bringen wird.

Trotz einer nicht immer einheitlichen Meinung innerhalb der Ärzteschaft ist aber eindeutig: Ein vernetztes elektronisches Gesundheitssystem, das gewissermaßen in Echtzeit die relevanten medizinischen Daten einer Patientin beziehungsweise eines Patienten und des ihn umgebenden gesamten Gesundheitsprozesses bereitstellt, hat viele positive Effekte auf die Behandlung. Zu nennen sind zweifelsohne die Patientensicherheit sowie die Koordination, die Qualität und Effizienz einer Behandlung, die sich mittels elektronischer Datenverarbeitung substanziell verbessern lassen.

Auch die klinische Forschung, die medizinische Weiterbildung und Public-Health-Projekte profitieren von digital vorliegenden Daten und ihrer schnellen Auswertbarkeit. Wirft man einen Blick auf die seit Jahren schwelende Diskussion zu dieser Thematik, kommt man zu zwei zentralen Motiven. Die Frage nach den Kosten und dem Datenschutz scheinen hier klar die Kernelemente zum Erfolg eines solchen Projektes zu sein.

Der „eHealth-Report der Ärzte", bereits 2008 vom 111. Deutschen Ärztetag in Ulm in Auftrag gegeben und 2010 vom Institut für Demoskopie Allensbach durchgeführt, zeichnet ein klares Meinungsbild der behandelnden Ärzte in Kliniken und Praxen in Deutschland. 90 Prozent der befragten Ärzte sind der Meinung, Telematik und Telemedizin gewinnen im Gesundheitswesen zunehmend an Bedeutung; immerhin 80 Prozent sind von den Vorteilen eben jener überzeugt, darunter besonders viele Krankenhausärzte, aber auch mehr als die Hälfte der niedergelassenen Ärzte Deutschlands. Die größten Bedenken bestehen bei den befragten Ärzten bei den Kosten und dem Datenschutz. So bezweifeln Krankenhaus- und niedergelassene Ärzte gemeinsam, dass der Schutz der Patientendaten ausreichend gewährleistet werden kann. Insbesondere die Mehrheit der Niedergelassenen befürchtet hohe Kosten durch den Telematikeinsatz, obwohl grundsätzlich nach § 291a SGB V telematikbedingte Aufwendungen durch die Kostenträger zu leisten sind.

〉〉〉 Verknüpfung von Telekommunikation und Telematik

Auf dem 113. Ärztetag in Dresden wird dieses Meinungsbild erneut gefestigt und mit Forderungen und Diskussionen untermauert. Es wird zwar das „Nein" zur elektronischen Gesundheitskarte (eGK) in der aktuellen Form in Deutschland, dem in Europa bisher größten nationalen IT-Projekt im Gesundheitswesen, bekräftigt, dem steht aber die klare Aussage gegenüber, dass die Telemedizin eine Zukunftsaufgabe der Ärzte sein muss. Sie kann die Arbeit an den zukünftigen Herausforderungen wie Chronifizierung von Erkrankungen, Multimorbidität und die weiteren Folgen der Demografie in Deutschland innerhalb des Gesundheitswesens unterstützen und nachhaltig die Arbeit der Ärzteschaft erfolgreich beeinflussen. Hinsichtlich der denkbaren zukünftigen Anwendungsfelder versprechen sich immerhin 80 Prozent der Ärzte einen großen Nutzen von den Möglichkeiten der Teleradiologie, gefolgt von Telekonsultationen und dem Telemonitoring. Beim aktuell sich immer weiter verschärfenden Ärztemangel vorrangig in ländlichen Gebieten könnte mithilfe neuer Technologie die qualitativ hochwertige medizinische Versorgung über räumlich weite Distanzen ohne Transport der Patientin beziehungsweise des Patienten erfolgen.

〉〉〉 das gleichzeitige Vorhandensein mehrerer Krankheiten

Im Hinblick auf die digitale Speicherung behandlungsrelevanter Daten in einer elektronischen Patientenakte gibt es zum heutigen Zeitpunkt unterschiedliche Ansätze. Das umfangreiche Projekt des Bundesgesundheitsministeriums, die elektronische Gesundheitskarte und deren Pilotprojekte stehen zahlreichen fast ausschließlich patientengeführten elektronischen Gesundheitsakten im Internet gegenüber. Es drängen die üblichen Big Player des Computerbusiness wie Microsoft oder IBM, aber auch kleinere Firmen wie Careon mit ihren Lösungen auf den Markt. Die Akzeptanz und die Nutzung aller Projekte befinden sich allerdings sowohl aufseiten der Patienten als auch bei den Mitarbeitern des Gesundheitswesens in Deutschland noch in den Anfängen.

Chancen

Übersichtlichkeit und Bürokratieabbau

Die EDV-Lösungen in den Arztpraxen und Krankenhäusern müssen eine vor allem zeitgerechte und gute Übersichtlichkeit der wichtigsten qualitativen Behandlungsparameter einer Patientin beziehungsweise eines Patienten bieten. Mit minimalem Zeitaufwand, das heißt maximal ein bis zwei Mausklicks, sollten alle relevanten Daten wie beispielsweise Dauerdiagnosen, Dauermedikation, die letzte beziehungsweise aktuelle Medikation, wichtige Allergien, Risikoeinträge, Impfungen, Vorsorgeuntersuchungen, letzte stationäre Aufenthalte und Operationen übersichtlich aufgeführt werden können. Hiermit kann die Effizienz der täglichen Arbeit sowohl der Ärztin beziehungsweise des Arztes als auch der Krankenschwester beziehungsweise des -pflegers oder der medizinischen Fachangestellten gesteigert werden, Arbeitsabläufe werden vereinfacht, und die ohnehin knappe Ressource Zeit im heutigen Gesundheitswesen wird effektiver zum Nutzen der Patientin beziehungsweise des Patienten eingesetzt.

>>> zentrales EDV-System eines Krankenhauses

Während die meisten der im Einsatz befindlichen Krankenhaus-Informationssysteme (KIS) sich darauf beschränken, Dokumente, Befunde, Bilddateien und persönliche Einträge zu sortieren und diese zufriedenstellend komfortabel nutzbar zu machen sowie die verschiedenen Mitarbeitergruppen zu integrieren, hat man den Eindruck, dass die Anbieter von Praxis-EDV-Produkten mit Blick auf eine Erleichterung der alltäglichen Arbeitsschritte schon einen Schritt weiter sind. Dennoch besteht hier bei vielen Anbietern ein erheblicher Nachbesserungsbedarf bezüglich der im Computerwesen hinlänglich bekannten Usability, also der Benutzerfreundlichkeit: So kann man beispielsweise von noch vielfach im Einsatz befindlichen Programmen auf DOS-Basis ohne Einsatz von Maus und anderen zeitgemäßen Technologien sicher keine beträchtlichen Fortschritte hinsichtlich der Benutzerfreundlichkeit oder der grafischen Übersichtlichkeit erwarten.

>>> die Therapietreue als kooperatives Verhalten der Patienten

>>> Anzahl der notwendigen Behandlungen (NNT)

Ein Ausbau dieser Bereiche auf heute gängige Technologien im IT-Bereich käme auch der Patientin beziehungsweise dem Patienten unmittelbar zugute, da ihnen im optimalen Fall die gewonnene Zeit gewidmet werden könnte. Dank einer schnellen und anschaulichen Visualisierung von Medizindaten ließen sich damit auch die Compliance und das Verständnis auf Patientenseite deutlich steigern. Die heutige EDV sollte in der Lage sein, beispielsweise den Verlauf von Laborwerten grafisch für Arzt und Patient aufzubereiten. Zusätzliche Module, die in der Lage sind, die aktuell gültigen Wissenschaftsstandards wie beispielsweise Wahrscheinlichkeiten, Number-needed-to-treat und vieles mehr grafisch darzustellen, können zum Verständnisgewinn bei der Aufklärung über Risiken, Folgen und Krankheitsverläufen auf beiden Seiten beitragen. Als ein positives Beispiel aus der hausärztlichen Versorgung sei das arriba-Projekt genannt, das laiengerecht das individuelle kardiovaskuläre Risiko und die drohenden Folgeerkrankungen visuell aufzeigt (www.arriba-hausarzt.de). Es verdeutlicht sehr anschaulich für den einzelnen Menschen, in welcher Art und Weise die Reduktion der einzelnen Risikofaktoren für ihn persönlich die Wahrscheinlichkeit einer akuten kardiovaskulären Erkrankung minimiert.

eDokumentation und eKommunikation aus Sicht der Ärzteschaft

Eine auf die Bedürfnisse der Ärzte zugeschnittene EDV-Lösung wie beispielsweise eine vernetzte elektronische Patientenakte kann die Bürokratie im Arbeitsalltag deutlich herabsetzen. Im heutigen oft noch papiergestützten Formularwesen übermitteln Ärzte in der Regel patientengebundene Informationen wie beispielsweise Diagnosen oder Befunde häufig und wiederholt an die Kostenträger oder andere anfordernde Stellen. Viele dieser Daten sind ursprünglich elektronisch in die Patientenakte eingegeben worden und sollten bei Bedarf jederzeit wieder in digitaler Form aufbereitet, neu kombiniert und gegebenenfalls kommentiert werden können, um dann auf dem elektronischen Weg kommuniziert zu werden. Auf diese Weise könnte eine doppelte Schreibarbeit vermieden und Personalressourcen eingespart werden. Die aktuelle Situation stellt sich jedoch anders dar: Füllt man derzeit beispielsweise einen Rehabilitationsantrag für eine Patientin beziehungsweise einen Patienten aus, müssen die ursprünglich elektronisch erfassten Diagnosen und ICD-Codes auf einem Papierformular – teilweise in dreifacher Ausfertigung – in der Regel handschriftlich erneut übertragen werden. Auch Anamnese-, Befund- und Therapieangaben liegen häufig bereits digital vor, werden dann aber mangels Verfügbarkeit eines benutzeroptimierten integrierten Softwareprogramms abermals handschriftlich dokumentiert.

>>> systematisches Patientengespräch zur Erhebung des Gesundheitszustandes

Auch die automatische Erstellung von Befundberichten, Arztbriefen oder anderen medizinischen Dokumenten kann aus einer gut geführten digitalen ärztlichen Dokumentation mühelos geleistet werden. Hier unterscheiden sich die aktuell auf dem Markt angebotenen Softwarelösungen für Kliniken und Praxen allerdings erheblich. Selbst innerhalb der Systeme sind technische Hilfen wie Module zur Verwendung von Textbausteinen oder zur Übernahme bereits bestehender Daten keine Selbstverständlichkeit. Unzählige Assistenzärzte verbringen in der Klinik Stunden damit, die bereits elektronisch dokumentierten Befunde erneut mittels aufwendiger Textübertragungsverfahren in den abschließenden Arztbericht zu übernehmen.

Beim Übermitteln von Dokumenten wären darüber hinaus sektorenübergreifende Standards, beispielsweise von Klinik zu Hausarzt oder Facharzt zu Facharzt, begrüßenswert. Sie würden eine automatische Zuordnung und patientenorientierte Einbindung jeglicher digital verschickter Dokumente in die lokale elektronische Akte ermöglichen. Ansätze hierzu gibt es bereits, so beispielsweise das CDA-Format (Clinical Document Architecture), ein von HL7, einer internationalen Gruppe zur Entwicklung von Kommunikationsnormen in der Medizin, erarbeiteter Standard zum Austausch klinischer Daten. Er macht auch den direkten Informationstransfer zwischen Klinik und ambulanter Versorgung über die Plattform einer elektronischen Patientenakte möglich.

>>> Organisation, die technische Standards entwickelt

Als endgültige Anwender der entsprechenden eHealth-Lösungen sind Mitarbeiter des Gesundheitswesens der europäischen EHR Impact Study 2010 zufolge zu selten hinreichend in den Entwicklungsprozess eingebunden (www.ehr-impact.eu). Es entstehen rasch kostenintensive und umfangreiche Lösungen, die den Kernprozess verfehlen und die Bürokratie im System steigern. Die Ärzteschaft hat auf dem letzten Ärztetag in Dresden die Bundesärztekammer beauftragt, einen Anforderungskatalog an elektronischen

Patientenakten aus ärztlicher Sicht zu erarbeiten mit dem Ziel, diese hier angesprochenen Probleme im aktuellen Projekt zur elektronischen Gesundheitskarte zu vermeiden.

Das Einstellen spezieller von der Ärztin beziehungsweise dem Arzt generierter oder von ihnen verwalteter Informationen oder Dokumente in eine patientengeführte elektronische Gesundheitsakte wird in der Zukunft einen vermehrten Arbeitsaufwand im heute schon sehr mit bürokratischen Tätigkeiten überfrachteten Praxisalltag erzeugen. Im eigentlichen Kontakt mit der Patientin beziehungsweise dem Patienten wird es ebenfalls einen gesteigerten Kommunikationsbedarf zur Organisation und Pflege einer solchen Akte geben. Hier muss die bisher ungeklärte Frage nach einer angemessenen Honorierung gelöst werden, da sich anderenfalls ein derartiger Prozess in der Ärzteschaft nicht aktiv nutzbar machen und etablieren lassen wird. Es steht jedoch außer Zweifel, dass die Akzeptanz und Nutzung elektronischer Aktensysteme sehr wesentlich von der Mitarbeit der Ärztin beziehungsweise des Arztes abhängen. Diese Ansicht wird von 93 Prozent der befragten Patienten des dreijährigen Forschungsvorhabens der BARMER GEK zu einer patientengeführten elektronischen Gesundheitskarte geteilt, die eine Dateneingabe durch den (Haus-)Arzt für essenziell halten.

Steigerung der Behandlungskompetenz auf beiden Seiten

Eine zunehmende elektronische Vernetzung der verschiedenen Bereiche im Gesundheitswesen fördert die Behandlungskompetenz der einzelnen Ärztin beziehungsweise des einzelnen Arztes. Dank einer schnellen und einfachen Einsichtnahme in alle Fremdbefunde ihrer Patienten können Therapie und Empfehlung zum weiteren Prozedere positiv beeinflusst werden. So ermöglicht beispielsweise das Zusammenführen der Labordaten aus den verschiedenen Praxen und Kliniken, in denen eine Patientin beziehungsweise ein Patient behandelt wurde, eine übersichtlichere Darstellung des Parameterverlaufs für alle Behandler und optimiert damit die Entscheidung zu therapeutischen Konsequenzen.

Röntgenbilder können eigenständig begutachtet und der Patientin beziehungsweise dem Patienten bildlich unterstützt erläutert werden. Dem viel diskutierten Problem der wiederholt stattfindenden Doppeluntersuchungen könnte damit erfolgreich begegnet werden. Stehen beispielsweise einem diensthabenden Klinikarzt im Nachtdienst die Bilder einer aktuell kurz zuvor ambulant durchgeführten Röntgenuntersuchung zwecks eigener Begutachtung und Befundung zur Verfügung, erübrigt sich die sonst üblicherweise erneut durchgeführte bildgebende Diagnostik. Bisher ist es im Klinikalltag eher die Ausnahme, dass eine Notfallpatientin beziehungsweise ein Notfallpatient seine aktuellen Röntgenbilder mit sich führt; eine elektronische Gesundheitskarte mit allen gespeicherten Daten wird sie beziehungsweise er hingegen bereits zu Identifikationszwecken vermutlich immer bei sich tragen.

Bindet man die Patientin beziehungsweise den Patienten mit den heutigen technischen Möglichkeiten der elektronischen Patientenakte aktiv in den Behandlungsprozess ein, steigert das zusätzlich die medizinische Kompetenz der Patientin beziehungsweise des

Patienten. In einem seit Jahren laufenden Projekt der Universitätsklinik Münster wurde auf diese Weise die Patientensouveränität – das Patienten-Empowerment – gestärkt. Die Ergebnisse waren durchweg positiv und zeigten, dass die Nutzer einer solchen elektronischen Akte eine aktivere Rolle bezüglich ihres Gesundheitsmanagements annehmen und ein besseres Verständnis von Therapiekonzepten und Diagnosen entwickeln. Das im heutigen Gesundheitswesen angestrebte Shared Decision Making – ein gemeinsam von Arzt und Patient erarbeiteter Therapieweg – kann ohne einen ausreichend informierten Patienten nur schwerlich erreicht werden. Gemäß einer Umfrage der BARMER GEK unter Nutzern der hauseigenen elektronischen Gesundheitsakte wünschen sich über 91 Prozent der Patienten eine solche gemeinsame Therapieentscheidung von Arzt und Patient.

>>> Verbesserung der Stellung der Patienten (Information, Mitwirkung, Mitentscheidung) in der Behandlung

Vermeiden von Behandlungsfehlern

Jede Ärztin beziehungsweise jeder Arzt entwickelt sein eigenes System zur Vermeidung möglicher Behandlungsfehler. Zeitdruck während der laufenden Sprechstunde in Kombination mit fehlender Übersichtlichkeit der Daten und mangelnder ärztlicher Dokumentationsdisziplin innerhalb der (digitalen) Patientenakte lassen solche Fehler dennoch entstehen. Folgende Behandlungsfehler sind vermeidbar:

> Bei bestimmten Diagnosen oder bestehenden Allergien wird eine kontraindizierte Medikation mit konsekutiven unerwünschten Arzneimittelwirkungen rezeptiert.
> Es wird eine kontraindizierte Medikamentenkombination verordnet, die zu vorhersehbaren negativen Interaktionseffekten führt.
> Eine nicht zeitgerecht durchgeführte Vorsorge- oder Nachsorgeuntersuchung kann zu einer vermeidbaren oder zumindest verzögerbaren Progredienz einer Erkrankung führen. Gegebenenfalls kann sogar der Zeitpunkt einer noch bestehenden Therapiemöglichkeit versäumt werden.
> Das Nichterkennen eines Symptomenkomplexes oder Fehldiagnosen in einem akuten Erkrankungsfall in Bezug auf die bereits in der Vergangenheit akuten oder aktuell chronischen Krankheiten der Patientin beziehungsweise des Patienten können zu fehlgeleiteter oder ausbleibender Diagnostik und Therapie führen.

vermeidbare Behandlungsfehler innerhalb (digitaler) Patientenakten

Die Liste möglicher Szenarien von Behandlungsfehlern ist sicher weitaus länger. Eine verbesserte Übersichtlichkeit und visuelle Marker einer EDV-Anwendung können zwar zur Erhöhung der Behandlungssicherheit beitragen; unverzichtbar sind jedoch zweifelsohne nach wie vor die Disziplin und die Qualität in der Dokumentation sowie die gebührende Sorgfalt in der Therapieüberwachung durch die behandelnden Ärzte. Der Faktor Zeit spielt in der derzeitigen Versorgungssituation in den Kliniken und Arztpraxen in Deutschland eine dominante Rolle. Die zentrale Frage der zeitsparenden Informations- und Datenbeschaffung kann durch eine übersichtliche und benutzeradaptierte elektronische Datenverarbeitung positiv beeinflusst werden.

Inzwischen ist durch den Einsatz von EDV-Systemen eine aktive Fehlerprävention möglich: So sollten beispielsweise pharmakologische Interaktions-Checks schon heute Standard in medizinischen Softwareprogrammen sein, um einige der zuvor genannten Fehlermöglichkeiten zu umgehen. Eine flächendeckende Vernetzung aller Behandler einer Patientin beziehungsweise eines Patienten kann wesentlich dazu beitragen, Fehler zu vermeiden. Auch ein elektronischer Notfalldatensatz, der in viele bereits bestehende Systeme integriert und auch im bundesweiten Projekt der elektronischen Gesundheitskarte geplant ist, optimiert die Behandlungssicherheit.

>>> eine der freiwilligen Anwendungen auf der eGK

Laut dem eHealth-Report der Ärzte sehen zwei Drittel der befragten Mediziner den größten Nutzen in den Notfalldaten, gefolgt von der Prüfung der Arzneimitteltherapiesicherheit. Ebenfalls auf Patientenseite wird der Einzug elektronischer Hilfen zur Unterstützung der Sicherheit überwiegend positiv bewertet. So erwarten 96 Prozent der BARMER GEK-Versicherten gemäß einer Umfrage zur kasseneigenen elektronischen Gesundheitsakte positive Auswirkungen auf die Behandlungssicherheit durch den Einsatz von Telematik, vor allem im Notfall (siehe dazu auch den Beitrag von Kirchner et al. in diesem Buch).

Individuelle Verläufe und statistische Auswertbarkeit

Nicht nur für die unmittelbare Patientensicherheit, auch für die Koordinierung langfristiger Therapieentscheidungen innerhalb eines meist über Jahre oder Jahrzehnte dauernden Behandlungsprozesses sind Verlaufsdarstellungen von individuellen Medizininformationen sehr von Nutzen. Mithilfe einer elektronischen Speicherung, im besten Fall sogar vernetzt und ausgetauscht unter allen Behandlern einer Patientin beziehungsweise eines Patienten, und der optimalen visuellen Aufbereitung einzelner chronologischer Daten am Bildschirm entstehen wichtige Informationen für die Ärztin beziehungsweise den Arzt, die bei Betrachtung einzelner Angaben nicht offengelegt worden wären. Sukzessive Veränderungen der EKG-, Labor- oder anderer diagnostischer Befunde im Laufe der Jahre, aber auch anamnestische oder soziale Daten einer Patientin beziehungsweise eines Patienten wären im Falle der Beibehaltung der Papierdokumentation unübersichtlich und nur erheblich erschwert analysierbar.

>>> Krankheitshäufigkeit, Kennzahl der Epidemiologie

Elektronische Patientenakten zur Dokumentation medizinischer Daten, die möglichst genau die spezifischen Charakteristika der Arztkonsultation, der Patientenpopulation, der Art der Erkrankung und der damit verbundenen Prävalenzen abbilden, unterstützen eine einfache und effiziente statistische Auswertbarkeit. Dies erleichtert auch maßgeblich die Datenerhebung zur Durchführung prospektiver sowie retrospektiver Forschungsprojekte zu epidemiologischen und gesundheitsökonomischen Fragestellungen. Es setzt allerdings eine konforme Standardisierung der Datendokumentationssysteme aller Behandler voraus – ein Beispiel hierfür ist das ICD-Code-System zur einheitlichen Diagnoseverschlüsselung. Die Metaanalyse größerer Datenpools aus unterschiedlichen Quellen verlangt außerdem eine Übereinstimmung bezüglich der Datentransfersysteme.

Analysiert man derzeit die Einsatzbereiche der Computersysteme in niedergelassenen Praxen auf der einen und in der Klinik auf der anderen Seite, fallen deutliche Unterschiede auf: In den Krankenhäusern wird die elektronische Datenverarbeitung überwiegend zur Sicherstellung der betrieblichen Effizienz und des unternehmerischen Auftrags genutzt. Dies konnte durch den IT-Report 2009 der Fachhochschule Osnabrück unter Leitung von Professorin Dr. Ursula Hübner klar dargelegt werden. Im Gegensatz dazu ist in den Praxen der niedergelassenen Ärzte das elektronische Abrechnungswesen seit Langem eingeführt und übereinstimmend akzeptiert, der nächste Schritt zur Online-Abrechnung über das Internet ist von den landesweiten Kassenärztlichen Vereinigungen ab Anfang des Jahres 2011 festgeschrieben.

Auf der Grundlage elektronischer, statistisch auswertbarer Datenmengen zum Abrechnungswesen, zur Morbidität und zu zahlreichen praxisbezogenen Abläufen stehen den Ärzten valide Analyseinstrumente zur detaillierten Beurteilung der eigenen Praxis oder der eigenen Fachabteilung nach betriebswirtschaftlichen Kriterien zur Verfügung. Wöchentlich, monatlich oder quartalsweise können zum Zweck einer kontinuierlichen Qualitätsverbesserung umfangreiche Statistiken der eigenen Leistungsfähigkeit, der Medikamentenverordnung oder des Überweisungsverhaltens erstellt werden.

Risiken

Einfache Kontrolle

Schwierigkeiten bergen ohne Zweifel die zentralen Themen der Datensicherheit und der Datenhoheit. Die deutsche Ärzteschaft forderte erneut auf dem 113. Ärztetag in Dresden, dass bei jeglichen elektronischen Projekten, in denen medizinische patientenbezogene Informationen verarbeitet werden, der Datenschutz und die Datensicherheit gewährleistet sein müssen. Medizinische Behandlungsdaten aus elektronischen Patientenakten gehören nicht in die Hand von Kostenträgern; das Patient-Arzt-Verhältnis und die ärztliche Schweigepflicht stehen hier nachhaltig auf dem Spiel. Auch das Speichern solcher Daten auf zentralen Servern oder in webbasierten Lösungen erscheint selbst bei den heute hoch technisierten Sicherheitsmethoden nicht als praktikabel. Es darf auf keinen Fall der sogenannte gläserne Arzt entstehen, der von Dritten in allen Belangen kontrolliert und überwacht werden kann. Auch in Zukunft sollten sämtliche Behandlungsdaten der Selbstbestimmung des Patienten unterliegen und ausschließlich vertraulich innerhalb der Patient-Arzt-Beziehung nutzbar gemacht werden.

>>> auf zentralen Internet-Servern laufende Anwendungen

Schutz sämtlicher Daten

Auf den Ärztetagen der letzten Jahre wurden mehrfach Bedenken gegen eine zentrale Datenspeicherung geäußert, wie sie im aktuellen Projekt zur elektronischen Gesundheitskarte in Deutschland geplant ist. Datenschützer befürchten zu Recht, dass die Zusammenführung einer Vielzahl medizinischer Daten auf einem zentralen Speicher mit einem hohen Sicherheitsrisiko verbunden ist:

Wäre der illegale Datendiebstahl aus einer einzelnen Patientendatei dieses Datenkonvoluts technisch noch äußerst anspruchsvoll, erhöhte sich hingegen das Risiko unerlaubter

Zugriffe erheblich in Bezug auf die Gesamtheit einer zentral gespeicherten Datenmenge, die im Vergleich zur früheren dezentralen Archivierung von Papierdokumentationen als umfassendes Datengesamtaufkommen gegenüber professionellen Angriffen leicht zugänglich wäre. Demnach ist den Bedenken der Ärzteschaft Rechnung zu tragen, die auch bezüglich der elektronischen Datenarchivierung eine dezentrale Lösung fordert.

>>> Datenaustausch zu einem medizinischen Fall eines Patienten

Einen Lösungsansatz bietet eine Initiative der privaten Klinikketten (Asklepios, Rhön oder Sana) der Deutschen Krankenhausgesellschaft und des Fraunhofer-Instituts für Software- und Systemtechnik (ISST), den sie elektronische Fallakte (eFA) genannt haben. Bei diesem Konzept entsteht nur bei einem konkreten Behandlungsanlass eine individuelle Fallakte für die Patientin beziehungsweise den Patienten, die allen an der Behandlung Beteiligten dann zum Datenaustausch zur Verfügung steht. Ist der Behandlungsfall abgeschlossen oder finden keine weiteren wechselseitigen Behandlungen mehr statt, kann die dezentral gespeicherte Fallakte gelöscht werden. Die medizinisch relevanten Daten sind danach weiterhin auf den lokalen Rechnern der einzelnen Behandler abrufbar, wobei einzig die Patientin beziehungsweise der Patient die Zugriffsrechte vergibt.

Die Möglichkeit unbefugter Datenzugriffe ist eine der ungelösten Fragen, die die Ärzteschaft mehrfach gegenüber Politik und Industrie formuliert hat. Das Management der Datenrechte spielt hierbei die Schlüsselrolle. Einzelne Datenverarbeitungssysteme vergeben sämtliche Rechte ausschließlich an die Patientin beziehungsweise den Patienten. Diese beziehungsweise dieser wird damit allerdings in die Lage versetzt, Einzelinformationen zu filtern oder aktiv zurückzuhalten, was zu einer erheblichen Qualitätseinbuße und einem Informationsdefizit innerhalb der konsiliarischen ärztlichen Kommunikation führen könnte.

Abbildung 1: Angst vor unbefugtem Datenzugriff

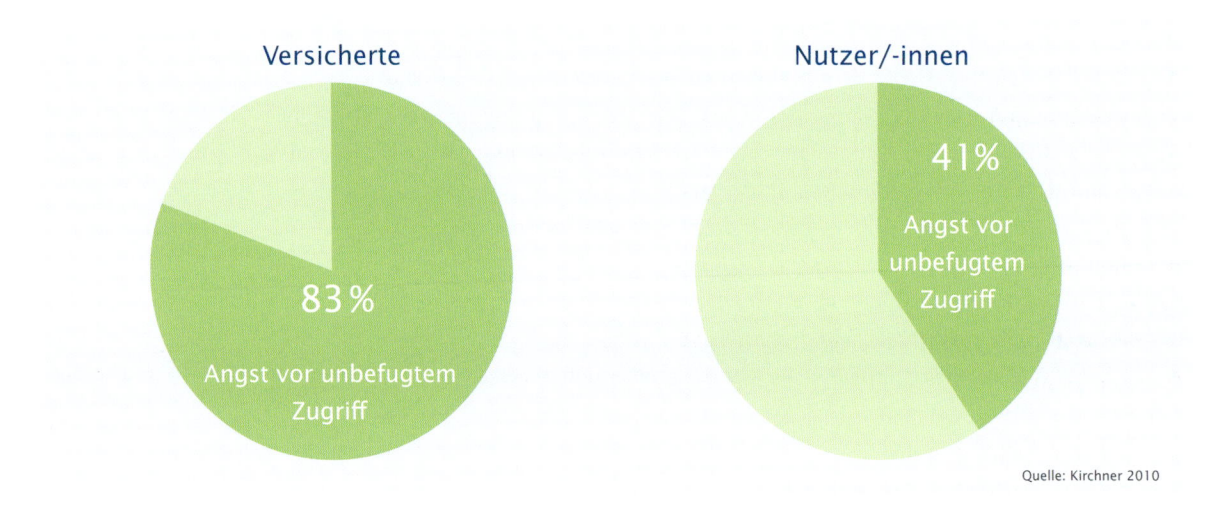

Versicherte: 83% Angst vor unbefugtem Zugriff

Nutzer/-innen: 41% Angst vor unbefugtem Zugriff

Quelle: Kirchner 2010

Die Datenwelt im Internet bietet der Anwenderin beziehungsweise dem Anwender eine Vielzahl an sozialen Netzwerken, wie beispielsweise Facebook oder StudiVZ, die einen umfänglichen Pool persönlicher Daten öffentlich zugänglich machen. Nicht nur Jugendliche pflegen einen außerordentlich sorglosen Umgang mit sensiblen Daten. Hier werden ein erheblicher Wissensrückstand und mangelndes Problembewusstsein in unserer Gesellschaft evident: Es besteht zwar ein bisher allgemeiner Widerstand gegen die Archivierung medizinischer Behandlungsdaten über eine Internet-Plattform; die Ergebnisse eines Projektes der BARMER GEK konnten zeigen, dass 83 Prozent der Versicherten Angst vor einem unbefugten Zugriff auf ihre im Internet gespeicherte elektronische Gesundheitsakte durch Dritte äußern. Allerdings äußerten lediglich rund 41 Prozent der Nutzer diese Sorge.

Das derzeit sehr inhomogene Angebot an medizinischen IT-Projekten erstreckt sich über eine wachsende Anzahl zunehmend unübersichtlicher Lösungen für elektronische Patientenakten, die sich hinsichtlich der Sicherheit, des Speicherorts und der Zugriffsberechtigungen erheblich voneinander unterscheiden. Als gemeinsame Grundvoraussetzung aller Aktensysteme sollte die Wahrung der Vertraulichkeit des Datenaustausches innerhalb des Patient-Arzt-Verhältnisses und der ärztlichen Schweigepflicht selbstverständlich sein.

Die Ärzteschaft fordert, dass das hohe Schutzniveau nach § 291a SGB V, das bisher nur für die elektronische Gesundheitskarte gilt, auch auf alle anderen ähnlichen Projekte angewandt werden sollte. Dieser Gesetzestext sieht eine vom Internet getrennte Infrastruktur, die komplette Verschlüsselung sensibler Daten sowie eine Zugriffsberechtigung ausschließlich über eine doppelte Autorisierung mittels elektronischer Gesundheitskarte aufseiten des Patienten und Heilberufsausweis beim Behandler vor. Von Medizinern wird diese doppelte Sicherung durchweg positiv bewertet; sie ist jedoch bisher kaum verbreitet. Der Heilberufsausweis stellt ein unabhängiges Werkzeug mit Verschlüsselungs- und Signaturfunktion und einem hohen Sicherheitsstandard dar und sollte vermehrt in die bereits bestehenden IT-Projekte integriert werden.

>>> Nachweis zur Übertragung elektronischer Dokumente

Die Patient-(Computer-) Arzt-Beziehung

Durch die Omnipräsenz des Computers in den ärztlichen Sprechzimmern besteht die Gefahr, dass aus der bisherigen bilateralen Patient-Arzt-Beziehung eine trilaterale Patient-Computer-Arzt-Beziehung entsteht. Bereits vor 15 Jahren war bekannt, dass die Computernutzung während des Behandlungsgespräches negative Auswirkungen auf die Kommunikation mit der Patientin beziehungsweise dem Patienten hat. Verbesserte Impfraten (um 8 bis 18 Prozent) und mehr Präventionsleistungen (um 50 Prozent) waren zwar Ausdruck einer gesteigerten ärztlichen Effizienz, aber die Konsultationsdauer wurde durch die Nutzung des Computers um bis zu eineinhalb Minuten verlängert.

>>> die verbrachte Zeit beim Arzt wegen einer Beratung oder Untersuchung

Zwischen der Computernutzung und der Körperhaltung des Arztes konnte eine negative Korrelation nachgewiesen werden: Patienten beschrieben unter anderem als störend, dass der patientenzentrierte Blick während der Bildschirmtätigkeit vernachlässigt wurde. Diese und andere Ergebnisse haben dazu geführt, dass die computerunterstützte Dokumentation während des ärztlichen Gesprächs eher kritisch beurteilt wird.

Neuere Untersuchungen konnten allerdings interessanterweise dennoch zeigen, dass die Bewertungen der Patienten zum Kommunikationsverhalten ihrer Ärztin beziehungsweise ihres Arztes nicht ausnahmslos in Zusammenhang mit dessen Computernutzung stehen: Die Computerpräsenz im Sprechzimmer erzeugte keine nachhaltig spürbaren Auswirkungen auf die Patientenzufriedenheit.

Die erhebliche Informationsflut durch Vernetzung und Datenaustausch auf elektronischer Ebene kann zur Überforderung der behandelnden Ärztin beziehungsweise des behandelnden Arztes und vor allem zur Verunsicherung der Patientin beziehungsweise des Patienten führen. Hinzu kommt, dass eine digitale Datensammlung in einer elektronischen Patientenakte die Individualität und Emotionalität der Patient-Arzt-Beziehung nicht annähernd abbilden kann. Auch bei statistischen elektronischen Auswertungen werden solche Aspekte nicht erfasst.

Fazit

Es ist unstrittig, dass sich im Zuge der heutigen Technisierung des Alltags auch in der Medizin eine zunehmende Akzeptanz elektronischer Aktensysteme etabliert hat. Zahlreiche patientengeführte Projekte und vernetzte ärztliche Dokumentationssysteme mit zusätzlichen Funktionen sind bereits in den Markt eingeführt. Sowohl aufseiten der Ärzteschaft als auch bei den Patienten, der Politik und der Industrie werden noch viele offene Fragen und ungelöste Probleme formuliert. Es besteht jedoch einhelliger Konsens darüber, dass bei der Bewältigung der drängenden Herausforderungen eines modernen Gesundheitswesens in Deutschland wie dem demografischen Wandel mit zunehmender Chronifizierung von Krankheit und Multimorbidität zeitgemäße und gut durchdachte IT-Systeme unverzichtbar sind.

>>> Mehrfacherkrankungen

Eine flächendeckende Vernetzung kann eine sektorenübergreifende und vor allem qualitativ hochwertige Gesundheitsversorgung maßgeblich erleichtern. Die geplante Telematikinfrastruktur kann hierbei als zentrale Basis fungieren und das momentan in Deutschland bestehende Mosaik an elektronischen Entwicklungen zusammenführen. Europaweites Ziel ist die Nutzung dezentraler, lokaler Dokumentationslösungen durch Praxen und Kliniken, die eine Vernetzung und einen Austausch medizinischer Daten unter Anbindung einzelner webbasierter Dienstleistungen über eine standardisierte, sektorenübergreifende Telematikinfrastruktur ermöglichen.

Eine effiziente und valide elektronische Datenbasis mit vielen zusätzlichen Funktionalitäten innerhalb eines vernetzten Gesundheitswesens offenbart unermesslich viele neue Möglichkeiten. Es bleibt allerdings unverzichtbar, daran zu erinnern, dass die Patienten den Ärzten ihre Geschichte erzählen – und diese dürfen das ärztliche Zuhören nicht aus den Augen verlieren.

Literatur zum Weiterlesen

Als, A. B. (1997): The desk-top computer as a magic box: patterns of behaviour connected with the desk-top computer; GPs and patients perceptions. Family Practice. Feb; 14 (1): S. 17–23.

111. Deutscher Ärztetag 2008: Auswirkungen der Telematik und elektronischen Kommunikation auf das Patient-Arzt-Verhältnis. www.ärzteblatt.de, www.bundesärztekammer.de/e-health-report (abgerufen am 12.4.2011).

eHealth Europe – Webseite – EMRs in Germany: who will be in charge? http://www.ehealtheurope.net/Features/item.cfm?docId=190 (abgerufen am 6. August 2010).

eHealth Europe – Webseite – Germany's national e-health programme: contested but driven forward. http://www.ehealtheurope.net/Features/item.cfm?docId=189 (abgerufen am 6. August 2010).

EHR Impact Study 2010 – Interoperable eHealth is Worth it. http://ec.europa.eu/information_society/actvities/health/docs/publications/201002ehrimpact_study-final.pdf.

Fuchs, M.: Medizinische Datenautobahn ist längst in Betrieb. Kurzinterview. ICW AG, Versorgungsmanagement Kompakt 01/2009.

Hübner U.; Sellemann B.; Egbert N.; Liebe J.D.; Flemming D.; Frey A.: IT-Report Gesundheitswesen 2010 – Schwerpunkt Vernetzte Versorgung. Schriftenreihe des Niedersächsischen Ministeriums für Wirtschaft, Arbeit und Verkehr, Hannover. http://www.wiso.hs-osnabrueck.de/2763+M5a4b37cb7ac.html (abgerufen am 12.4.2011).

Kirchner, H. (2010): Nutzen und Akzeptanz von elektronischen Gesundheitsakten, Abschlussbericht zum Forschungsvorhaben der BARMER GEK, Kurzfassung, 2010.

Kirchner, H.; Prokosch, H.-U.; Dudeck, J.; Jöckel, K.-H.; Gesenhues, S.; Kellermann-Mühlhoff, P.; Garbade, S.; Lehmacher, W. (2010): Nutzerorientierte Weiterentwicklung von elektronischen Gesundheitsakten. GMDS-Tagung 2010.

Krüger-Brand, H. E. (2009): Elektronische Gesundheitsakte: Mehr Schutz nötig. Deutsches Ärzteblatt. 106, S. 49.

Krüger-Brand, H. E. (2010): Telemedizin und Telematikinfrastruktur: Auf der Zuschauertribüne. Deutsches Ärzteblatt 2010; 107(20): A-982/B-858/C-846.

Laux, G.; Koerner, T.; Rosemann, T., Beyer, M.; Gilbert, K.; Szecsenyi, J. (2005): The CONTENT project: a problem-oriented, episode-based electronic patient record in primary care. Inform Prim Care. 2005; 13(4): S. 249–255.

Müller, M. L.; Uckert, F.; Bürkle, T.; Prokosch, H. U. (2005): Cross-institutional data exchange using the clinical document architecture (CDA). International Medicine Journal Information. Mar; 74 (2-4): S. 245–256.

Noordman, J.; Verhaak, P.; van Beljouw, I.; van Dulmen, S. (2010): Consulting room computers and their effect on GP-patient communication: comparing two periods of computer use. BMC Family, Practice Jul 26: S. 644–651.

Pearce, C. (2009): Electronic medical records – where to from here? Australian Family Physician. Volume 38, No. 7, July 2009.

Schloderer, U. (2009): Internetbasierte Patientenakten – Fluch oder Segen? Ärztepost Frühjahr 2009.

Sullivan, F.; Mitchell, E. (1995): Has general practitioner computing made a difference to patient care? A systematic review of published reports. British Medical Journal (BMJ) 311 (7009). S. 848–852.

Susanne Mauersberg

Elektronische Akten aus Sicht der Verbraucher
Die Perspektive des Verbraucherschutzes

Im Interesse der Patientinnen und Patienten ist es zu begrüßen, dass elektronische Akten und die elektronische Gesundheitskarte mit realistischem Zuschnitt weiter verfolgt werden. Die Gefahr, dass das in Deutschland mit sehr großen Erwartungen verknüpfte Projekt an Interessengegensätzen innerhalb der Selbstverwaltung scheitert, ist damit allerdings nicht gebannt.

Eine vom Internet abgetrennte Kommunikationsplattform, die strengen Datenschutznormen unterliegt, kann nur etabliert werden, wenn Einzel- und Gruppeninteressen beziehungsweise Befürchtungen hinsichtlich notwendiger Investitionen und möglicher neuer Konkurrenten konstruktiv überwunden werden. Nur Systeme, die keine neuerlichen technischen Bindungen und Beschränkungen auf bestimmte Betreibermodelle erfordern, werden freie Kooperation und Kommunikation ermöglichen.

In der breiten Öffentlichkeit versteht niemand, wo die Probleme im Zusammenhang mit der immer wieder hinausgeschobenen Einführung der elektronischen Gesundheitskarte (eGK) eigentlich liegen. Gerne wird von Eingeweihten gesagt, komplexe technische Innovationen ließen sich öffentlich eben nicht kommunizieren. De facto sind aber viele Interessen im Spiel, die nicht offen ausgetragen, sondern hinter vermeintlich technischen oder rechtlichen Problemen versteckt werden. Eine rationale Abgrenzung und Zuordnung von Problemen war nicht immer möglich. Eine Blockade konnte stattfinden, ohne dass die Verantwortlichkeiten sichtbar wurden. Damit ist ein wichtiger Schritt mit einer klaren Aufgabenteilung und Zuweisung von Verantwortung im Rahmen der neu eingerichteten Projektgruppen getan. Der nächste Schritt muss sein, die Öffentlichkeit systematisch mit einzubeziehen. Konkrete Anwendungen sollten erst dann eingeführt werden, wenn ihr Nutzen nachgewiesen ist.

Unter ökonomischen Gesichtspunkten mag es wichtig sein, wie schnell konkrete Anwendungen auf den Markt kommen. Die eHealth Conference 2010 hat versucht, den Mehrwert der Telematik herauszustellen. Es sollte anschaulich werden, dass technische Innovationen in diesem Bereich kein Selbstzweck sind, sondern auf reale Bedürfnisse der im Gesundheitswesen tätigen Menschen antworten. Der Nutzen für Patientinnen und Patienten ergibt sich bei vielen der vorgestellten Projekte indirekt. Wenn Kooperation und Kommunikation zwischen verschiedenen Leistungserbringern und vor allem auch zwischen den Sektoren der Gesundheitsversorgung besser funktionieren, dann ist dies für die Behandelten wie die Behandler gleichermaßen von Vorteil, sofern Letztere denn kommunizieren wollen. Strukturelle Kommunikationsdefizite können aber nicht durch technische Innovationen beseitigt werden.

Die maßgeblichen Organisationen der Patientenvertretung, zu denen der Verbraucherzentrale Bundesverband e.V. gehört, teilen die von der Ärzteschaft vertretene Position, dass der tatsächliche Nutzen für Patienten bei der Einführung konkreter Anwendungen im Vordergrund stehen muss. Die spannende Frage ist allerdings, bei wem die Deutungshoheit über diesen Nutzen liegt und zu welchem Zeitpunkt Patienten als Partner aktiv mit einbezogen werden. Die Erfahrungen mit technischen Innovationen und Großprojekten (beispielsweise Stuttgart 21) legen nahe, Kommunikation nicht primär als Marketinginstrument zu verstehen. Das Vertrauen darauf, dass man den Menschen mit geeigneten Strategien das Bedürfnis für neue Produkte schon wird einreden können, steht auf tönernen Füßen.

Eine aktive Rolle für Nutzerinnen und Nutzer bei Leistungen der Gesundheitsversorgung ist die zentrale Herausforderung aller Systeminnovationen. Gerade im Bereich der elektronischen Kommunikation liegen große Chancen für eine bessere Kooperation zwischen Ärzten, anderen Leistungserbringern und den Patienten. Hier liegen aber eben auch viele Gefahren, die mit der Technik selbst einhergehen können. Für die Patientensicherheit hat beispielsweise die Qualität von Software eine große Bedeutung. Nach unveröffentlichten Zahlen der amerikanischen Überwachungsbehörde Food and Drug Administration (FDA) stehen Softwarefehler mit 18 Prozent bereits an zweiter Stelle auf der Liste aller Gründe für Beanstandungen. Auch das Bundesinstitut für Arzneimittel und Medizinprodukte (BfArM) veröffentlicht auf seiner Website fast täglich Fehler, die in medizinischer Software gefunden wurden und oft mit potenziell gravierenden Folgen für die Patienten verbunden sind (Johner und Geiß 2009).

〉〉〉 selbstständige Bundesoberbehörde im Geschäftsbereich des Bundesministeriums für Gesundheit

Die Vielzahl möglicher Ansätze zur Umsetzung des informationellen Selbstbestimmungsrechts bei Gesundheitsakten zeigt, dass hier theoretisch viele Möglichkeiten gesehen und ausprobiert werden. Nicht zuletzt wird gerade der patientengeführten Gesundheitsakte ja auch ein großes ökonomisches Potenzial zugetraut. Auf der anderen Seite zeichnet sich noch keine klare Ausrichtung einer gemeinsamen Zielsetzung zwischen Professionellen und Patienten ab. Eine überwiegend private Nutzung durch interessierte Patienten, die mehr oder weniger Hilfestellung bei Führung ihrer persönlichen Akte durch Ärzte oder medizinische Fachangestellte benötigen werden, und der Kontext verbesserter einrichtungsübergreifender Versorgung mit der Zielsetzung, vor allem auch Kosten zu senken, stehen nebeneinander, als ginge es letztlich nicht um ein gemeinsames Ziel.

Nach einer Darstellung der Rechtslage in Deutschland und der Grundvarianten von elektronischen Aktensystemen sollen die wesentlichen Gesichtspunkte hinsichtlich Datenschutz und Datensicherheit aus der Perspektive der Patientinnen und Patienten zusammengefasst werden. Auf der europäischen Ebene ist 2007 bereits ein detailliertes Papier der Artikel-29-Datenschutzgruppe zur Verarbeitung von Patientendaten in elektronischen Patientenakten erstellt worden, das die Vielzahl der Probleme aufzeigt, die gelöst werden müssen, wenn eine lebenslange elektronische Speicherung von relevanten Gesundheitsdaten ermöglicht werden soll. In Deutschland gibt es nur eine geringe Erfahrung mit Gesundheitsakten, die im Web gespeichert und von Patienten selbst geführt werden.

Die Artikel-29-Datenschutzgruppe

> Die Arbeitsgruppe wurde gemäß Artikel 29 der Richtlinie 95/46/EG eingesetzt. Sie ist das unabhängige Beratungsgremium der Europäischen Union in Datenschutzfragen. Ihre Aufgaben sind in Artikel 30 der Richtlinie 95/46/EG sowie in Artikel 15 der Richtlinie 2002/58/EG festgelegt.

Das Vertrauen der Nutzerinnen und Nutzer in den Datenschutz und die Datensicherheit ist die Voraussetzung für die Akzeptanz eines solchen Systems. In der Öffentlichkeit sollte eine sachgerechte Diskussion zu Sicherheitsaspekten der elektronischen Datenerfassung stattfinden. Hier gilt es, zwischen elektronischer Gesundheitskarte und Telematikinfrastruktur einerseits und möglichen freiwilligen Anwendungen andererseits zu unterscheiden. Eine sichere und flexibel angelegte Kommunikationsplattform sollte für viele Möglichkeiten offen sein. Ob sich dabei konkrete Anwendungen bewähren, muss im Rahmen von Studien und Projekten erforscht werden.

Rechtslage in Deutschland

Die Einführung der elektronischen Gesundheitskarte wird von Bürgerinnen und Bürgern in allgemeinen Umfragen überwiegend sehr positiv beurteilt. Im Lichte zahlreicher Datenschutzskandale in den letzten Jahren wird aber vielfach auch Besorgnis zum Thema Datenschutz im hochsensiblen Bereich der Gesundheitsdaten artikuliert, und es sind entsprechende Argumente gegen das Projekt eGK ins Feld geführt worden. Man muss einerseits sehen, dass von Gegnern einer Systemumstellung hier gewissermaßen der Sprung aus einem fahrenden Zug angeregt wird. Auf der anderen Seite ist das bestehende Datenschutzrecht nicht mehr zeitgemäß und muss den Veränderungen im Bereich elektronischer Datenspeicherung und damit einhergehenden Gefahren einer von Betroffenen nicht autorisierten Datenzusammenführung angepasst werden (Modernes Datenschutzrecht 2010).

〉〉〉 seit dem Jahr 2003 ist Peter Schaar Amtsleiter des BfDI

Der aktuelle Tätigkeitsbericht des Bundesbeauftragten für den Datenschutz und die Informationsfreiheit benennt ausdrücklich webbasierte Angebote für Gesundheitsakten, die mit Verzögerungen bei der Einführung der eGK möglicherweise an Attraktivität gewinnen. Unklar sei hier häufig, wie die hochsensiblen Gesundheitsdaten vor unberechtigten Zugriffen effektiv geschützt werden können, ob die Teilnehmer sich der Risiken einer webbasierten Gesundheitsakte bewusst sind und ob sie darüber von den Anbietern umfassend informiert werden.

Die Einführung der eGK selbst wird nach Auffassung des Bundesdatenschutzbeauftragten eine Verbesserung des Datenschutzes bewirken, weil es gelungen ist, die gesamte Telematikinfrastruktur in das Datenschutzkonzept mit einzubeziehen. Die heutige Krankenversichertenkarte enthält etwa zusätzlich zu den Verwaltungsdaten Kennzahlen für die Teilnahme an Disease-Management-Programmen und des letzten Kostenträgers bei Sozialhilfeleistungen. Die Ärzte können daran erkennen, ob jemand Sozialhilfeempfänger ist. Mit der eGK werden diese Daten verschlüsselt. Eine Verzögerung bei der Einführung der neuen Karte verlängert den Zustand der ungesicherten, unverschlüsselten Speicherung.

〉〉〉 Fachbezeichnung für strukturierte Behandlungsprogramme

Durch die Einführung der eGK werden auch nicht automatisch mehr Gesundheitsdaten verfügbar. Bereits jetzt werden personengebundene Gesundheitsdaten bei Krankenkassen, Apotheken und Leistungserbringern massenhaft erfasst. Es besteht aber ein starker Druck zur Speicherung dieser Daten im Web. Da die webbasierten Akten wenig technischen und rechtlichen Schutz bieten, ist das Konzept der mit der eGK verbundenen Telematikinfrastruktur als ein eigenes vom Internet entkoppeltes Netz für den Datenschutz ein großer Erfolg (Tätigkeitsberichte 2009).

Auch ein hohes Datenschutzniveau gewährleistet nicht, dass alle Beteiligten die gesetzlichen Bestimmungen jederzeit einhalten. Hier hat es in den vergangenen Jahren datenschutzrechtlich bedenkliche Praktiken im Bereich der Gesetzlichen Krankenversicherung (GKV) im Zusammenspiel mit privaten Dienstleistern gegeben, weil einige Krankenkassen die Daten ihrer Versicherten zum Beispiel für die Akquise von Teilnehmern in Disease-Management-Programmen oder für den Abschluss privater Zusatzversicherungen weitergegeben haben, ohne dass eine Einwilligung der Versicherten hierzu vorlag. Im Bereich der Privaten Krankenversicherung (PKV) wird von Versicherungsunternehmen gerne eine weitreichende Entbindung der Ärzte von der Schweigepflicht gefordert, obwohl zum Beispiel bei Risikoprüfungen diese Entbindung nur rückwirkend verlangt werden darf.

Als größtes Problem des Datenschutzes erweist sich damit das Bewusstsein der Nutzerinnen und Nutzer über ihre Rechte und die Abgrenzung von öffentlich-rechtlicher Sphäre zur Privatwirtschaft (Ratgeber 2010). Für den Bereich des Internets ist die wichtigste Forderung daher, keine Nutzung von personenbezogenen Daten ohne ausdrückliche Zustimmung zu gestatten (Datenschutz 2010). Dies geschieht gegenwärtig häufig nur indirekt über die Zustimmung zu allgemeinen Geschäftsbedingungen.

Für die Gesundheitstelematik im Zusammenhang mit der eGK ist gesetzlich ein hohes Schutzniveau definiert. Mit dem Gesetz zur Modernisierung der GKV wurden erstmals wichtige Regelungen für die Gesundheitstelematik in das Fünfte Sozialgesetzbuch aufgenommen. Diese bilden die Grundlage für ein elektronisches Miteinander im Gesundheitswesen.

〉〉〉 SGB V; Rechtsgrundlage

Elektronische Akten aus Sicht der Verbraucher

Der § 67 SGB V bestimmt, dass zur Verbesserung der Qualität und Wirtschaftlichkeit der Versorgung die papiergebundene Kommunikation unter den Leistungserbringern so bald und so umfassend wie möglich ersetzt werden soll durch eine elektronische, maschinell verwertbare Übermittlung von Befunden, Diagnosen, Therapieempfehlungen und Behandlungsberichten. Dies soll insbesondere die einrichtungsübergreifende, fallbezogene Zusammenarbeit verbessern und von Krankenkassen finanziell unterstützt werden.

>>> administrative Daten der Versicherten

Für die detaillierte Beschreibung der Anwendungen, die im System ermöglicht werden sollen, ist die Unterscheidung zwischen Pflichtanwendungen und freiwilligen Anwendungen wesentlich. Verpflichtend ist ein regelmäßiger Abgleich der Versichertenstammdaten, die Übermittlung elektronischer Verordnungen (eRezept) und der Nachweis der Behandlungsberechtigung im europäischen Ausland. Das eRezept ist im Zuge der Bestandsaufnahme mangels praktikabler Lösungen zurückgestellt worden. Aktuell sind Projektgruppen zur Basis Telematikinfrastruktur, zum Management der Versichertenstammdaten, zum Management der Notfalldaten, zur Kommunikation der Leistungserbringer (eArztbrief) und zur elektronischen Fallakte (eFA) eingesetzt. Im Ergebnis der durch die Bundesregierung im September 2009 beschlossenen Bestandsaufnahme haben die Gesellschafter der gematik im Frühling 2010 beschlossen, die Einführung der elektronischen Gesundheitskarte durch die Einsetzung von Projektleitern zu beschleunigen, die den für die einzelnen Anwendungen beziehungsweise Projekte verantwortlichen Gesellschaftern direkt unterstehen.

freiwillige Anwendungen der eGK

> Freiwillige Anwendungen können nur mit der Zustimmung der Patienten umgesetzt werden. Hierzu gehören die
> › Speicherung von Notfalldaten auf der eGK,
> › Angaben und Datenabgleich zur Arzneimittelsicherheit,
> › der elektronische Arztbrief, die elektronische Patientenakte,
> › das ePatientenfach und
> › die Patientenquittung.

Mit der Einführung der eGK soll keine Verschlechterung der Rechtsstellung der Patienten einhergehen. Fraglich ist, wie realistisch Verbesserungen im Bereich der Patientensouveränität sind. Die Nagelprobe wird hier sein, ob Patienten jenseits von zusätzlichen Aktensystemen ein unmittelbarer Einblick in die elektronische ärztliche Dokumentation gewährt wird. Dies ließe sich technisch zum Beispiel über ein Patientenfach realisieren.

>>> beinhaltet eigene, von den Patienten selbst gesammelte Daten

Eine nutzerfreundliche Gestaltung des Systems wird nur gelingen, wenn Betroffene und Patientenvertreter bei der Entwicklung konkreter Anwendungen frühzeitig mit eingebunden werden. Es muss eine intensive Unterstützung im Rahmen von Patientenschulungen und unabhängiger Beratung zur Verfügung gestellt werden, damit die Freiwilligkeit auch praktisch gewahrt bleibt und andererseits eine differenzierte Nutzung der Optionen auch für gesundheitlich beeinträchtigte und ältere Menschen möglich wird (siehe hierzu auch den Beitrag von Kirchner et al. in diesem Buch).

Es gibt gegenwärtig eine kaum überschaubare Vielzahl elektronischer Aktensysteme und eine eher verwirrende Terminologie (siehe hierzu auch den Beitrag von Haas in diesem Buch).

Der Zugang zu elektronischen Akten kann von den Patienten über verschiedene Mechanismen (zum Beispiel Barcode auf Papier oder Eintrag auf der Gesundheitskarte) weitergegeben werden. Perspektivisch könnten Zugänge zu Fallakten in einer ePA abgelegt und vom Patienten ausgewählten Ärzten so auch längerfristig der Zugang zu existierenden Fallakten ermöglicht werden (Neuhaus 2007).

Während die ePA einem hohen Anspruch auf Vollständigkeit und Verlässlichkeit und den Grundprinzipien einer ordnungsgemäßen medizinischen Dokumentation genügen muss, steht bei eGA-Systemen die Frage im Vordergrund, auf welche Informationen der Patient für persönliche Zwecke oder für die weitere Behandlung durch andere Leistungserbringer Zugriff haben möchte. Die eGA sollte folgende Merkmale aufweisen:

> Die Nutzer müssen selbst Daten eingeben können.
> Die Nutzer müssen Dokumente aus klinischen Systemen importieren können.
> Die Daten sollten nach einem einheitlichen Standard kodiert sein.
> Die Speicherung sollte in einer Datenbank erfolgen, die eine flexible Nutzung und Präsentation ermöglicht.
> Die Benutzeroberfläche muss verständlich und leicht zu bedienen sein.

Merkmale der eGA

Mögliche Funktionen einer patientengeführten Akte sind neben allgemeinen Verwaltungsfunktionen oder dem Import oder Upload von Dokumenten zum Beispiel:

> Arzneimitteldokumentation und Interaktionscheck,
> Anbindung an eine Online-Apotheke,
> Laborwertverwaltung,
> Therapie- und Terminplanung,
> Notfallzugriff,
> Erinnerungs- und Nachrichtenfunktionen,
> Einbindung von Medizingeräten und
> Einbindung von Gesundheitsinformationen.

Funktionen einer patientengeführten Akte

Grundsätzliche Anforderungen an den Datenschutz und die Datensicherheit

Die EU-Kommission misst elektronischen Gesundheitsdiensten eine große Bedeutung für die Verbesserung der Gesundheitsversorgung bei. Die Zielsetzung, zunehmend grenzüberschreitend Leistungen der Gesundheitsversorgung zu ermöglichen, erfordert längerfristig die Interoperabilität elektronischer Patientenakten.

Elektronische Akten aus Sicht der Verbraucher

Aktionsplan der EU-Kommission 2004

> Aktionsplan für einen europäischen Raum der elektronischen Gesundheitsdienste KOM(2004) 356 endgültig. Der Datenschutz ist geregelt in der Richtlinie 95/46/EG des Europäischen Parlaments und des Rates vom 24. Oktober 1995 zum Schutz natürlicher Personen bei der Verarbeitung personenbezogener Daten und zum freien Datenverkehr, Amtsblatt L281 vom 23. November 1995:
> › ein europäischer Raum der elektronischen Gesundheitsdienste
> › eine bessere europäische Gesundheitsfürsorge
> › eine Stärkung der Gesundheitskunden
>
> Quelle: Europa 2004

Konkret werden drei Nutzendimensionen ausgewiesen, die sich nicht klar voneinander abgrenzen lassen:

ausgewiesene Nutzendimensionen

> › Verbesserung der Behandlungsqualität
> › Verbesserung der Wirtschaftlichkeit medizinischer Behandlung/Eindämmung von künftigen Kostensteigerungen
> › Datenerhebung zum Zweck der Qualitätskontrolle und für statistische Erhebungen im öffentlichen Gesundheitswesen (Kostenkontrolle)

Aus Sicht des Datenschutzes (Artikel-29-Datenschutzgruppe 2010) bergen die ePA-Systeme, die die medizinischen Daten einer Person aus verschiedenen Quellen zentral erfassen und diese sensiblen Daten weiten Kreisen leichter zugänglich machen, ein neues Risikopotenzial, das die Dimensionen des möglichen Missbrauchs medizinischer Daten einzelner Personen völlig verändert. In dem Papier wird nicht zwischen ePA und eGA differenziert (siehe dazu auch den Textkasten auf der Folgeseite).

Neben dem Prinzip der Zweckgebundenheit und dem Erforderlichkeitskriterium ist ein weiterer traditioneller Schutzmechanismus die ärztliche Schweigepflicht. Mit Einführung der ePA gilt dies jedoch möglicherweise nur noch beschränkt, da der Zweck der ePA unter anderem darin besteht, für Behandlungszwecke gerade solchen Fachkräften Zugang zu Krankenakten zu verschaffen, die an der in der Akte dokumentierten früheren Behandlung nicht beteiligt waren. Die Datenschutzgruppe hat daher Zweifel, ob die ärztliche Schweigepflicht im ePA-Kontext noch ausreichenden Schutz bietet, und schlussfolgert, dass neues Risikopotenzial zusätzliche und möglicherweise auch neue Sicherheitsvorkehrungen erfordert.

Nachfolgende wesentliche Gesichtspunkte eines ordnungspolitischen Rahmens aus der Perspektive des Datenschutzes sind in dem Papier der Artikel-29-Datenschutzgruppe niedergelegt:

> > > „Die Vorhaltung medizinischer Daten in einer elektronischen Patientenakte geht über das herkömmliche Maß der Vorhaltung und Nutzung von Krankenunterlagen hinaus. Durch die vielen Zugriffspunkte in einem offenen Netz wie dem Internet wird die Gefahr des Abfangens von Patientendaten größer. Wenn elektronische Patientenakten erst einmal ins Netz gestellt sind, kann sich das bisherige gesetzlich vorgeschriebene Maß an Vertraulichkeit, das noch von Papierakten ausging, als unzureichend erweisen, um die privaten Interessen eines Patienten zu schützen. Voll ausgereifte ePA-Systeme neigen dazu, den Zugang zu medizinischen Informationen und sensiblen personenbezogenen Daten zu erleichtern und sie größeren Kreisen zugänglich zu machen. Vor diesem Hintergrund ist es nicht leicht, sicherzustellen, dass tatsächlich nur das entsprechende ärztliche Personal Zugang zu den Informationen erhält, und das auch nur zu Zwecken, die mit der medizinischen Versorgung der betreffenden Person in Zusammenhang stehen. Die Verarbeitung sensibler personenbezogener Daten ist bei ePA-Systemen sehr viel komplexer und hat direkte Auswirkungen auf die Rechte des Einzelnen. Folglich müssen ePA-Systeme als neues potenzielles Risiko für den Schutz sensibler personenbezogener Daten betrachtet werden" (Artikel-29-Datenschutzgruppe 2010).

Der Zugang zu medizinischen Daten in einer elektronischen Patientenakte sollte nur im Rahmen der engen Zweckbindung des Artikels 8 Absatz 3 der EU-Datenschutzrichtlinie zugelassen werden. Der Artikel 8 Absatz 3 erlaubt die Verarbeitung personenbezogener Daten, wenn drei Voraussetzungen erfüllt sind: Die Verarbeitung der Daten muss „erforderlich" sein und „zum Zwecke der Gesundheitsversorgung, der medizinischen Diagnostik, der Gesundheitsversorgung oder Behandlung oder für die Verwaltung von Gesundheitsdiensten" erfolgen; sie muss durch ärztliches Personal vorgenommen werden, „das nach einzelstaatlichem Recht [...] dem Berufsgeheimnis unterliegt" oder „durch sonstige Personen, die einer entsprechenden Geheimhaltungspflicht unterliegen."

Ausgehend von der Annahme, dass Patienten nicht gezwungen werden können, sich an einem ePA-System zu beteiligen, müssen die Rechtsvorschriften auch die Möglichkeit eines Ausstiegs in Betracht ziehen. Es muss festgelegt werden, ob dies eine Verpflichtung zur vollständigen Löschung der Daten beinhaltet oder ob lediglich der Zugang weiterer Daten unterbleiben muss. Die Entscheidung hierüber kann auch den betroffenen Personen überlassen bleiben.

In ePA-Systemen müssen Patienten absolut zweifelsfrei identifizierbar sein. Würden aufgrund von Fehlern bei der Patientenidentifikation irrtümlicherweise Daten einer anderen Person verwendet, hätte dies in vielen Fällen fatale Folgen.

Ob die Patienten einen direkten (elektronischen) Zugriff auf ihre ePA zu Konsultationszwecken erhalten sollen, folgt nicht unmittelbar aus dem nach Datenschutzgrundsätzen zustehenden Auskunftsrecht, das nicht zwangsläufig als Direktzugang ausgestaltet sein muss. Ein direkter Zugang würde jedoch das Vertrauen in ein ePA-System erheblich stärken. Um zu verhindern, dass sich Unbefugte Zugang zu den Daten verschaffen, wäre die Vorbedingung für einen direkten Zugang eine sichere elektronische Personenidentifizierung und -authentisierung:

Elektronische Akten aus Sicht der Verbraucher

sichere elektronische Identifizierung und Authentisierung

> **Identifizierbar**
> Eine Person wird durch Identifikationsmerkmale wie Name, Geburtsdatum, Anschrift etc. beschrieben, und diese Beschreibung wird gegebenenfalls durch eine Geburtsurkunde, den Pass oder eine Sozialversicherungskarte bestätigt.
>
> **Authentisierung**
> Eine Person erbringt den Nachweis, dass sie tatsächlich die ist, für die sie sich ausgibt. Dies geschieht in der Regel durch Vorlage eines amtlichen Ausweispapiers mit Foto (zum Beispiel Pass) oder – im elektronischen Bereich – mithilfe der elektronischen Signatur.

Eine elektronische Gesundheitskarte in Form einer Chipkarte könnte die elektronische Identifizierung von Patienten und auch ihre Authentisierung für den Fall, dass die Patienten ihre Akte selbst einsehen wollen, erheblich erleichtern. Voraussetzung für eine zuverlässige Zugangskontrolle sind eine zweifelsfreie Identifizierung und Authentisierung. Um die mit der Authentisierung verbundenen Risiken bei der Verwendung von Kennungen zu vermeiden, sollte längerfristig die Verwendung der elektronischen Signatur angestrebt werden.

Die Frage, ob Patienten selbst die Daten in ihre elektronische Patientenakte eingeben können sollen oder ob die medizinische Fachkraft dies in jedem Fall übernimmt, muss geregelt werden. Eine Transparenz (Protokollroutinen), die den Urheber der Einträge kenntlich machen, könnte Probleme hinsichtlich der Verlässlichkeit der Daten lösen. Es wäre auch möglich, den Zugang zu Eingabezwecken auf ein bestimmtes Modul der Akte zu beschränken. Das Leistungsvermögen und die besonderen Bedürfnisse von chronisch Kranken, älteren Menschen und Behinderten müssen insbesondere in diesem Kontext besondere Berücksichtigung finden.

Für medizinisches Personal muss ein Erkennungs- und Authentisierungssystem eingerichtet werden, bei dem nicht nur die Identität, sondern auch die Funktion nachgewiesen wird, in der die Fachkraft tätig ist. Für den Zugang zu einer ePA, abgesehen vom Patienten selbst, muss der Grundsatz gelten, dass nur jene medizinischen Fachangestellten oder Mitarbeiter zugangsberechtigt sind, die an der Behandlung der Patienten mitwirken. Eine akute Behandlungssituation muss gegeben sein.

››› in logische Teilblöcke unterteilte Zugangsrechte

Der Datenschutz sollte durch modulare Zugangsrechte erhöht werden. Das bedeutet, dass die medizinischen Daten einer Patientenakte in bestimmte Kategorien eingeteilt werden, auf die jeweils nur bestimmte medizinische Fachkräfte oder Einrichtungen zugreifen können.

Auch wenn ein ePA-System nicht ausschließlich auf der Einwilligung der betroffenen Person als alleiniger Rechtsgrundlage beruht, sollte die Selbstbestimmung der Patienten über den Zeitpunkt und die Art der Verwendung ihrer Daten als Schutzmechanismus eine große Rolle spielen.

Wann immer in der Praxis durchführbar, das heißt, sofern Patienten präsent und handlungsfähig sind, sollten sie die Möglichkeit haben, den Zugang zu ihren ePA-Daten verweigern zu können. Hierzu muss jeder im Vorfeld wissen, wer wann warum auf seine Daten zugreifen möchte und welche Folgen eine Zugangsverweigerung haben könnte.

Da die verschiedenen Arten von Krankendaten unterschiedlich schwerwiegende Konsequenzen haben können, sollte zwischen den verschiedenen Verwendungsmöglichkeiten mit abgestuften Arten der Ausübung des Selbstbestimmungsrechts unterschieden werden: beispielsweise eine ausdrückliche Einwilligung (Opt-in-Verfahren) bei potenziell kompromittierenden Daten (wie etwa psychiatrischen Daten) und eine ausdrückliche Ablehnung (Opt-out-Verfahren) bei weniger problematischen Informationen. Voraussetzung aller Opt-out-Optionen ist allerdings immer die angemessene Aufklärung des Patienten.

Patienten sollten grundsätzlich die Möglichkeit haben, die Weitergabe ihrer medizinischen Daten, die von einer medizinischen Fachkraft während der Behandlung registriert wurden, an anderes medizinisches Personal zu verhindern. Hier stellt sich die Frage, ob die Zugangsbeschränkung für weitere Nutzer ersichtlich oder nicht sichtbar erfolgen sollte. Eine Möglichkeit könnten „versiegelte Umschläge" sein, die sich ohne Zutun der betroffenen Person nicht öffnen lassen.

Für andere Zwecke (Qualitätsbewertung, Statistik) sollten Daten aus ePA-Systemen nur in anonymisierter oder zumindest pseudonymisierter Form verwendet werden können. Durch spezielle Regelungen sollte verhindert werden, dass Patienten widerrechtlich dazu veranlasst werden, ihre ePA-Daten offenzulegen, wie zum Beispiel auf Aufforderung eines künftigen Arbeitgebers oder einer Versicherungsgesellschaft. Neben allgemeinen Erfordernissen der Aufklärung könnten hier auch technische Mittel zum Einsatz kommen wie etwa besondere Anforderungen an einen Komplettausdruck der ePA oder eine Standarddokumentation, die legitimen Informationsinteressen eines Versicherers gerecht wird und mit Zustimmung der Patienten elektronisch übermittelt werden kann.

Ein ePA-System muss gewährleisten, dass Patienten ihr Auskunftsrecht ohne Schwierigkeiten ausüben können. Eine einzige Stelle sollte hier als Ansprechpartner fungieren. Für die Transparenz der Zugriffe sollten Patienten über Protokolle jederzeit den Überblick darüber haben, welche Personen oder Institutionen auf ihre ePA-Daten zugegriffen haben.

Konkrete Erfahrungen

Eine Studie der Europäischen Kommission, an der 7.000 Allgemeinmediziner aus 27 EU-Ländern teilnahmen, hat gezeigt, dass deutsche Ärzte bei der Nutzung der technischen Möglichkeiten von Computern und Internet in der Arztpraxis sehr zurückhaltend sind (Europa 2008; Europa 2010). Die EU-Kommission stellt fest: „Während es einerseits eine Gruppe von Vorreiter-Ländern gibt, die eine Internet-Nutzung von fast 100 Prozent aufweisen, führt Deutschland eine Gruppe von Nachzüglern an, bei denen 60 Prozent oder weniger eine Internet-Verbindung haben." Der Ländervergleich zeigt auch bei einzelnen Anwendungen, dass die Möglichkeiten von Informations- und Computertechnologien sehr unterschiedlich genutzt werden.

Während in Dänemark in 60 Prozent der Praxen eine umfangreiche E-Mail-Kommunikation zwischen Ärzten und Patienten stattfindet, sind dies im EU-Durchschnitt nur vier Prozent. In den Mitgliedstaaten Dänemark, Niederlande und Schweden ist die elektronische Rezeptausstellung weit verbreitet; im EU-Durchschnitt liegt sie bei lediglich sechs Prozent. Die medizinische Fernüberwachung, mittels derer Ärzte den Krankheitsverlauf eines Patienten verfolgen oder chronische Erkrankungen behandeln können, wird ansatzweise nur in Schweden, den Niederlanden und Island praktiziert.

In Deutschland liegen nur wenige konkrete Erkenntnisse zum Patientennutzen von elektronischen Akten und telemedizinisch unterstützter Gesundheitsversorgung vor. Erfahrungen aus dem Ausland zeigen, dass elektronische Aktensysteme eng mit verbesserten Versorgungsabläufen verknüpft sein müssen, um zu nachweisbaren positiven Resultaten zu gelangen.

Innerhalb einer großen amerikanischen Krankenversicherung und Versorgungseinrichtung, der Veterans Health Administration (VHA) mit über fünf Millionen Mitgliedern, hat sich die Versorgungsqualität in den letzten zehn Jahren durch eine systematische Erhebung und Publikation von Qualitätsindikatoren nachhaltig verbessert. Die Verbesserungen sind insbesondere in den Bereichen eingetreten, in denen Indikatoren systematisch erhoben, elektronisch verarbeitet und publiziert worden sind. Allerdings liegt die Nutzung von elektronischen Gesundheitsinformationssystemen in US-Hospitälern bislang auch erst bei zehn Prozent.

In einer Untersuchung zum Einsatz von elektronischen Gesundheitsakten kommen die Autoren zu dem Ergebnis, die Qualitätsgewinne seien keineswegs so stabil, verallgemeinerbar und zwingend nachgewiesen worden wie stillschweigend angenommen wurde und wird. Weniger als zehn Prozent der US-Hospitäler verfügen über ein elektronisches Gesundheitsinformationssystem (Ashish 2009; Forum 2009; Forum 2010; Jeffrey 2007).

Die ersten sicheren Ergebnisse aus Studien zu telemedizinisch unterstützten Versorgungsabläufen zeigen, dass auch innerhalb einer Gruppe chronisch Erkrankter große Unterschiede hinsichtlich des Nutzens bestehen können. Aktuell liegen die Ergebnisse zweier Studien über den Nutzen von Telemonitoring vor, die wenig optimistisch stimmen. In der US-Studie mit 1.653 Teilnehmern, die vor Kurzem mit einer Herzschwäche stationär behandelt wurden, erhielt die Hälfte der Teilnehmer Telemonitoringleistungen, während die andere Hälfte traditionell versorgt wurde.

Es wurde 180 Tage lang kontrolliert, ob Teilnehmer der Interventions- und Kontrollgruppe wegen irgendeiner Erkrankung erneut stationär behandelt werden mussten oder starben (primärer Endpunkt) und wie oft beziehungsweise wie lange sie im Krankenhaus behandelt werden mussten (sekundärer Endpunkt). In beiden Hinsichten ergaben die Untersuchungsergebnisse keine signifikanten Unterschiede (Sarwat et al. 2010).

Methodisch noch anspruchsvoller ist eine Studie an der Charité in Berlin, die im Auftrag des Bundeswirtschaftsministeriums seit 2008 laufende Telemedizin-Studie TIM-HF, die weltweit zu den wenigen Langzeituntersuchungen zur Prüfung telemedizinischer Betreuung bei chronischer Herzinsuffizienz gehört. An der kontrollierten multizentrischen Studie nahmen 710 Patienten teil, jeweils zur Hälfte mit telemedizinischer Betreuung zusätzlich zur Standardtherapie. Als Patient der Telemedizingruppe erhält man zusätzlich zu den gewohnten Medikamenten ein EKG-Gerät, ein Blutdruckmessgerät, einen Aktivitätsmesser und eine Waage. Diese Messgeräte sind mit einem Sender ausgestattet, der die Messdaten über Bluetooth an einen mobilen medizinischen Assistenten sendet. Dieser schickt dann alle Daten über Mobilfunk an das telemedizinische Zentrum des behandelnden Krankenhauses, in dem die Daten in einer elektronischen Patientenakte erscheinen und von medizinischem Fachpersonal befundet werden.

>>> Telemedical Interventional Monitoring in Heart Failure

Weder bei der Gesamtsterblichkeit noch bei den Klinikeinweisungen gab es zwischen den beiden Gruppen signifikante Unterschiede. Nach einer Subgruppenanalyse bleibt eine Gruppe von Patienten mit Herzinsuffizienz übrig, die von Telemonitoring nachweislich einen Nutzen hat und etwa zehn Prozent aller Herzinsuffizienten ausmacht (Köhler 2010).

Die patientengeführte Online-Gesundheitsakte, die die BARMER GEK ihren 8,5 Millionen Mitgliedern im Zeitraum von Dezember 2007 bis August 2010 im Rahmen eines Forschungsvorhabens angeboten hat, haben 1.269 Versicherte genutzt. Bei dem Studienprojekt haben 683 Versicherte bis zum Schluss mitgemacht. Aufschlussreich ist, dass Nutzerinnen und Nutzer professionelle Daten in ihren Gesundheitsakten erwarten (siehe dazu den Beitrag von Kirchner et al. in diesem Buch).

Fazit

Die wenigen vorliegenden Erkenntnisse zeigen, dass neue Medien und Kommunikationsformen keinen Automatismus für eine bessere oder wirtschaftlichere Versorgung darstellen. Vielmehr bedarf es sorgfältiger Studien und erheblicher organisatorischer Veränderungen anderer Art, um einen Mehrwert zu generieren. Je mehr wir uns von der Vorstellung lösen, dass technische Innovationen einen Automatismus für Fortschritt darstellen, desto eher besteht die Chance, dass technische Möglichkeiten intelligent in komplexere Reformstrategien eingepasst und so die Effekte struktureller Veränderungen oder optimierter Prozesse verstärkt werden können.

Für eine Minderheit chronisch Kranker können beispielsweise persönlich geführte Gesundheitsakten nach derzeitigem Muster schon jetzt Vorteile bringen. Die Probleme des Datenschutzes bei solchen webbasierten Systemen werden sich jedoch nur auflösen lassen, wenn das strenge Schutzniveau der Telematikinfrastruktur auch auf diese Angebote ausgedehnt wird.

Aus der Perspektive der Leistungserbringer bieten praxisnähere Lösungen wie der eFA-Standard, der eine fallbezogene Zusammenarbeit zwischen den Sektoren ermöglicht, gegenwärtig größere Vorteile als ein noch mit vielen ungelösten Problemen behaftetes ePA-System. Allerdings ist bei eFA die aktive Einbeziehung der Patienten nicht beabsichtigt. Die längerfristige Speicherung von Fallakten und ein patientengesteuertes Zugriffsmanagement bleiben daher an die Einführung einer ePA gebunden. Der in Nordrhein-Westfalen verfolgte Weg einer schrittweisen Zusammenführung beider Ansätze dürfte sinnvoll sein, wenn aus dem anspruchsvollen Ziel, dass Patienten die Hoheit über ihre persönlichen Daten haben sollen, ein alltagstaugliches realistisches Konzept werden soll.

Für die Mehrheit der Patientinnen und Patienten wird sich der Nutzen elektronischer Aktensysteme nur erschließen, wenn diese das Konzept der partizipativen und leitliniengestützten Entscheidungsfindung unterstützen und zu einem wesentlichen Bestandteil der ärztlichen Versorgung werden. Patientenorientierung bedeutet, dass ein grundlegender Mentalitätswandel auf allen Ebenen des Gesundheitssystems von allen Beteiligten vollzogen werden muss. Dass Patientinnen und Patienten als Subjekte von Fürsorge befähigt werden, Entscheidungen, die ihre Gesundheit betreffen, zusammen mit dem Arzt in eigener Verantwortung zu treffen, ist die Grundvoraussetzung dafür, dass elektronische Patientenakten den erhofften Mehrwert bringen können. Ein Mittel wird sehr schnell zum Selbstzweck, wenn es keine übergeordnete Zwecksetzung gibt. Was vielfach unter dem Stichwort der Ökonomisierung des Gesundheitssystems diskutiert wird, ist Folge einer verkehrten Zweck-Mittel-Relation. Die Verteufelung des Mittels, sei es Geld, seien es technische Innovationen, führt nicht heraus aus diesem Kreislauf.

Systemverantwortung kann von Einzelnen oder Gruppen nur erwartet werden, wenn es einen stabilen gesellschaftlichen Konsens zu übergeordneten Zwecken gibt. Transparenz und unproblematischer Zugang zu relevanten Informationen und unabhängiger Beratung sind deshalb kein Beiwerk, sondern notwendige Bedingung von Patientensouveränität. Die verstärkte Nutzung von Informations- und Kommunikationstechnologien darf nicht dazu führen, dass sich neue Wissensasymmetrien aufbauen oder bestehende verschärfen, weil die Beschäftigung mit einer gewaltigen Datenflut zum Selbstzweck wird. Elektronische Aktensysteme müssen zeigen, dass sie Komplexität reduzieren und Autonomie stärken.

Literatur und Online-Quellen

Artikel-29-Datenschutzgruppe (2010): Arbeitspapier Verarbeitung von Patientendaten in elektronischen Patientenakten (ePA). 00323/07/DE WP 131. http://abekra.de/Recht/Sozialdatenschutz/29_Datenschutzgruppe_EU_Verabreitung_Patientendaten_elektro_%20P.pdf (abgerufen am 10. Januar 2011).

Ashish, K.; Jha, C. et al. (2009): Use of Electronic Health Records in U.S. Hospitals, in New England Journal of Medicine (NEJM), 2009;360. http://www.nejm.org/doi/pdf/10.1056/NEJMsa0900592 (abgerufen am 10. Januar 2011).

Datenschutz (2010): Der BfDI und der Verbraucherzentrale Bundesverband e.V. haben zur Gewährleistung des Daten- und Verbraucherschutzes im Internet am 6. Dezember 2010 einen Fünf-Punkte-Katalog vorgelegt. https://www.vzbv.de/start/index.php?page=themen&bereichs_id=1&themen_id=4&dok_id=975&search_1=Datenschutz&search_2=&hiliting=yes (abgerufen am 10. Januar 2011).

Europa (2004): eu-lex. europa.eu (abgerufen am 3. August 2011).

Europa (2008): Umfrage gibt Überblick über die Online-Gesundheitsfürsorge in Europa und empfiehlt stärkeren Einsatz der IKT durch die Ärzte. http://europa.eu/rapid/pressReleasesAction.do?reference=IP/08/641&format=HTML&aged=0&language=DE&guiLanguage=en (abgerufen am 10. Januar 2011).

Europa (2010): eGoverment benchmarking reports. http://ec.europa.eu/information_society/eeurope/i2010/benchmarking/index_en.htm (abgerufen am 10. Januar 2011).

Fallakte (2009): Die elektronische Fallakte ist eine 2006 von den privaten Klinikketten Asklepios, Rhön-Klinikum und Sana sowie der Deutschen Krankenhausgesellschaft mit dem Fraunhofer-Institut für Software- und Systemtechnik ISST gestartete Initiative des stationären Sektors. 2009 wurde der Verein „elektronische FallAkte" gegründet (http://www.fallakte.de).

Forum (2007): Bessere medizinische Versorgung durch systematische Einführung von Qualitätsindikatoren. http://www.forum-gesundheitspolitik.de/artikel/artikel.pl?artikel=1007 (abgerufen am 10. Januar 2011).

Forum (2009): Technikvision und Wirklichkeit. http://www.forum-gesundheitspolitik.de/artikel/artikel.pl?artikel=1536 (abgerufen am 10. Januar 2011).

Haas, P. (2009): Gesundheitstelematik, in: Praxishandbuch IT im Gesundheitswesen, Hrsg. Johner, Ch. und Haas, P., München 2009, S. 252 f.

Johner, Ch.; Geis, Th. (2009): Softwareentwicklung, in: Praxishandbuch IT im Gesundheitswesen. Hrsg. Johner, Ch. und Haas, P., München 2009, S. 3.

Koehler, F. et al. (2010): The impact of remote telemedical management on mortality & hospitalization rates in ambulatory patients with CHF. The Telemedicine to Improve Mortality in Heart Failure study (TIM-HF): http://www.partnership-for-the-heart.de (abgerufen am 10. Januar 2011).

Linder, M.D.; Jeffrey, A. et al. (2007): Electronic Health Record Use and the Quality of Ambulatory Care in the United States. Archiv of International Medicine 2007;167(13):1400–1405. http://archinte.ama-assn.org (abgerufen am 10. Januar 2011).

Modernes Datenschutzrecht (2010): Ein modernes Datenschutzrecht für das 21. Jahrhundert: Eckpunkte der Konferenz der Datenschutzbeauftragten des Bundes und der Länder – verabschiedet am 18. März 2010 – und das Positionspapier des Verbraucherzentrale Bundesverbandes zum Änderungsbedarf beim Bundesdatenschutzgesetz sind zugänglich über http://www.bfdi.bund.de (abgerufen am 10. Januar 2011).

Neuhaus, J. (2007): Die elektronische Fallakte, eine Definition und Abgrenzung aus fachlicher Sicht. http://www.fallakte.de/images/stories/pdf/downloads/0705xx_efa_kurzdarstellung.pdf (abgerufen am 10. Januar 2011).

Neuhaus, J. (2010): Elektronische Fallakte und Patientenakte, Auf dem Weg zu einer einheitlichen Lösung, in: Deutsches Ärzteblatt 2, 2010.

Ratgeber (2010): Neuer Ratgeber der Verbraucherzentralen: Datenschutz im Alltag, Berlin 2010.

Sarwat, I. et al. (2010): Telemonitoring in Patients with Heart Failure in: New England Journal of Medicine, 2010; 363:2301–2309.

Tätigkeitsberichte (2009): Tätigkeitsberichte des Bundesbeauftragten für den Datenschutz und die Informationsfreiheit unter http://www.bundesdatenschutzbeauftragter.de (abgerufen am 10. Januar 2011).

Klaus Theo Schröder

Die Rolle des Schlichters im Prozess der Entscheidungsfindung zur eGK

Im Jahr 2010 hat die Selbstverwaltung beschlossen, einen Schlichter zu berufen, um die Entscheidungsfindung beim Aufbau der Telematikinfrastruktur, insbesondere bei der Einführung der elektronischen Gesundheitskarte, voranzutreiben.

Die Ziele, die mit der Entwicklung der elektronischen Gesundheitskarte und der entsprechenden Telematikinfrastruktur verfolgt werden, sind klar, einfach, präzise und werden durchgängig von allen Beteiligten geteilt.

Es geht mit der Einführung der Telematikinfrastruktur und der elektronischen Gesundheitskarte darum, dass

Motive zur Einführung der eGK

> ⟩ die Verwaltungsabläufe vereinfacht werden,
> ⟩ die räumliche und zeitliche Verfügbarkeit medizinischer Daten erhöht wird und
> ⟩ Datenschutz und Datensicherheit im Gesundheitswesen, in dem bekanntlich mit sehr sensiblen Daten gearbeitet wird, gestärkt und weiterentwickelt werden.

Im Kern geht es um die Verbesserung der Versorgung bei gleichzeitiger Effektivierung durch den Abbau von Bürokratie und den Einsatz moderner technischer Hilfsmittel für den Informationsaustausch und die Kommunikation im arbeitsteiligen Gesundheitssystem. Gelingt dies, werden Valenzen freigesetzt, mit denen die Qualität der Versorgung nachhaltig gesteigert werden kann, nicht zuletzt dadurch, dass die verschiedenen Leistungserbringer wirkungsvoller zusammenarbeiten können.

Vor diesem Hintergrund leuchtet ein, dass der Gesetzgeber in Deutschland diese Aufgabe der Selbstverwaltung überantwortet hat. Alle Beteiligten der Selbstverwaltung, die Gesetzliche Krankenversicherung, die Private Krankenversicherung, die Kassenärztliche Bundesvereinigung, die Bundesärztekammer, die Kassenzahnärztliche Bundesvereinigung, die Bundeszahnärztekammer, der Deutsche Apothekerverband und die Deutsche Krankenhausgesellschaft arbeiten zusammen. Sie haben zu diesem Zweck die gematik, die Gesellschaft für Telematikanwendungen der Gesundheitskarte mbH, ins Leben gerufen und tragen letztendlich in der Gesellschafterversammlung die Verantwortung für eine zielgerichtete, belastbare, qualitativ hochwertige und ressourcenschonende Einführung der Telematikinfrastruktur und der elektronischen Gesundheitskarte.

Der schwere Weg der Entscheidungsfindung

So konsequent es war, die Selbstverwaltung mit dieser Aufgabenstellung zu betrauen, so schwierig ist die Durchführung der Arbeiten innerhalb der gematik. Im Detail kommen zwei besondere Momente zusammen:

Einerseits ist vor dem Hintergrund der unterschiedlichen und zum Teil divergierenden Interessen der verschiedenen Beteiligten innerhalb der Selbstverwaltung nicht zu erwarten, dass es in relativ kurzer Zeit zu wesentlichen Entscheidungen kommen wird. Wegen der unterschiedlichen Interessen sind Verhandlungen im Gesundheitswesen bereits bilateral schwierig und oft genug zeitintensiv. Multilaterale Abstimmungsprozesse potenzieren die Schwierigkeiten.

Andererseits geht es bei der gematik um Entscheidungen, die an sich hochkomplex sind und die darüber hinaus von diffizilen technischen Fragestellungen gekennzeichnet sind, die klassisch bislang nicht in den Kanon der Aufgabenstellung der Selbstverwaltung im deutschen Gesundheitswesen gehört haben.

Vor dem Hintergrund dieser schwierigen, zum Teil auch schleppenden Entscheidungsfindung in den letzten Jahren hat sich die Selbstverwaltung im Jahr 2010 entschlossen, nicht nur die wesentlichen Projekte der gematik durch die Gesellschafter selbst stärker zu begleiten, sondern auch einen Schlichter zu berufen, der bei fehlenden Entscheidungen der Gesellschafterversammlung eigene Vorschläge für die Beschlussfassung unterbreitet und damit seinen Beitrag zur Beschleunigung der gesamten Prozeduren leistet.

Die Rolle und Aufgabe des Schlichters

Da diese Aufgabe auch für den Schlichter komplex ist, tritt er nicht nur dann in Erscheinung, wenn er konkret mit einem Schlichtungsvorschlag von 50 Prozent der Gesellschafter beauftragt wird, sondern er nimmt auch regelmäßig an den Gesellschafterversammlungen teil, um so die Diskussion und Entscheidungskultur kontinuierlich mitverfolgen zu können.

Zu den Aufgaben des Schlichters gehört auch, mit den Gesellschaftern und den Dritten (zum Beispiel Fachinstanzen) im ständigen Dialog zu bleiben, um frühzeitig zu erkennen, wie und an welcher Stelle Probleme entstehen und ob man nicht im Vorfeld bereits durch entsprechende Hinweise formelle Schlichtungsverfahren vermeiden kann.

Die Rolle des Schlichters im Prozess der Entscheidungsfindung zur eGK

Wird der Schlichter formell mit einer Schlichtung zu einem offenen Punkt betraut, zu dem kein Beschluss mit einer Zweidrittelmehrheit in der Gesellschafterversammlung erfolgt, ist es seine Aufgabe, binnen vier Wochen im Dialog mit den Beteiligten einen eigenen, umsetzbaren Entscheidungsvorschlag zu machen.

Allein der zeitliche Aspekt verdeutlicht, dass gute Schlichtung einer intensiven Vorbereitung eines Schlichtungsspruches bedarf, und zwar nicht nur in rechtlich funktionaler, sondern auch in politischer Hinsicht, sodass ein entsprechender Beschluss auch von den Beteiligten aktiv mitgetragen wird. Ganz entscheidend ist auch, dass die Umsetzung des Schlichterspruches nachbereitet beziehungsweise begleitet wird, um zu sehen, ob das Beschlossene auch in der Alltagsarbeit der gematik umgesetzt – oder besser formuliert – gelebt wird.

Der erste formelle Schlichterspruch, der am 14. Juni 2010 gefällt wurde, kann durchaus als beispielgebend verstanden werden, da es seinerzeit gelungen ist, die unterschiedlichen Interessen im Schlichterspruch auch so auszugleichen, dass am Ende alle Beteiligten, also die Gesellschafter in der Gesellschafterversammlung zustimmen konnten. Damit war nicht nur ein extern formulierter Beschluss Gegenstand der Gesellschafterversammlung, sondern am Ende stand eine gemeinsame und von allen getragene Position. Die sich zuvor gegenüberstehenden Positionen und Auffassungen konnten zu einem Konsens zusammengeführt werden.

Da die verschiedenen Projekte der elektronischen Gesundheitskarte und der Telematikinfrastruktur in die verschiedenen Ebenen des gesundheitlichen Versorgungssystems hineinragen, muss ständig damit gerechnet werden, dass unterschiedliche, ja widerstreitende Interessen aufeinandertreffen, die nicht sofort und ohne Weiteres zum Ausgleich gebracht werden können. Deshalb ist es als sehr sinnvoll zu bewerten, dass die Gesellschafter sich entschieden haben, Schlichtung als einen auf Dauer angelegten Prozess zu organisieren und dem Schlichter ein Höchstmaß an Unabhängigkeit im Prozess zu garantieren. Der Schlichter wiederum ist in besonderem Maße gefordert, diese Unabhängigkeit selbst zu wahren und zu fördern. Dies gelingt am besten, wenn er auf der einen Seite Äquidistanz zu allen Beteiligten hält und auf der anderen Seite dafür Sorge trägt, dass den verschiedenen Beteiligten die Position, die Rolle und die Einschätzung der jeweils anderen Seite nahegebracht werden. Insofern geht es auch um Mediation, und – wenn man so will – um Übersetzungsarbeit, damit sich nicht allein bereits Missverständnisse zu wirklichen, handfesten Konflikten innerhalb der Gesellschafter der gematik auswachsen.

Schließlich versteht sich der Schlichter der Gesellschafterversammlung der gematik dahingehend, nicht nur konkrete Schlichtungsaufgaben zu erledigen und die Projekte zu begleiten. Es gilt letztendlich, die Entscheidungsfähigkeit der Gesellschafterversammlung zu stärken, damit in Zukunft eine Entscheidungskultur Platz findet, die Schlichtung in expliziter Form möglichst überflüssig macht.

Fazit

Der Schlichter hat in gewisser Weise die Aufgabe, sich selbst überflüssig zu machen. Dieses Ziel wird erreicht werden, wenn im Alltag des Gesundheitswesens deutlich wird, wie sehr die elektronische Gesundheitskarte und die Telematikinfrastruktur in der Lage sind, die eingangs genannten Ziele im Alltag praktisch zu unterstützen. Wenn dieser Zustand erreicht ist, dann spricht der Nutzen des Systems für sich. Diese Evidenz wird die von verschiedenen Seiten immer noch gehegten Vorurteile am besten widerlegen.

Michael Hübner, Petra Kellermann-Mühlhoff, Annegret Lingemann

eHealth.deutschland. Die Sicht einer Krankenkasse

Grundlegende Aufgaben bei der technologischen Weiterentwicklung eines Gesundheitswesens

Die strukturierte und transparente Planung von komplexen Prozessen, wie beim Aufbau der Telematikinfrastruktur im deutschen Gesundheitswesen, wird politisch und ökonomisch immer wichtiger. Die Entscheidung darüber, wie das Gesundheitswesen technologisch weiterentwickelt wird, bedarf rational belegbarer Grundlagen.

Politik: effiziente politische Handlungsräume

Die konkrete und umfassende Ausrichtung eines Gesundheitswesens an den rechtlichen, wirtschaftlichen und technologischen Zielen einer Gesellschaft, wie sie sich bisher in Teilen aus dem Sozialgesetzbuch ergeben, bedeutet keineswegs einen Verlust an politischen, unternehmerischen oder wissenschaftlichen Handlungsspielräumen für die diversen Beteiligten im deutschen Gesundheitswesen. Vielmehr könnte ein erweiterter politischer Handlungsraum helfen, Ziele zu konkretisieren und sich auf wesentliche Handlungsoptionen zu fokussieren. Eine thematische Eingrenzung würde zudem die notwendigen Koordinationsprozesse zwischen den Akteuren erleichtern, sodass Veränderungsprozesse beschleunigt werden könnten. Und nicht zuletzt würde dies insgesamt eine ressourceneffiziente Vorgehensweise für die Gesellschaft insgesamt bedeuten. Die Politik ist hier auch in einer besonderen ökonomischen Verantwortung. Eine effiziente Politik umfasst auch ein effizientes Gesundheitswesen.

Die Zukunft eines Gesundheitswesens wird bestimmt durch die Definition von Zielen und der Operationalisierung nachvollziehbarer Regelungen. Damit stehen einige Aspekte weit oben auf der Liste der wichtigsten Anforderungen an ein funktionierendes Gesundheitswesen:

Anforderungen
› ein klarer Ordnungsrahmen,
› effiziente und umfassende Strukturen sowie
› gut organisierte Prozesse und Abläufe.

Die Politik ist gefordert, Gesamtverantwortung jenseits parteipolitischer Interessen zu übernehmen, zukunftsgerichtete Entscheidungen zu treffen und Umsetzungsstrategien zu entwickeln. Parteienübergreifende Lösungsansätze haben eine längere Halbwertzeit, als heute gewährleistet ist. Die nachhaltige Entwicklung des deutschen Gesundheitswesens ist eine große Herausforderung: In einer Legislaturperiode werden Gesetze erlassen, in der folgenden werden diese wieder von der neuen Regierung zurückgenommen oder bis zur Unkenntlichkeit verändert. Nicht nur im Gesundheitswesen fehlen Verlässlichkeit und breiter Konsens. Doch gerade im Gesundheitswesen sind die Akteure auf hohe Planungssicherheit angewiesen.

Ein klarer, zielgerichteter gesetzlicher Rahmen, offene und transparente Umsetzungsstrategien und Handlungsspielräume für die einzelnen beteiligten Akteure wären mehr als ein erster guter Ansatz. Ein offen geführter Diskurs zum Thema elektronische Kommunikation und Dokumentation im Gesundheitswesen würde zudem Bürgerinnen und Bürger mit einbeziehen, die Praxistauglichkeit belegen und somit für Akzeptanz und Nachhaltigkeit sorgen. Die Bürgerfreundlichkeit gesetzlicher Rahmenbedingungen zu überprüfen wäre nicht nur bei diesem Beispiel angezeigt. Auch die Überprüfung der Verbraucher- und Patientenfreundlichkeit des Fünften Sozialgesetzbuches (SGB V) könnte einen wesentlichen Baustein für zielgerichtete, wirksame und nachhaltige Rahmenbedingungen bilden, die Planungssicherheit und ein konsensorientiertes Handeln möglich machen.

Wirtschaft: Technik muss nützlich und beherrschbar sein

Neue Erkenntnisse, schnell wachsendes Wissen und potenziell neue Möglichkeiten führen zu immer kürzeren Produktlebenszyklen. Dies gilt für Leistungserbringer, Krankenkassen, Softwarefirmen, Medizintechnikunternehmen und andere gleichermaßen. Für jede Kundenzielgruppe müssen diese Unternehmen ständig neue Produkte bereithalten. Dass dadurch Produkt- und Leistungsqualität unter ungeheuren Druck gerät, ist eigentlich eine logische Folge.

Ziel könnte es künftig sein, nicht direkt auf jeden Zug mit neuester Technologie aufzuspringen. Vielleicht sollten die Akteure im Gesundheitswesen weniger im Himmel der technologischen Optionen als vielmehr in beherrschbaren Inseln der qualitativ hochwertigen Versorgung denken. Technik muss nicht nur nützlich, sie muss vor allem – für die Nutzer – beherrschbar sein und die Komplexität von Prozessen reduzieren helfen. Dann ist sie auch bezahlbar.

Erstrebenswert könnte – nicht nur im Einzelfall – die Rückkehr zu qualitativ hochwertigeren Produkten mit begrenztem Funktionsumfang, längerer Lebensdauer sowie hoher Verarbeitungsqualität sein. Darüber hinaus sind Leitgedanken wie Vertrauen und Sicherheit nicht nur für Krankenkassen, sondern möglicherweise für alle Akteure im Gesundheitswesen die richtigen Erfolgsfaktoren.

Wissenschaft: den Nutzen belegen

Elektronische Services im Gesundheitswesen, wie Gesundheitskarte, Patientenakte etc., bieten große Entwicklungschancen. Doch welche Chancen bieten sie konkret? Verbessern sie die flächendeckende Versorgung? Geben sie den Patienten eine größere Transparenz über ihre eigene Gesundheit? Welchen Patienten nützt beispielsweise Telemedizin, allen oder nur Patienten mit bestimmten Erkrankungen? Haben Ärzte so eine verbesserte Informationsgrundlage? Alle diese Fragen werden wahrscheinlich viele von uns schnell positiv beantworten können. Doch sind die Argumente für den Nutzen der Technologien auch tatsächlich belegbar? Und wem nützt die Technologie dann tatsächlich?

Wissenschaftliche Untersuchungen beispielsweise über den Nutzen von telemedizinischen Anwendungen nach Kriterien der Evidenzbasierten Medizin (EbM) gibt es in Deutschland nur punktuell. Die Förderung einer solchen anspruchsvollen Evaluation im Rahmen regionaler Projekte gilt es weiterhin zu fördern. Wichtig hierbei ist, die Ergebnisse systematisch zu dokumentieren und zu analysieren. Denn wenn Krankenkassen technische Anwendungen in ihren Leistungskatalog aufnehmen sollen, müssen klare Vorteile für die Versichertengemeinschaft erkennbar sein. Die Wissenschaft sollte ihre Chancen wahrnehmen, es gibt sehr viel zu tun. Dabei geht es nicht darum, direkt nach Geld zu rufen. Vielmehr sind Forschungsvorhaben zu konzipieren, die sich vom ersten Tage an – zumindest anteilig – aufgrund ihrer Marktfähigkeit rechnen.

Krankenkassen: mehr als nur flankierende Maßnahmen

Wie das Gesundheitswesen der Zukunft aussieht, wird bestimmt vom Gestaltungswillen und Gestaltungsvermögen der Menschen einer Gesellschaft. Alle Akteure sind aufgerufen, sich dieser Aufgabe zu stellen, so auch die Krankenkassen. Krankenkassen könnten mehr als nur flankierend den Sinn moderner Informationstechnologie in der medizinischen Versorgung vermitteln helfen beziehungsweise gemeinsam mit der Wissenschaft, den Leistungserbringern und der Politik den Beleg dafür erbringen, ob Technik im Vergleich zu herkömmlichen Methoden tatsächlich den erwarteten Mehrwert stiftet.

Projekte

> ❯ Die BARMER GEK unterstützt beispielsweise das Projekt Partnership for the Heart, das herausfinden möchte, ob Menschen mit chronischer Herzinsuffizienz vom Telemonitoring profitieren. Erste Ergebnisse zeigen, dass diese generelle Annahme nicht zutrifft. In Folgeprojekten wird analysiert, ob es Teilgruppen gibt, die vom Telemonitoring profitieren. Hierzu zählt beispielsweise das vom BMBF geförderte Projekt FONTANE.

> ❯ Ein weiteres Beispiel ist die BARMER GEK Studie zu Nutzen und Akzeptanz von elektronischen Gesundheitsakten aus Versichertensicht. Im Rahmen dieses Projektes ist die BARMER GEK zu der Überzeugung gelangt, dass eine rein durch Versicherte beziehungsweise durch Patienten geführte elektronische Dokumentation nur bedingt zielführend ist. Zwar sahen die Versicherten viele Mehrwerte in dieser kasseneigenen elektronischen Gesundheitsakte. Sie vermissten jedoch die professionellen und verbindlichen Daten der Leistungserbringer. Damit kommt den Ärzten eine Schlüsselrolle zu.

> Um an der Entwicklung von elektronischen Services aktiv mitzuwirken, unterstützt die BARMER GEK auch weiterhin Projekte wie beispielsweise die Initiative eGesundheit.nrw, in der unter anderem der elektronische Datentransfer zwischen Arztpraxen und elektronischen Akten erprobt wird.

Fortsetzung

Die Herausforderung für eine Krankenkasse könnte sein, die technologischen Möglichkeiten der Zukunft ihren Versicherten verstärkt bedarfsgerecht zu kommunizieren, die wissenschaftlichen Belege noch mehr sicherzustellen und an der Schnittstelle von Politik, Wissenschaft, Leistungserbringern und Wirtschaft ein vertrauensvoller und verlässlicher Partner in einer sich immer schneller wandelnden Welt zu sein. Dazu ist es erforderlich, dass eine Krankenkasse Antworten auf Fragen findet, wie etwa die Antwort auf die Frage danach, welche Aufgaben eine Krankenkasse im Jahr 2030 haben wird. Gibt es zukünftig noch gesetzliche Krankenkassen? Wird eine Krankenkasse mehr rechtlich koordinierende oder kundennah koordinierende Aufgaben übernehmen? Alle diese Überlegungen bedürfen einer großen Portion bereichsübergreifenden Denkvermögens, Kreativität, der Fähigkeit, über den Tellerrand hinauszublicken, und an erster Stelle verstärktes Agieren statt Reagieren. Konkret könnte dies bedeuten, aus eigener Kraft vermehrt kreative Vorschläge für Politik, Wissenschaft, Wirtschaft und Gesellschaft zu entwickeln.

Alle: Ressourcen schonen – ein Strategiewechsel?

Die Entwicklung von telematischen Anwendungen für bestimmte Zielgruppen und spezielle Indikationen ist nach aller Voraussicht eine sinnvolle, aber auch sehr ressourcenintensive Investition für alle Bürgerinnen und Bürger. Eine umfassende Abschätzung der künftigen Gesamtkosten für den Aufbau einer Telematikinfrastruktur liegt bisher nicht vor – wie auch? Die Nutzenaspekte von telematischen Anwendungen sind bislang nur teilweise belegt. Für viele Nutzenaspekte werden zunächst noch wissenschaftlich fundierte, rationale Argumente gefunden werden müssen. Andere Abwägungen lassen sich jedoch bereits heute vornehmen. Wie beispielsweise die Klärung folgender Fragestellungen für den primären Handlungsbedarf im Bereich Dokumentation: Sollte das Gesundheitswesen nicht aus Gründen der sich weltweit abzeichnenden Rohstoffknappheit schon heute von einer Datenbevorratung in Hülle und Fülle absehen? Welche Daten müssen sowohl indikationsspezifisch als auch zielgruppenspezifisch von welchen Patienten wie lange genau gespeichert werden? Sind Prozesse in ihrer Komplexität noch beherrschbar?

Eine schlichte Frage zum Schluss: Können wir nicht mit einer Gesamtstrategie zur Vermeidung von Speicher- und Datentransportprozessen Ressourcen schonen und durch zielgerichteten Ressourceneinsatz Ergebnisse verbessern? Hier könnte das Erfolgsrezept auch lauten: Manchmal ist weniger mehr!

Literatur zum Vertiefen

Forschungszentrum Karlsruhe in der Helmholtz-Gemeinschaft Institut für Technikfolgenabschätzung (Hrsg.): Technikfolgenabschätzung – Theorie und Praxis; Nr. 1, 17. Jahrgang, Mai 2008.

Jäckel, A. (Hsrg.): Telemedizinführer Deutschland. Jahrbuch der Telemedizin 2007, Bad Nauheim 2006.

Jähn, K.; Nagel, E. (Hrsg.): e-Health. Springer Verlag, Berlin 2004.

Repschläger, U.; Schulte, C.; Osterkamp, N. (Hrsg.): Gesundheitswesen aktuell 2010. Beiträge und Analysen. BARMER GEK 2010.

Stroetmann, K. A.; Jones, T.; Dobrev, A. Stroetmann, V. N.: eHealth is Worth it: The economic benefits of implemented eHealth solutions at ten European sites. Commission of the European Communities, Information Society & Media Directorate-General, Louxembourg 2006.

Tautz, F.: E-Health und die Folgen. Campus Verlag, Frankfurt/New York, 2002.

Abkürzungsverzeichnis

AmDok	Arzneimitteldokumentation
AMTS	Arzneimitteltherapiesicherheit
ARGE	Arbeitsgemeinschaft
ATG	Aktionsforum Telematik im Gesundheitswesen
AVS	Apothekenverwaltungssystem
BAR	Billing Account Record
BDSG	Bundesdatenschutzgesetz
bIT4health	better Information Technology for health
BMG	Bundesministerium für Gesundheit
BSI	Bundesamt für Sicherheit in der Informationstechnik
CCOW	Clinical Context Object Working Group
CCR	Continuity of Care Record
CDA	Clinical Document Architecture
CMR	Computerized Medical Record
COPD	Chronisch obstruktive Lungenerkrankung
CPR	Computerized/Computer-based Patient Record
C2C	Card-to-Card-Authentisierung
DAV	Deutscher Apothekerverband
DFT	Details Financial Transactions-Nachrichten
DGU	Deutsche Gesellschaft für Unfallchirurgie
DICOM	Digital Imaging and Communication in Medicine
DIN	Deutsches Institut für Normung e.V.
DMP	Disease-Management-Programm
DRG	Diagnosis Related Groups
D2D	Doctor to Doctor
EBM	Einheitlicher Bewertungsmaßstab
EDI	Electronic Data Interchange (elektronischer Datenaustausch)
EDV	elektronische Datenverarbeitung
eFA	elektronische Fallakte
EGA	elektronische Gesundheitsakte
eGBR	elektronisches Gesundheitsberuferegister
eGK	elektronische Gesundheitskarte
EHCR	Electronic Health Care Record
EHR	Electronic Health Record
EKA	elektronische Krankenakte
EMR	Electronic Medical Record
EPA	elektronische Patientenakte

FuE	Forschungs- und Entwicklungsprojekt
G-BA	Gemeinsamer Bundesausschuss
GG	Grundgesetz
GKV	Gesetzliche Krankenversicherung
GOÄ	Gebührenordnung für Ärzte
GVG	Gesellschaft für Versicherungswissenschaft und -gestaltung e.V.
HBA	Heilberufsausweis
HL7	Health-Level-7
ICEHR	Electronic Health Record for Integrated Care
iEPA	institutionelle Elektronische Patientenakte
IHE	Integrating the Healthcare Enterprise
IP	Internet Protocol
IPSEC	Internet Protocol Security
IQWiG	Institut für Qualität und Wirtschaftlichkeit im Gesundheitswesen
ISST	Fraunhofer-Institut für Software- und Systemtechnik
ITSG	Informationstechnische Servicestelle der gesetzlichen Krankenversicherungen
IV	Integrierte Versorgung
KAS	Klinisches Arbeitsplatzsystem
KBV	Kassenärztliche Bundesvereinigung
KIS	Krankenhausinformationssystem
KV	Kassenärztliche Vereinigung
KVK	Krankenversicherungskarte
LDI	Landesbeauftragter für Datenschutz und Informationsfreiheit Nordrhein-Westfalen
LD-I	Import von Krankenkassen-Leistungsdaten
LIS	Laborinformationssystem
LOINC	Logical Observation Identifiers Names and Codes
MAGS	Ministerium für Arbeit, Gesundheit und Soziales des Landes Nordrhein-Westfalen
MBDS	Minimum Basic Data Set
MKT	multifunktionales Kartenterminal
MVZ	medizinisches Versorgungszentrum
NFD	Notfalldaten
NHS	National Health Service

ORM	Order and Result Message-Nachrichten
ORU	Observation Result Unsolicited-Nachrichten
PACS	Picture Archiving and Communication System
PaDok	patientenbegleitende Dokumentation
PCHR	Personal Controlled Health Record
PDV	Patientendatenverwaltungssystem
PHR	Personal Health Record
PID	Patientenidentifikation
PIN	Persönliche Identifikationsnummer
PKV	Private Krankenversicherung
protego.net	Projekt Telematik der Gesundheitsorganisationen
PVS	Praxissoftwaresystem [gegebenenfalls Praxisverwaltungssystem]
RIM	Reference Information Model
RIS	Radiologieinformationssystem
SAK	Signaturanwendungskomponente
SDM	Shared Decision Making
SGB	Sozialgesetzbuch
SGB V	Sozialgesetzbuch, Fünftes Buch
SGB X	Sozialgesetzbuch, Zehntes Buch
SMC	Security Module Card
SM-K	Sicherheitsmodul des Konnektors
StGB	Strafgesetzbuch
StPO	Strafprozessordnung
SVR	Sachverständigenrat Gesundheit
UML	Unified Modeling Language
vdek	Verband der Ersatzkassen e.V.
VHitG	Verband der Hersteller von IT-Lösungen für das Gesundheitswesen e.V.
VODD	Verordnungsdatendienst
VPN	Virtual Private Network
VSDD	Versichertenstammdatendienst
VSDM	Versichertenstammdatenmanagement
WAN	Wide Area Network
XDS	Cross-Enterprise Document Sharing
XML	eXtensible Markup Language
ZTG	Zentrum für Telematik im Gesundheitswesen GmbH

Autorenverzeichnis

Abels-Bruns, Hermann, Dipl.-Volksw., Projektleiter der Arbeitsgemeinschaft elektronische Gesundheitskarte/Heilberufsausweis Nordrhein-Westfalen, Bochum.

Beckers, Rainer, M.A., M.P.H., Geschäftsführer, ZTG Zentrum für Telematik im Gesundheitswesen GmbH, Bochum.

Dudeck, Joachim, Prof. Dr. (2010 verstorben), Gründer der HL7-Benutzergruppe in Deutschland e.V., Köln.

Gesenhues, Stefan, Prof. Dr. med., Direktor des Instituts für Allgemeinmedizin, Medizinische Fakultät der Universität Duisburg-Essen.

Giepen, Christoph, Dr. med., Institut für Allgemeinmedizin, Medizinische Fakultät der Universität Duisburg-Essen.

Haas, Peter, Prof. Dr., Medizinische Informatik, Fachhochschule Dortmund.

Heger, Ralph, Dipl.-Kfm., Stabsstelle Vertragsentwicklung und Referenzprojektmanagement, BARMER GEK, Landesgeschäftsstelle Berlin-Brandenburg.

Hilbert, Rainer, Datenschutzbeauftragter, BARMER GEK, Wuppertal.

Hübner, Michael, Dipl.-Kfm. (FH), Versorgungsmanagement, BARMER GEK, Wuppertal.

Jöckel, Karl-Heinz, Prof. Dr., Direktor, Institut für Medizinische Informatik, Biometrie und Epidemiologie, Universitätsklinikum Essen.

Juffernbruch, Klaus, Dr. med., Dipl.-Inform., Director Connected Health, Cisco Systems, Düsseldorf.

Kaschel, Martin, Dipl.-Ök., Organisation – EGK/Telematik, BARMER GEK, Wuppertal.

Kellermann-Mühlhoff, Petra, Dipl.-Soz.-Wiss., Versorgungsprogramme, BARMER GEK, Wuppertal.

Kirchner, Hanna, Dr. med., Beauftragte des Forschungsvorhabens der BARMER GEK zur elektronischen Gesundheitsakte, Köln.

Klemperer, David, Prof. Dr. med., Medizinische Grundlagen der Sozialen Arbeit, Sozialmedizin und Public Health, Hochschule Regensburg.

Autorenverzeichnis

Köhler, Friedrich, Univ.- Prof. Dr. med., Charité-Universitätsmedizin Berlin, CharitéCentrum für Herz-, Kreislauf- und Gefäßmedizin, Zentrum für kardiovaskuläre Telemedizin.

Kösters, Marko, Fachwirt im Sozial- und Gesundheitswesen, Koordination IT, BARMER GEK, Wuppertal.

Lehmacher, Walter, Prof. Dr., Direktor, Institut für Medizinische Statistik, Informatik und Epidemiologie, Universität zu Köln.

Lingemann, Annegret, Dipl.-Soz.-Päd., S. M., Versorgungsprogramme, BARMER GEK, Wuppertal.

Lowin, Dennis, IT-System-Kaufmann, ZTG Zentrum für Telematik im Gesundheitswesen GmbH, Bochum.

Mauersberg, Susanne, Referentin für Gesundheitspolitik, Verbraucherzentrale Bundesverband e.V., Berlin.

Matthesius, Gregor, Dr. med., MBA, Stabsstelle Vertragsentwicklung und Referenzprojektmanagement, BARMER GEK, Landesgeschäftsstelle Berlin-Brandenburg.

Oemig, Frank, Dr., AGFA HealthCare GmbH, Bonn und Vorstandsmitglied der HL7-Benutzergruppe in Deutschland e.V., Köln.

Peters, Susanne, Leistungs- und Vertragsmanagement/Arznei-, Heil- und Hilfsmittel, BARMER GEK, Wuppertal.

Prokosch, Hans-Ulrich, Prof. Dr., Lehrstuhl für Medizinische Informatik der Friedrich-Alexander-Universität Erlangen-Nürnberg. CIO des Universitätsklinikums Erlangen.

Schmitt, Nikolaus, Dipl.-Kfm., Strategie, Planung, Controlling – Vertrags- und Versorgungsmanagement, BARMER GEK, Wuppertal.

Schröder, Klaus Theo, Dr. Dr. h. c., gematik, Gesellschaft für Telematikanwendungen der Gesundheitskarte mbH, Berlin, Schlichter der Gesellschafterversammlung.

Sinha, Monika, Dr. rer. pol., Stabsstelle Vertragsentwicklung und Referenzprojektmanagement, BARMER GEK, Landesgeschäftsstelle Berlin-Brandenburg.

Suelmann, Christian, Dipl.-Ing. (FH), Projektleitung EPA.2015, ZTG Zentrum für Telematik im Gesundheitswesen GmbH, Bochum.

Stadler, Joerg, Vorstand, InterComponentWare AG, Walldorf (Baden).

Stauch, Ernst, Ass. jur., Justiziariat, BARMER GEK, Wuppertal.

Tänzer, Thorsten, Leiter Operations-Management & eHealth Infrastructure der InterComponentWare AG, Walldorf (Baden).

Winkler, Sebastian, Dr. med., Zentrum für kardiovaskuläre Telemedizin, Charité-Universitätsmedizin, Berlin.